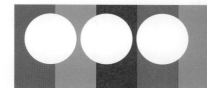

PHARMACOLOGY

疾病の成り立ちと回復の促進

薬理学

第4版

中嶋敏勝　編著

医歯薬出版株式会社

編集者・執筆者　一覧

●編集者

中嶋　敏勝（なかしま　としかつ）奈良県立医科大学名誉教授

●執筆者（五十音順）

池田　康将（いけだ　やすまさ）徳島大学大学院医歯薬学研究部医科学部門教授

喜多　大三（きた　たいぞう）摂南大学農学部食品栄養学科教授

久保　　薫（くぼ　かおる）元・奈良県立医科大学先端医学研究支援機構教育教授

米田　和子（こめだ　かずこ）元・奈良県立五條病院薬剤部

篠原　光子（しのはら　みつこ）元・大阪歯科大学薬理学講座教授

武田　弘志（たけだ　ひろし）国際医療福祉大学福岡薬学部学部長／教授（薬理学分野）

玉置　俊晃（たまき　としあき）徳島大学名誉教授

辻　　　稔（つじ　みのる）国際医療福祉大学薬学部教授（薬理学分野）

中嶋　千恵（なかしま　ちえ）奈良県立医科大学口腔外科学講座医員

中嶋　敏勝（なかしま　としかつ）編集に同じ

中谷　　晃（なかたに　あきら）中谷医院院長

東野　英明（ひがしの　ひであき）元・近畿大学医学部薬理学教室教授

This book is originally published in Japanese
under the title of :

SHIPPEI-NO NARITACHI-TO KAIFUKU-NO-SOKUSHIN YAKURIGAKU
（Pharmacology-Development of disease and Augmentation of recovery）

Editor :
NAKASHIMA, Toshikatsu
　Professor emeritus, Nara Medical University

© 2005　1st ed.
© 2023　4th ed.

ISHIYAKU PUBLISHERS, INC.
　7-10, Honkomagome 1 chome, Bunkyo-ku,
　Tokyo 113-8612, Japan

改訂4版の序文

　生物は子孫を残すために変化を生じて存続する．人も無から誕生して人間となり死亡して無となる過程を経る．この誕生から死までは人間は生活環境・同一人でこのような状況下で病気を患っても病気の経過は十人十色である．患者の治療（方法・薬物）は，インフォームドコンセントを受けて行われる．入院した場合，医療チームの看護師は患者に接する時間が長いから患者の変化を注意深く観察できる．

　近年，医学・創薬・薬物療法などの進歩が著しい．そして食事による治療・予防など複雑化している．良い処方であっても薬物が吸収されて目的の部位に到達しなければ治療薬としては駄目である．同じ治療度であっても患者本人が気づかないとき，あるいは表現力が弱いときなどもある．自分の考えで物事を解釈するのではなく，当事者である患者を理解して考えなければ間違って悪くなり，命をなくすことも生じる．

　人生100年時代・テロメアでは120歳まで生存するといわれる時代を人間らしく暮らすには，多剤服用によって服薬量が多くなることに注意を払って減量・中止を考える医療チームの一員として参加することが求められている．少子高齢化の社会背景に，テロメア時代へ健康寿命を平均寿命に近づけるため，老年歯科と服薬などについても記述した．

　医療は薬物を使用する．医療従事者はおのおのの専門分野の学習前あるいは終了後に，疾病の回復・予防に関与する薬の必要性を理解するための教材として本書を使用することで，臨床能力を高めていただきたい．

　本書が読者の皆様に参考になれば幸甚である．

2023年9月

中 嶋 敏 勝

序　　文

　疾病の治療における大きな手段として薬物治療があります．患者の薬物服用は，昔は医師からの指示による受身的な服薬行動でした．近年，患者はインフォームド・コンセントにより，治療に対する理解と納得をしたうえで，治療に能動的に参加するようになってきました．患者を中心としたチーム医療がまさに求められる時代です．

　このチーム医療の中心である患者自身が，自己管理能力を高め，服薬を忠実に行うこと（コンプライアンス）が，薬物治療成功の鍵となります．コンプライアンスを高めるためには，医療スタッフが患者の服薬指導に対して主体性をもち，薬物ならびに病気の知識をもって，患者の生活状態あるいは環境などにあわせて薬物治療に対する適切な説明・指導ならびに生活指導を行っていく必要があります．

　このような時代背景の下に，看護師などの医療スタッフ養成校で永年薬理学の授業をしてきた経験を踏まえ，学生のみなさんによりわかりやすいテキストを提供したいという思いが本書発行の動機となりました．薬物の名前を暗記するということではなく，

　病気の治療において「なぜ」薬物が効くのか

「いつ」薬物の効きめはどのくらいつづくのか？

「どこで」薬物の効く場所（組織・器官あるいは受容体など）はどこか？

「どんな」薬物の働きはどんなものか？

　薬物は「何を」目的に投与されたのか

といったことを理解しやすい本作りを目指しました．また，薬物にはいろいろな薬理作用があり，その作用強度により主作用（治療目的として使用される作用）や副作用（身体にとって目的としない，よくない作用）があります．使用方法によっては「くすり」にもなり，「リスク」をともなう毒物にもなるので，薬物は「両刃の剣」であり，医療スタッフは薬物についてよく理解する必要があります．

　はじめて薬理学を学ぶ人にとって薬物の作用機序は特に理解しにくいものです．本書では，できるだけ図を使用し，促進作用を実線，抑制作用を点線であらわすことにより薬物の作用機序を視覚的に理解できるように工夫しました．

　また，本書の構成は，総論，各論の2つの部分からなり，総論を読むことにより，薬理学の大筋をつかむことができるようになっています．一方，各論では疾患別に薬物の解説をすることにより，よくみられる疾患の学習をしながら合わせて薬物についても学べるものとしました．疾患と重ねあわせて，薬物の効くメカニズムを理解することで，より実践的な知識を身につけることができると思います．薬物が複数の疾患に使用される場合，薬物の作用機序については重点的に解説する項を設け，他の疾患部分からは参照頁の表示により理解できるようにし，学習の便を図りました．

　これからは，一つの薬物に対するより深い理解が医療スタッフに要求される時代になっていくと考えます．そこで，作用機序だけでなく，薬物の副作用，相互作用の起こる仕組み，薬物の保管・管理方法などさまざまな面から解説しました．こうしたことを深く考えることによって，臨床現場におけるさまざまな場面での応用ができる力が生まれてくるのではないでしょうか．

　本書が，みなさんの学習に少しでも役立つことを願っております．読者からのご意見やご批判を賜れば幸いです．

　最後に，記述にあたり参考にした書籍の著者へ謝意を表します．また，本

書の企画・出版に一方ならぬご理解とご尽力を賜りました医歯薬出版スタッフに心より御礼申し上げます.

2004 年 12 月

中 嶋 敏 勝

目　次

執筆分担

総論 1〜5, 7, 8, 11 章, 各論 1 章（Ⅰ, Ⅱ）　中嶋敏勝

総論 6 章（Ⅰ）　中嶋敏勝・久保　薫　総論 6 章（Ⅱ）　中嶋敏勝

総論 9, 10 章　中嶋敏勝・喜多大三

総論 12 章　中嶋千惠

各論 1 章（Ⅲ, Ⅳ）, 2, 3 章　東野英明

各論 4, 5 章　武田弘志・辻　　稔

各論 6〜8 章　玉置俊晃・池田康将

各論 9, 10 章, 11 章（めまい, 緑内障）
　　　　　　　　　　　　　中嶋敏勝・米田和子・篠原光子

各論 11 章（皮膚疾患）　中嶋敏勝・米田和子

よく使われる薬の商品名・一般名対照表　中嶋敏勝・中谷　晃

本書の使用にあたって

●本書の図では以下のように矢印を使用しています

　薬物の作用は赤線で示しています

　←──────────　は受容体, 酵素などへの促進, 刺激作用を表します

　←- - - - - - - -　は受容体, 酵素などへの抑制, 阻害作用を表します

　薬物の作用以外の生理作用は黒線で示しています

　←──────────　は生体の反応（ホルモンの分泌など）を促進, 刺激する作用を表します

　←- - - - - - - -　は生体の反応（ホルモンの分泌など）を抑制, 阻害する作用を表します

●本文横の　⮕　記号は, 本文で扱っている用語について他の頁で関連する個所を示しています

薬理学総論

第1章 生命，生活，疾病と死

1 地球上の生物の起源

　水は高いところから低いところへ流れる．空から降った雨は山，平野，海辺を経て大海に注がれる（**図1-1**）．人工ではなく，自然のものによってつくられている自然環境の中に動物，植物などの生物，細菌，ウイルス，リケッチアなどが存在する．また，生物，微生物などが生息している地形，地（鉱）質によって自然環境を構成している．空気，気圧などの大気質，音，粉塵，においなどの大気環境，水質などの水環境といった自然環境の中でわれわれは生存している．

　この自然界の平面的な中で自転によって地球は1日かけてほぼ1回転する．また，太陽の周りを1年かけて1周する．地球の南北の軸が23.4°傾いて公転しているため，春夏秋冬の四季が生じる．この自転，公転による日，月，年という時間経過により環境が変わると同時に生存時間も異なる．

　生物の出現によって光合成による有機物の生成，そして生物由来の石灰岩の生成があり，炭素固定がなされたので酸素が多く含まれた大気組成となり，オゾン層が形成された．そのため有害な宇宙線や紫外線の遮断がなされて生物が陸上にも生息した．そして，生物，非生物は窒素（78%），酸素（21%），その他，二酸化炭素，一酸化炭素などの構成成分の大気の中で生存している．

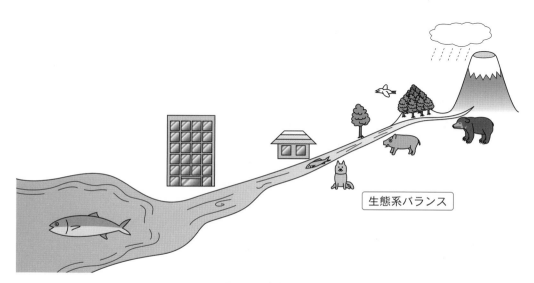

図1-1　自然環境

2 生物とは

　生物が非生物から区別される特徴としては, 自己増殖能力, エネルギー変換能力, 恒常性 (ホメオスタシス) 維持能力, 自己と外界との明確な隔離などがあげられる. しかし, ウイルスは自己増殖能力をもっていない.

　生物は体外より物質を摂取し, 体内で化学変化を生じて栄養物質とする. バランスのとれた栄養物質を利用して細胞は一定に維持されて生存している. 一方, 不用な物質を体外・細胞外へ排出する.

　1つの生物は1個以上の細胞が集積されて組織・器官・臓器をつくり, これらが結合されて生体を形成したものである. 細胞の主な構成成分は水, 蛋白質, 脂質, 炭水化物, 核酸, ミネラルなどである. このように地球上の生物は蛋白質からなる酵素を中心とする代謝の働き, 構造を支える骨格の働き, また核酸からなる遺伝子の働きでもって生存している. 脂質が細胞膜の主要な成分であり, エネルギーを蓄えるのによい物質である. 細胞膜におけるミネラルの流通に炭水化物は重要であり, 主に植物の光合成によって生産されている.

　1個の生物は自己複製により親から誕生し, ほとんどは恒常性の破綻により死に至る. 運動不足や受験勉強による筋肉量の減少, 加齢, 栄養のアンバランスなどによる代謝の低下あるいはエアコンの効いた室内での仕事, ストレス, 疲れ, ホルモンのアンバランスなどによる自律神経の乱れが近年の若者の低体温の主な原因である. 体温の1℃低下で免疫力が約37%低下する. そのため細菌・ウイルスへの抵抗力が低下し, 風邪などの病気になりやすい. また, 基礎代謝が約12%低下し, 消費エネルギー量低下による脂肪の蓄積を生じ, 体重増加 (肥満・脂質異常) を起こす. これらがこじれて, さらに進行して死に至ることもある.

3 生命の危険信号 (バイタルサイン) とは

　植物が太陽の光からエネルギーを取り込んで成長し, この植物を種々の動物などが摂食して生存する. 動物の死体や排泄物などは主に微生物に利用される. そして, これを食べる生物が存在する. これらの過程を通じて植物が取り込んだエネルギーは消費されていき, 生物体を構成していた物質は無機化されていく. それらは再び植物や微生物に取り込まれる. これらの間には捕食, 被食, 競争, 共生, 寄生, その他, いろいろな関係があり, どれかのバランスが崩れると生態系は崩壊する.

　人は多細胞生物であり, 臓器ごとに役割分担が行われている. 人は食事をして消化管でエネルギーを摂取し, 腎で不要な酸を尿と共に排泄してpHを維持しながら生存している.

　人は生→健康または病気→バイタルサイン→死の過程を経てこの世から去っていく. 一般にバイタルサインは①血圧, ②脈拍数, ③呼吸, ④体温などの低下あるいは異常上昇値によって生命の危険信号が発症したと知らされる. これに意識レベル・尿量を加えることもある. 刺激しても覚醒せず, まっ

表 1-1　バイタルサイン

測定項目	身体への影響	測定値
血圧	末梢のどこまで血液が届くか	収縮期血圧 60 mmHg 未満
脈拍数	末梢への送血液量	1 分間 40 回未満または測定不能の頻脈
呼吸	肺で酸素・炭酸ガスを交換	1 分間以上無呼吸
体温	細胞，特に脳が活動に必要	35℃以下または 42℃以上

たく動かない場合である．実際にはこれらに脳の状態を示す目の光に対する反応（対光反応）がない状態を加える（**表 1-1**）．

4 生活と疾病

　地球の自転サイクルは 1 日はほぼ 24 時間である．すべての生物はこの自然環境のもとで生存している（**図 1-2**）．すべての人は 1 日 24 時間を平等に所持して生活をしている．われわれは 1 日の 24 時間を睡眠・食事・運動（行動・労働）に費やし，その消費時間，消費内容が各個人によって異なっている．そのため，恒常性が保たれないときには，細胞の構成成分が分子レベルで変化を起こす．しかし，機能あるいは症状が初期には感じられず，みられ

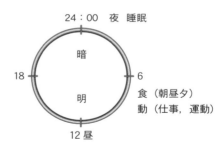

図 1-2　　1 日の生活リズム

表 1-2　　疾病に影響を及ぼす環境因子

A：自然環境
気候（気圧，日照時間，温度，雨量，水環境，湿度など）
生物群（植物群，動物群など）
農産物・収穫可能な生物（動物，家畜，魚など）
外敵（寄生虫，害虫など）
化学物質（薬，工場など）・環境汚染（排気ガス，ばい煙，火山，津波，地震など）
B：人的環境
生活（衣食住）
教育
家庭（家系，家柄）
情報
騒音
景観
周辺国との問題，民族問題，政治経済の状況

ない．そしてこれが引き金となり，徐々に細胞の肥大（体積の増大，細胞数の増加）・萎縮を生じる．それが閾値を超えると，いつしか病気として訴えられる．また，外的刺激により身体に突然の変化が起こって病気を発症することもある．

　また，これは住んでいる地域，環境，文化などによっておのおの異なる（**表1-2**）．たとえば，食事の好き嫌いなどで過食，拒食をすれば過剰症，欠乏症を発症する．また，高学歴な人は認知症の発症が抑制されるともいわれている．

　人は生物時計のリズムに逆らわないよう，生体内の化学物質の変化に同調した生活を行っている．そこで睡眠について考えてみたい．（1）1日の生活環境（行動・食事），（2）室内の環境，（3）寝具の身体への環境などによる睡眠への影響を整えて，快適な睡眠を得たいものである．

　快適に睡眠を得るためのよい生活環境として以下のような条件がある．

① 起床時には窓を開けて明るい部屋にする．
② 脳の活動を活性化するために，起床後早い時間に朝食をとって脳のエネルギーを補給する．
③ 昼間の運動と自然光により昼夜の生活にめりはりをつける．
④ ライフスタイルに合わせた夕方の運動習慣をつける．
⑤ 昼食後の短時間の昼寝は効果的である．
⑥ 入浴は就寝2～3時間前，夕食は3時間前に終了する．
⑦ 夕食後から就寝までは間食を避ける．
⑧ 就寝前のコーヒー・緑茶・アルコール，喫煙などは控える．
⑨ 毎日規則正しく入床ならびに起床をして体内時計をリセットする．

　寝室の環境は湿度；50±5%，寝床内温度；33±1℃，5カンデラの常夜灯（豆球），音；α波音楽・騒音除去，空気；ばい煙・排ガスなどの除去などを行って整える．

　寝具（布団・ベッドマット，枕）の身体への影響では，敷布団・ベッドマットは正常な背骨の曲線（S字状）を維持できるように硬すぎず，柔らかすぎず，掛布団は保温性・吸湿性・放湿性に富み，軽く，耐久性のあるもの，枕は首や肩に無理のない高さで1点でなく広い範囲に重量が分散されるものなどが身体への負担が少ない寝姿を維持できるのでよい．これらの環境をよくすることで寝つきが悪い，夜間によく目覚めるといった不眠が改善される．

　健康でよりよい生活をするためには，短時間でほとんど疲労が回復するように快適な睡眠を得ること，標準体重・労働レベルから計算された必要エネルギー量をバランスガイドに従った食事で朝食・昼食・夕食の3回に分けて1/3ずつ摂取すること，過重労働にならない程度にめりはりをつけて運動を頑張ることなどによって細胞の機能（質）・数（量）の低下速度を抑制して生命を長く保つ努力が必要である．

第2章 医療における薬物

1 薬理学とは

薬理学とは，人と薬物（化学物質）との相互作用を研究する自然科学である（図2-1）．

人は薬物による"影響（生理作用）"を受けて疾病（病態）を治す．この"影響・反応"を薬力学（ファーマコダイナミクス）といい，病態を治すことが治療である．また逆に，薬物は人に接することによって"影響（薬物の運命）"を受けて体外に排泄され，自ら消失する．この影響を薬物動態学（ファーマコキネティックス）という．つまり，これら薬力学，薬物動態学を研究する学問が薬理学である．

医療における疾病の治療法には内科的療法，外科的療法，物理的療法，精神療法などさまざまなものがある．この内科的療法の1つとして，薬物を用いる薬物治療がある．

この薬物治療には，薬物の使用目的により次のようなものがある．

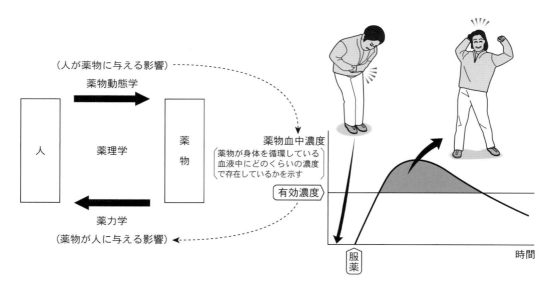

図2-1　人と薬物との相互の作用

　図左は薬力学と薬物動態学の関係を表し，図右は薬物血中濃度時間曲線を例示したものである．赤アミの部分が有効濃度域である．薬物が薬理作用を発現するためには，まず薬理作用を発現させたい人体の部位に薬物が到達しなければならない．薬物が到達した部位が作用部位となる．"作用部位における薬物血中濃度"によって，多くの薬物ではその薬理作用の強さが決まる．つまり，薬物血中濃度の決定までを考えるのが薬物動態学であり，その薬物血中濃度が決まったあとの薬理作用の仕組みを考えるのが薬力学である，ととらえるとわかりやすい．薬物は人体に入った異物であり，疾病を治療するために一時的に投与されたにすぎない．異物は，薬効という役目を果たし，生体の自然治癒力を助けたあとは代謝，排泄され，使命を終えなければならない．つまり，作用部位での薬物血中濃度が下がっていかけ〔か〕ればならないのである．したがって，薬物血中濃度を考えるときには，時間的変化に常に注目する必要がある．

①原因療法（疾病を起こした原因そのものを取り除く）

②対症療法（炎症や疼痛などの症状を緩和する）

③予防療法（ワクチンのように疾病を予防する）

④補充療法（欠乏しているビタミン，ホルモンなどを補充する）

　今日，医療は QOL（quality of life：生活の質）の向上を目指して行われなければならない．すなわち，病的臓器のみの治療（回復）だけではなく，病前の機能に回復させ，同時に精神的な苦痛もなく，人間としての社会復帰が可能な医療が必要である．さらには，治療中でも日常と変わらない生活ができるような治療が望まれる．近年では，手術のための入院期間の短縮や日帰り手術の実施も，疾患によっては行われるようになってきている．

　また，患者を中心とした治療を行うため，**図 2-2** に示すように，医師，歯科医師，薬剤師，看護師，歯科衛生士，臨床検査技師，理学療法士，管理栄養士などの医療従事者は密接な連絡をとり，協力することが重要である．患者に対して，より短期間に，よりよい医療を行って社会復帰させるには，多くの医療職の連携が不可欠である．

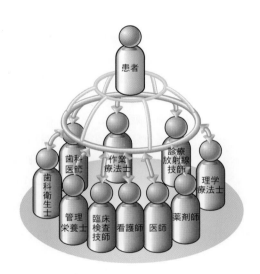

図 2-2　患者を中心とした治療

2　医療従事者と法律

　日本国民は，日本国憲法第 13 条（生命に対する権利），第 25 条（健康で文化的な生活を営む権利）により，生命をはじめとする生活の保障がなされている．

　同時に近年，医療を取り巻く環境が大きく変化し，医療（医療スタッフ）と患者との関係の変化により医療訴訟が増加してきた．したがって，医療従事者は各種の医療関係法令を理解したうえで，責任をもってその業務に従事

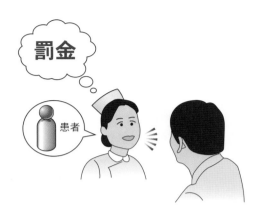

**図 2-3　患者のプライバシーを守る
個人情報保護法（守秘義務）**

しなければならない．ことに情報公開がいわれている今日でも，患者のプライバシーを守ることが必要である．人の身体や心の悩みなどを聴き，また疾患治癒を目指す医療従事者は，医療スタッフ間の情報交換以外に，第三者に対して患者の秘密を漏らしてはならない．医師，薬剤師，医薬品販売業者，助産師などは法律上でも守秘義務が規定されている（刑法第 134 条）（**図 2-3**）．また，保健師・助産師・看護師の守秘義務については保健師助産師看護師法第 42 条，第 44 条に明文化されている．

　国民の健康を回復し，保持し，増進することを目的とする法規として多くの衛生法規がある．これらは医事，薬事，保健衛生・福祉，予防・環境衛生法規などに分類される．**表 2-1** にそれぞれの法規の主なものをあげる．

表 2-1　医事，薬事，保健衛生・福祉，予防・環境衛生に関する法律

●医事法規関係
医療法，医師法，薬剤師法，保健師助産師看護師法，理学療法士及び作業療法士法，診療放射線技師法，臨床検査技師・衛生検査技師等に関する法律，視能訓練士法，言語聴覚士法，臨床工学技士法，歯科医師法，歯科衛生士法，歯科技工士法，救急救命士法，義肢装具士法，精神保健福祉士法，社会福祉士及び介護福祉士法，あん摩マッサージ指圧師・はり師・きゅう師等に関する法律，柔道整復師法など
・医事に関する法律：民法，刑法，臓器の移植に関する法律，死体解剖保存法，死産の届出に関する規定など

●薬事法規関係
医薬品，医療機器等の品質，有効性及び安全性の確保等に関する法律（略称：医薬品医療機器等法），麻薬及び向精神薬取締法，覚せい剤取締法，あへん法，大麻取締法，毒物及び劇物取締法など

●保健衛生・福祉法規関係
・医療保険に関する法律：健康保険法，保険医療機関及び保険医療養担当規則，国民健康保険法など

●予防・環境衛生法規関係
・感染症に関する法律：感染症新法（感染症の予防及び感染症の患者に対する医療に関する法律），検疫法，予防接種法など

表 2-2　薬理作用を表す用語

視　点	用　語	解　説	気管支拡張薬 テオフィリンの例
●臨床目的から	主作用	治療目的にかなった作用	気管支平滑筋弛緩
	副作用	主作用以外の作用で，治療目的と異なるまたは人体の障害となる作用	消化器症状；嘔気，嘔吐
●作用強度から	薬効薬理作用	主作用と同じ	気管支平滑筋弛緩
	中毒作用	中毒症状を引き起こす作用	不整脈
	致死作用	死亡をさせる作用	全身痙攣，死亡
●特殊作用から （薬物の特殊な毒性からの分類）	生殖・発癌性	生殖能力や胎児に及ぼす毒性	
	変異原性・癌原性	遺伝物質に作用して障害を起こしたり，癌を発生させる毒性	
	抗原性	抗原となり抗体を形成しうる性質	
	依存性	特定の薬物が欲しくなる状態，精神的依存と身体的依存あり	
	局所刺激作用	視聴覚など特定の部位または臓器に対する毒性	
●作用の範囲から	局所作用	薬物投与部位に限局して作用が発現するもの	
	選択作用	特定の細胞，組織，器官で強く発現する作用	
	特異的作用	限られた薬理作用のみを発現する作用	
	全身作用（吸収作用）	薬物が吸収されて循環系を介し作用部位に到達して発現する作用のため，全身に作用がみられる	
	一般作用	細胞，組織，器官の選択性がなく発現する作用	
●発現の順序から	直接作用（一次作用）	薬物が標的器官に作用してその器官の機能を変化させる作用	強心作用
	間接作用（二次作用）	直接作用の結果，他の器官の機能に二次的変化を起こす作用	利尿作用
●薬理作用から	薬効薬理作用	主作用と同じ	気管支平滑筋弛緩
	一般薬理学作用	薬効薬理作用以外の作用．新医薬品の製造過程で行われる一般薬理試験の試験項目として，一般症状，中枢神経系，自律神経系，呼吸循環系などへの影響試験がある	心拍数増加
●発現時期から	急性作用	薬物の投与から作用が現れるまでの時間が短い作用	
	慢性作用	作用発現までの時間が長い作用	

3　薬理作用

　人体は約 37 兆個の細胞によって構成されている．同じ機能をもった細胞同士は集合し，細胞と細胞間質から成り立つ組織をつくる．また組織はさらに集合し，ある特別な生理機能を営む器官あるいは臓器を形成している．

　人体内部では，これら細胞，組織，器官，またこれらを取り巻く細胞外液の間で，生理的変化，生化学的変化，形態的変化が常に引き起こされている．疾患に罹っているときは，これらの変化に自然治癒力では回復しがたい乱れが起こっている場合が多い．

　薬理作用とは，薬物が人体に及ぼす作用のことをいい，これら人体内部の変化を促進したり，抑制したりすることで作用を現す．それぞれの作用を促進（興奮）作用，抑制作用とよぶ．また薬理作用の表記には作用が現れる（発現する）範囲や時期，順序，毒性などから**表 2-2** のような用語がある．

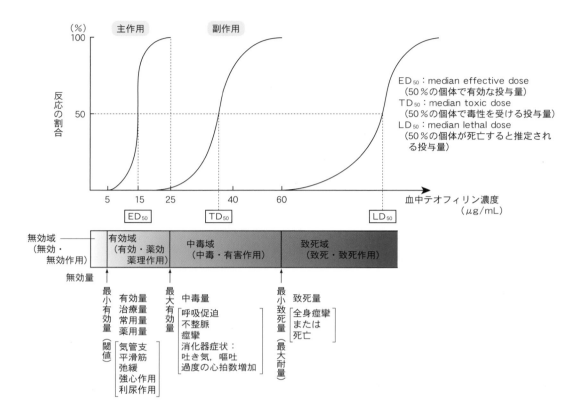

図 2-4　テオフィリンの用量と薬理作用との関係

　上のグラフは気管支拡張薬テオフィリンの血中濃度と反応する生体の割合を示したものであり，下の帯グラフは用量を示している．したがって，単位は違うので注意すること．用量を増やすと，それに伴って薬物血中濃度が上昇する．用量と薬物血中濃度が対応するように薬物血中濃度のスケールを変えている．上下のグラフを比較しながらみていくこと．

● **無効量**（無効域）とは "0〜最小有効量" の用量をさす.
　目にみえる薬理作用は認められない．つまり，反応を示す個体の割合が0%の状態である．
　最小有効量とは，薬理作用が現れる最小の用量をさす．これを閾値（いきち）とよぶこともある．
● **有効量**（有効域）とは "最小有効量〜最大有効量" の用量をさす.
　薬物投与の本来の目的である主作用が個体に現れる．
　50%の個体で有効な用量を50%有効量（ED_{50}）といい，薬物療法を行う際の重要な目安となる．患者に実際に投与する用量を薬用量（治療量）とよび，有効域に入っていることが必要である．
　最大有効量とは，個体の100%で薬理作用がみられる用量である．
● **中毒量**（中毒域）とは "最小中毒量〜最大耐量" の用量をさす.
　用量が多くなっていくと薬物血中濃度は上昇し，生体に有害な作用が現れてくる．有害作用が現れる最小の用量を最小中毒量とよぶ.
　中毒作用が現れた後，回復しうる用量を耐量という．最大耐量とは中毒から回復しうる最大の用量である．
● **致死量**（致死域）とは "最大耐量以上" の用量をさす.
　個体によっては死亡するものがでてくる．最大耐量は最小致死量ともよばれる．さらに用量が増え，確実致死量以上になるとすべての個体は死亡する．
● **安全域**とはLD_{50}（50%の致死量）をED_{50}（50%の有効量）で割った値をいい，安全性の目安となる．また，別名安全係数ともいう．

4 用量と薬理作用

用量とは生体に投与される薬物量のことである．動物個々の生体では，用量を増すに従って生体の反応も強く現れ，無作用から死亡に至る反応がみられる．用量には，引き起こされる反応の違いにより無効量，有効量，中毒量，致死量がある．

➡テオフィリン p. 261

通常，用量の増加により薬物血中濃度が上昇し，薬理作用の強さが大きくなる．図2-4に気管支拡張薬のテオフィリンの例をあげる．

5 受容体と作用 （図2-5）

生体では種々の調節物質が存在しており，この調節物質が働くことによって恒常性が保たれている．調節物質には神経伝達物質，オータコイド（生体内活性物質，局所ホルモン），ホルモンなどがある．

調節物質は細胞の作用点（化学的接触部位）である蛋白からなる受容体と結合する．この結合部位から，情報伝達系とよばれる増幅器を介して細胞の機能的な変化，すなわち細胞反応を引きだす．

生体ではこのような機序により，器官・臓器を介して全身の機能が保たれている．疾病はこの生体の恒常性が崩れた状態であり，多くの薬物は受容体に作用して細胞や生体の機能を正常に保とうとする．

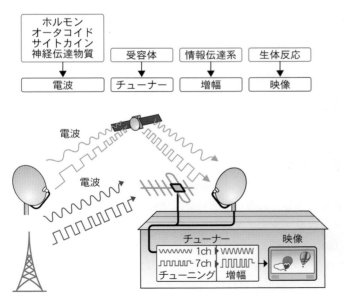

図2-5　生体の作用機序をテレビ受信と比較して示した模式図

メカニズムは，テレビ受信の仕組みと比較すると理解しやすい．テレビ受信では，さまざまな放送局（A放送局，B放送局など）から発信される電波を家庭のアンテナで受信し，チューナーに電気信号として送る．チューナーではそれぞれの電気信号にチャンネル（1チャンネル，4チャンネルなど）を合わせ，この電気信号を増幅してテレビモニターに映像を映しだす．そしてわたしたちはさまざまな番組をみることができる．これを生体での作用機序にあてはめると，"放送局の電波"は"調節物質（神経伝達物質やホルモン，オータコイド）"にあたる．"チューナー"はそれぞれの調節物質に対応する"受容体"に相当する．"電気信号の増幅"は"情報伝達系の増幅"に，またテレビに映る"映像"はさまざまな"生体反応"にあたる．

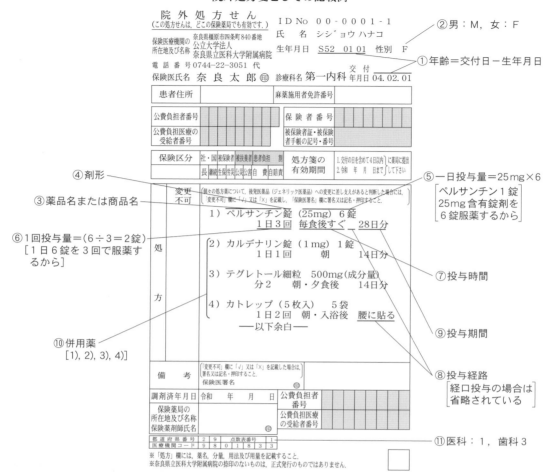

図 2-6　処方箋

　医薬品による治療の処置法に関する意見を記載した投薬の媒介手段が処方箋である．保険証・患者・処方・発行日・発行者を記載し，間違いなく医師の指示が薬剤師に伝わり，患者へ薬物が渡され，使用されるように記載されている．

6 コンプライアンス

　薬物治療におけるコンプライアンス（compliance）とは，医師，薬剤師の指示どおりに患者が服薬していることをいい，患者が指示どおりに服薬をしていない場合をノンコンプライアンスという．

　医師，歯科医師の薬物治療に関する指示が書かれた書類が処方箋（図2-6）であり，これにより薬剤師が調剤を行い患者に薬物が渡される．

　薬物の投与計画は，患者が指示どおりに服薬することを前提に立てられる．しかし，患者が服薬しなければ，当然，期待どおりの薬理作用は望めない．服薬してもらうためには，服薬の目的，薬物の働き，副作用などを十分に患者に説明すること（服薬指導）が重要である．また，薬物血中濃度の測定（総論第9章参照）は服薬が守られているかどうかを確認することにも役立つ．

➡薬物血中濃度モニタリング
p. 84

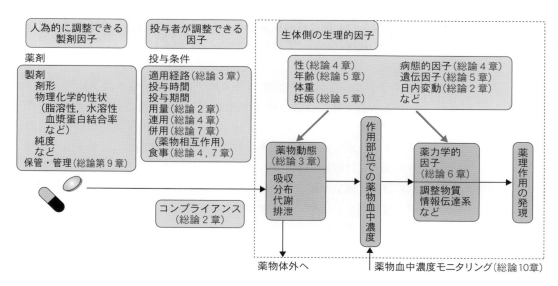

図 2-7　薬理作用を規定する因子（赤字は総論で扱う章）

7　薬理作用を規定する因子（図 2-7）

　薬理作用を規定する因子は，人為的に調整できる因子，投与者が調整できる製剤因子，生体側の生理的因子の 3 つに分けられる．4 節でふれた用量は投与者が調節できる因子の 1 つである．3 つの因子の影響により，薬理作用の強度，時間経過による強度の変化が異なる．

　総論では，各章においてこれらの因子について説明する．図 2-7 に，薬理作用を規定する因子についてフローチャートとしてまとめ，それぞれの因子が記述されている章を示す．

日内変動と服薬時間

● 日内変動 p. 147

　われわれは目で昼（明るい）夜（暗い）を感じる．明暗の刺激が生体内の化学伝達物質・活動電位を介して，眼の刺激を脳の視床下部にある生物時計に伝達する．このリズムすなわち変化が身体のリズム（バイオリズム）となり，1 日のサイクルで変化する．たとえば，体温は朝方低く，夕方高くなるように変動する．体温や睡眠に関係があるメラトニンなどが，1 日のリズムで分泌量が増減する．

　このように生体には日周期・月周期・年周期などのリズムがある．そのなかで薬物治療の服薬時刻には日周リズムが関係する．コルチコステロン，レニン，テストステロン，インスリンなどの生体内物質，心拍数・胃液分泌・血圧・体温などの生体機能などは日周（24 時間）のなかで，一定のリズムで変化している．たとえば血圧は昼から夕方に高く，夜は安定した低い血圧状態を示す．高血圧患者の治療ではこのことを考慮して，時間治療学（クロノテラピー）の観点より午後の血圧を低下させる．安定した低い血圧のときに高血圧状態時と同様に血圧を下げると低血圧による貧血状態となり，睡眠

中など知らない間に病的状態をつくるので服薬時刻に注意しなければならない．他の病気についても同様の注意が必要である．

● メラトニン受容体作動薬（ラメルテオン，メラトニン）

ヒトの松果体には脳の50倍のセロトニンが含有され，セロトニン N- アセチラーゼ，ヒドロキシインドール O- メチルトランスフェラーゼによってメラトニンが生成される．メラトニンの分泌量は明期には低下し，暗期（睡眠時間）には増加する．そして夕方から夜にかけて分泌量が次第に増え，それに伴って眠気が起こり，自然と睡眠に入るのである．つまり人はバイオリズムで睡眠をし，単に疲れたからだけで眠るのではない．昼夜リズムを調整するには1週間程度が必要である．

第3章 生体における薬物の移動

　　薬物投与の目的である疾患の治療のためには“薬物が効く”こと，すなわち薬理作用を示すことが必要である．多くの薬物では，作用部位における“薬物の血中濃度”により薬理作用の強さが決まる．

　　薬物の血中濃度は，投与された薬物に対して吸収（absorption），分布（distribution），代謝（metabolism），排泄（excretion）という働きを人体が行うことにより決定される．これは，それぞれの働きの英語名の頭文字をとって ADME（アドメ）ともよばれ，薬物動態（人体内での薬物の動く様子，

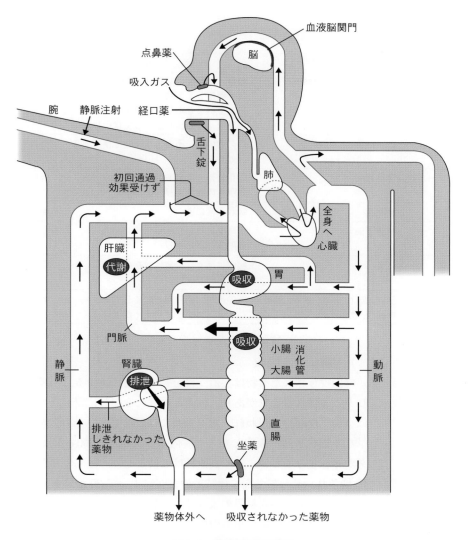

図 3-1　薬物の体内動態

生体内移行，薬の運命）のことをさす．
　以下，それぞれの働きについて述べる．

1 吸収

　薬物の吸収とは，人体を循環している血液やリンパ液の中に薬物が入ることである．多くの薬物は経口摂取され，消化管（小腸など）の粘膜にある上皮細胞の膜から細胞内に取り込まれ，血管を流れる血液中に入る．また，口腔粘膜からは舌下錠などとして，鼻粘膜からは点鼻薬など，肺へは吸入薬，直腸へは坐薬，皮膚では貼布薬などとして，皮内・皮下・筋肉では注射薬などとして吸収される薬物もある（図3-1）．これら適用部位における剤形の相違によって，吸収の速度や量が異なる．そのため，有効な薬効を得るために，剤形，賦形剤（薬の形を整える添加剤）の配合，投与部位での吸収速度などを考慮して薬剤はつくられている（表3-1）．

表 3-1　薬物の剤形と薬効

製剤名	吸収部位	吸収性，使用の注意など	初回通過効果
内服薬	消化管（特に小腸粘膜から）	糖度，大きさ，溶解性，含有率，含有量などを考慮して製造されているので，指示されているとおりに服薬する．噛んだり，カプセルから出したりしてはいけない	小腸上皮細胞および肝臓で受ける
舌下錠，バッカル錠	口腔粘膜	胃の強い酸に不安定な薬物で使用する　速効性あり	受けず
点鼻薬，エアゾール剤	鼻粘膜	消化管からよりも吸収がよい　局所への奏功あり	受けず
吸入ガス	肺粘膜	吸収非常に速い	受けず
坐薬	直腸下部	短時間で薬効が出る　局所への奏功あり	少ない
軟膏薬，テープ	皮膚	吸収は悪く，持続性が長い　局所目的で使用	受けず
注射薬	皮内，皮下，筋肉，静脈，動脈，関節腔，硬膜下腔，くも膜下腔	薬効迅速，副作用も起こしやすい　バイオアベイラビリティがよい	受けず

1）内服による吸収

　経口投与された薬物は食道，胃を経て小腸に達する．小腸の粘膜には輪状ヒダとよばれるシワがあり，絨毛とよばれる突起に覆われている．この絨毛は小腸上皮細胞に覆われ，細胞表面には微絨毛という小突起がある．小腸を単なる円柱構造と仮定したとき，内面の広さは3,300 cm² であるが，輪状ヒダが存在することによって表面積は3倍となり，絨毛の存在によってさらに10倍され，そしてさらに微絨毛の存在によって20倍にも拡大される．そのようなわけで，小腸粘膜の表面積は計算上約200〜300 m² にも達するといわれており，吸収面積は小腸のほうが胃よりも非常に広く，よく吸収する（図3-2）．

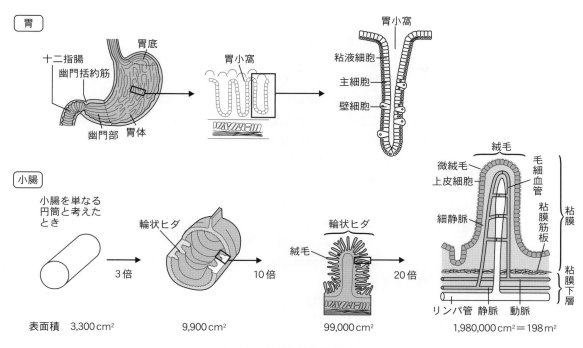

図 3-2　胃および小腸粘膜の表面積とその比較

(佐藤昭夫ら：人体の構造と機能. 医歯薬出版, 2002. 改変)

　小腸の上皮細胞に注目してみると，細胞膜はリン脂質と蛋白質から構成され，外側に親水基，中央に疎水基をもつ脂質二重層で，ところどころに蛋白質で覆われた細い孔がある．この構造上の特徴から，脂溶性の薬物は膜の透過性があり，吸収されやすい．水溶性の薬物はイオン型（解離型）のものは透過せず，非イオン型のもの（イオンになっていないもの）が透過する．非イオン型薬物濃度が高いほど透過しやすい．

　一般に，ほとんどの薬物の細胞膜透過は受動拡散という形であり，細胞膜の両側の薬物濃度差があるとき，濃度の高いところから低いところへ移行する．逆に，濃度勾配に逆らう場合はエネルギーを使い，担体（薬物を運ぶ物質）によって薬物濃度の低いところ（組織）から高いところへ移動する．これを能動輸送という（**図 3-3**）.

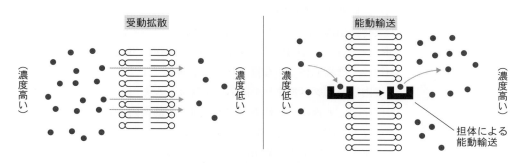

図 3-3　薬物の能動輸送と受動拡散

　小腸から吸収された薬物は門脈を通り，肝臓に運ばれ代謝を受ける．これを**初回通過効果**という（後述 p.21）．

2）内服以外の吸収

（1）口腔粘膜からの吸収

　口腔粘膜から吸収された薬物は内頸静脈に入り，肝臓を経ずに直接心臓に到達するので，**肝初回通過効果**を受けない．唾液は pH 6.8〜7 付近なので，胃の強い酸に不安定な薬物では，口腔粘膜はよい吸収部位である．口腔に投与される剤形には舌下錠，バッカル錠（胃酸による分解，初回通過効果が大きい薬物に用いる）などがある．

（2）鼻粘膜からの吸収

　鼻粘膜からの吸収では初回通過効果を受けず，消化管よりも吸収性がよい．鼻粘膜へ適用される剤形には点鼻薬，エアゾール剤がある．

（3）肺からの吸収

　肺からの薬物吸収は非常に早く，初回通過効果を受けない．吸入には吸入装置が必要である．用量を間違えないようにし，呼吸器への刺激に注意を要する．

（4）直腸からの吸収

　直腸上部にある上直腸静脈は門脈に入って肝臓に達する．一方，中および下直腸に分布する静脈は肝臓を通らず，直接，循環血中に入り，また多くのリンパ腺があるためリンパ液にも吸収され初回通過効果を受けないので，坐薬はあまり奥に挿入しない．胃内で不安定な薬物や初回通過効果が大きい薬物，不快な味・においのある薬物，短時間での薬効を期待するときなど，また乳児や老人などで経口投与のできない人などへの適用には坐薬が適している．

（5）皮膚からの吸収（経皮吸収）

　一般に皮膚からの吸収は悪いが，角質層のない損傷皮膚からの吸収は非常によい．主に局所作用を目的に使用されるが，抗狭心症薬としてニトログリセリン軟膏剤の塗布，硝酸イソソルビドテープを左胸部に貼付するなどがある〔初回通過効果を受けず，薬物吸収の中断が可能で，一定の定常状態の維持（薬効の持続）があるので有効域の狭い薬物にも適用可能である〕．

（6）注射部位からの吸収

　薬物は生体外，すなわち空気に接するところでは注射によって血液に注入（吸収）される．注射部位は皮内，皮下，筋肉（**図 3-4**），さらに静脈，動脈，関節腔，硬膜下腔，くも膜下腔などである．

　皮内注射はツベルクリン反応，薬物アレルギーなど局所反応による診断を目的とした場合に行われる．皮下注射では筋肉内注射よりも多量の薬液，栄養剤などを注入するため痛みを生じるので，ヒアルロニダーゼ（拡散因子：結合組織のヒアルロン酸を加水分解する酵素であり，物質の組織内拡散を容易にする）が混注される．

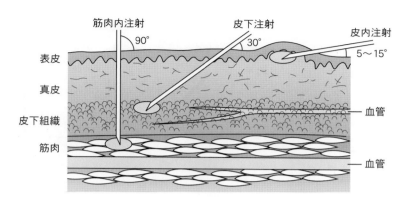

図 3-4　注射部位の違い

　筋肉内には血管が多いので，筋肉内注射は皮下注射に比べ吸収が速い．
　静脈内注射は薬効が迅速で，また副作用も起こしやすいので，血栓や溶血などを生じる薬物では行われていない．

2 分布

　薬物の分布とは，血液中に吸収された薬物が，血管内を通り人体の各部位に運ばれたあと，血液中から血管壁を透過してそれぞれの組織に移行するまでの一連の過程をいう．また薬物はリンパ液によっても分布する．

1）分布に関与する要因

　組織の血流量（血流量が比較的多い腎臓，肝臓，肺などでは分布速度が速く，逆に血流量が比較的少ない骨，皮膚，筋肉，脂肪組織などでは分布速度が遅い），毛細血管の透過性，血漿蛋白との結合性などが分布に影響を及ぼす．
　薬物-血漿蛋白結合
　薬物は血液中に吸収されるとその一部が血漿蛋白（アルブミンやグロブリン）と結合する．血漿蛋白と結合する割合（血漿蛋白結合率）は薬物によって異なり（結合性の違い），また薬物の血中濃度や血漿蛋白の量・結合力によっても変化する．血漿蛋白と結合した薬物は結合型薬物とよばれ，結合されずに単体で血液中に存在する薬物は遊離型薬物とよばれる．

●結合型薬物
　総論　図3-8 p.25

　遊離型薬物は，血液中から血管壁を透過して組織に移行し，移行した組織で薬理作用を示す．薬物の血漿蛋白との結合は速く可逆的であり，結合型薬物は細胞膜を通過できず，薬理作用を示さず，代謝もされない．

2）脳への移行

　吸収された薬物は血液を介して脳の毛細血管まで運ばれ，脳組織へ移行する．中枢神経系である脳は生体維持に非常に重要であり，薬物などの影響を少なくするために血液脳関門（blood brain barrier：BBB）という生体防御機構がある（注：ここでは血液脳髄液関門と同義で使用する）．

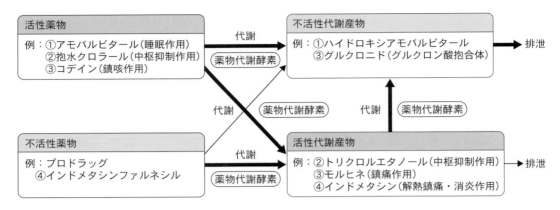

図 3-5　代謝による薬物の変化　　■■■ は活性：薬効あり
番号の対応するものが投与された薬物とその代謝産物である.

●血液脳関門
　総論　図7-4 p.64
　各論　図4-3 p.182

　血液脳関門には，脳の毛細血管から脳組織への薬物移動の制御や，脳細胞および脳脊髄液に移行した薬物を毛細血管に排出するなどの働きがある．
　薬物移動の制御面からみると，水溶性の高い薬物や，神経毒であるビリルビン，ドパミン，結合型薬物などは血液脳関門を通過しにくい．しかし，脂溶性の高い薬物（チオペンタールナトリウム，中枢に作用する薬物など），ブドウ糖，アミノ酸，レボドパなどは血液脳関門を通過しやすい．また，酸性薬物よりも塩基性薬物のほうが通過しやすいといわれている．
　排出の働きについては，脳の毛細血管内皮細胞にあるP-糖蛋白は，脳内に取り込まれた免疫抑制薬，抗癌薬など細胞毒性の強い薬物を脳から血液に排出している．また，βラクタム系抗生物質，エイズ治療薬のジドブジン，抗てんかん薬のバルプロ酸ナトリウムは脳脊髄液から血中へ排出される．

●総論5章「妊娠期」p.32

3）胎児への移行

　妊婦への薬物投与では，母体から胎児へ薬物が移行する．これについては総論5章 **1** で述べる．

3 代謝

　薬物の代謝とは，生体内に取り込まれた薬物が薬物代謝酵素によって変化し，別の物質（代謝産物）となることである．通常，薬物は体内に侵入した異物であり，生体ではこれを無害な薬理効果のない物質（不活性代謝産物）に変え，生体外に排出しようとする防御機構が働く．しかし，薬物によっては投与後代謝されて初めて活性型薬物（活性代謝産物）になり，薬理作用をもつように設計されているものもあり，こうした薬物はプロドラッグとよばれる（**図 3-5**）．
　脂溶性の薬物は容易に吸収され，肝臓において種々の活性・不活性代謝産物に変えられ，水溶性の高い抱合体に変えられたときには体外に排出される．代謝は主に肝臓で行われるが，腎臓，肺，皮膚，小腸，胎盤などでも行われる．

参考　薬物代謝には1相，2相の反応がある．
＜第1相反応＞
　酸化・還元・加水分解：官能基（カルボキシル基，アミノ基など）が薬物に導入され，第2相反応を受けやすくなる．また，水に溶けやすい（極性が大きい）物質となる反応
＜第2相反応：解毒機構＞
　抱合：生体内成分のグルクロン酸，硫酸などが薬物や代謝産物に結合し，排泄されやすくなる．さらに水に溶けやすい物質となる反応

　肝臓を通過した薬物はすべてが一度に代謝されるわけでなく，その一部が代謝される．血液中では，代謝されて変化した代謝産物（変化体）と代謝されなかった未変化の薬物（未変化体）が存在する．薬理効果の観点からみた場合には，薬理効果をもつ活性型薬物が代謝後どのくらい残っているのか，つまり未変化体がどのくらい残っているかが重要である．これは，後述する初回通過効果と関連がある．また，薬物排泄の観点からみた場合には，薬理効果（この場合は毒性）をもった薬物が代謝後，水溶性の排泄されやすい物質（変化体）にどのくらい変えられるかが重要となる．

　代謝に影響する因子には，①性差，②年齢差，③遺伝的因子，④環境的因子（温度，気圧，音など），⑤化学物質的因子（薬物相互作用）などがある．

◯性差 p. 26
　年齢差 p. 32
　遺伝因子 p. 27
　薬物相互作用 p. 60

1）薬物代謝酵素（チトクロム P-450）

　薬物代謝のためには薬物代謝酵素が必要である．このなかでも特に重要な酵素は，肝臓のミクロソームに存在するチトクロム P-450（CYP 450）である．これはヘム蛋白であり，酸化反応で薬物を代謝する．この酵素にはいくつかの種類があり，たとえば CYP3A，CYP2D6，CYP2C9，CYP2C19（CYP はチトクロム P-450 を表しチップと通称される．3A，2D6，2C9，2C19 が種類を表す）などがあり，それぞれの種類ごとに代謝する薬物が異なる．

◯チトクロム P-450 p. 65

2）初回通過効果

　初回通過効果（first pass effect）とは，経口投与された薬物が小腸から吸収されて代謝を受け，さらに門脈から肝臓に入って代謝されるため未変化体が減り，このため心臓に到達し全身に循環する薬物の血中濃度が低下する現象のことである．

　ニトログリセリン，リドカイン，プロプラノロール塩酸塩，イミプラミン塩酸塩，テストステロンエナント酸エステル，エストラジオールなどは肝臓での初回通過効果が大きく，レボドパ，dl-イソプレナリン塩酸塩などは腸管膜（小腸上皮細胞）での初回通過効果が大きいので，経口投与の場合には循環する未変化体が少なく，生体内利用率は小さくなる．

3）生体内利用率（バイオアベイラビリティ，生物学的利用能）

　生体内利用率（bioavailability）とは，生体に投与された薬物が生体内でどの程度利用されるかを示す概念である．たとえば，経口投与された薬物の場合，すべての薬物が生体内で利用されるわけではない．薬物の一部分は吸収されずにそのまま糞便と一緒に排泄される．また，一部分は吸収されても，初回通過効果を受け代謝産物に変えられ，排泄されてしまう．

　生体に利用されるのは循環血液中に入った薬物である．これは薬物血中濃度で示され，その量と時間的変化で表される面積をみたとき，最初に投与された薬物全量に対して生体内でどのくらいの薬物が利用されたかがわかる．
〔ある薬物の内服時の生体内利用率を実際に計算する方法：静脈注射の場合の薬物血中濃

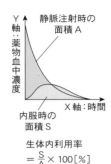

Y軸：薬物血中濃度
静脈注射時の面積A
X軸：時間
内服時の面積S

生体内利用率
$= \dfrac{S}{A} \times 100$[%]

度曲線とXY軸で囲まれた面積（左図のA）を基準として，内服時での面積（左図S）を割り，100を掛けたものが生体内利用率（％）となる〕

　量だけでなく時間的変化をみるのは，吸収，代謝，分布，排泄など，それぞれの速度の違いによって生体内利用率が異なってくるからである．たとえば，排泄が遅い薬物では薬物血中濃度の低下が遅いので，生体内利用率が高まり，薬効が長く持続する．

　皮膚（貼付薬），肺（吸入薬），鼻粘膜（点鼻薬，エアゾール剤），眼（点眼薬），血管（注射薬），直腸下部（坐薬），口腔粘膜（バッカル錠，舌下錠）などでの投与では直接循環血中に入るので初回通過効果の影響は少なく，生体内利用率が上がる．

4）クリアランス（薬物除去能力）

　クリアランス（clearance）とは，薬物を血液中から除去する能力を示す値である．肝臓では代謝と胆汁中への排泄により，また，腎臓では尿中への排泄により薬物を除去する．この除去能力は“単位時間あたりどのくらいの血液中から薬物が除去されるか（容積/時間・mL/min）”という速さで示される．クリアランスが大きければ薬物の除去能力が高いということであり，薬物血中濃度は速く低下していく．

5）生物学的半減期

　生物学的半減期（biological half-life）とは，薬物血中濃度が半分になる時間（小さい値のときには薬物が速く消失している）をいう．循環血液中の薬物が代謝や排泄によって減少し，薬物血中濃度は減っていく．

　半減期が比較的短いものにアスピリン（0.5時間），フロセミド（1時間），アンピシリンナトリウム（1時間），インドメタシン（6時間）があり，比較的長いものにクロルプロマジン塩酸塩（30時間），ジゴキシン（40時間），ジギトキシン（134時間）などがある．

4 排泄

　薬物の排泄とは，体内の薬物が未変化体あるいは代謝産物の形で，尿，胆汁，糞便，唾液，汗，呼気，乳汁などにより体外に排出されることである．量的に一番多いのは尿による排泄で，腎臓で行われる．

1）腎排泄

　腎臓の大きな働きは，尿を生成することにより，体内の老廃物を体外に排泄することである．腎臓は，ネフロンとよばれる尿生成機能をもつ単位が約100万個集まってできており，1つのネフロンは糸球体ろ過，尿細管分泌，尿細管再吸収の3つの機能をもっている（**図3-6**）．糸球体でのろ過で，1日約150〜190Lの原尿が尿細管に排泄されるが，尿細管ではこの原尿の約99％が再吸収される．そのため，尿としては1.5L程度が最終的に排泄される．

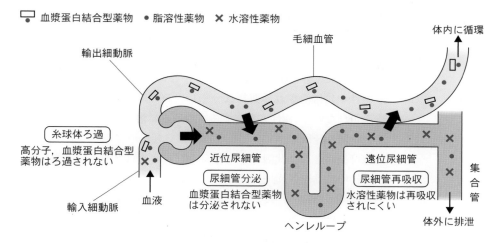

図 3-6　腎臓での薬物の排泄

(1) 糸球体での薬物のろ過

　輸入細動脈を通って血液と共に糸球体の毛細血管に流れ込んだ薬物の一部は，糸球体でろ過されボーマン嚢に入り尿細管に流れ込む．この際，高分子や血漿蛋白結合型薬物はろ過されない．

(2) 薬物の尿細管分泌

　糸球体でろ過されなかった薬物は，血液に運ばれて輸出細動脈を通り，尿細管を網の目のように取り囲んでいる毛細血管に流れ込む．ここで，薬物の一部は毛細血管から尿細管に分泌される．このとき血液中の薬物は担体とよばれる物質により運ばれて毛細血管から尿細管に入る．この輸送形態を能動輸送という．担体の濃度に限りがあるため，血液中の薬物濃度が高いとある一定以上の薬物は尿細管に分泌されなくなる．この状態を分泌過程の飽和という．

　尿細管に分泌される薬物には，βラクタム系抗生物質，メトトレキサート，ジゴキシン，Ca拮抗薬，シクロスポリン，スピロノラクトン，キニジン硫酸塩水和物，プロベネシド，パラアミノ馬尿酸ナトリウム，アスピリン，キニーネ塩酸塩水和物などがある．

(3) 尿細管での再吸収

　尿細管に入った血液中薬物の一部は，尿細管を囲む毛細血管に再吸収される．吸収のところで説明したように，細胞膜を透過できるのは脂溶性薬物と非イオン型の薬物であるため，水溶性の薬物（イオンになりやすい）は再吸収されにくく，そのまま尿中に排泄される．つまり水溶性の薬物は排泄されやすい．

　以上のことから，腎臓から尿として排泄される薬物は，

$$\boxed{\text{排泄される薬物}} = \boxed{\text{糸球体でろ過される薬物}} + \boxed{\text{尿細管で分泌される薬物}} - \boxed{\text{尿細管で再吸収される薬物}}$$

ということになる．ほとんどの薬物は糸球体でろ過されて，尿細管で分泌・再吸収される排泄過程を経る．

2）胆汁中への薬物排泄

　胆汁は，肝臓において1日に約500 mL分泌されている．肝臓で代謝された薬物は胆汁に溶け込み，胆管を通り十二指腸，小腸，大腸，直腸を経て，糞便と共に体外に排泄される．

　胆汁中に排泄される薬物は分子量約500以上のもの（5,000以上のものは排泄されない），極性基を有するもの（水に溶けやすいもの），抱合体（グルクロン酸，硫酸，グリシンなど）などである．

　腸肝循環とは，代謝により抱合された薬物（グルクロン酸抱合体；抱合）が胆汁中に排泄され，消化管の酵素あるいは腸内細菌（βグルクロニダーゼ；加水分解・脱抱合）によって分解を受けて再び腸管から吸収されることである．この場合，薬物はなかなか排泄されないので，薬物血中濃度の持続がある．インドメタシン，クロラムフェニコール，モルヒネ塩酸塩水和物，ホスフェストロール，ジギトキシン（**図3-7**），ジゴキシンなどの薬物で起こる．

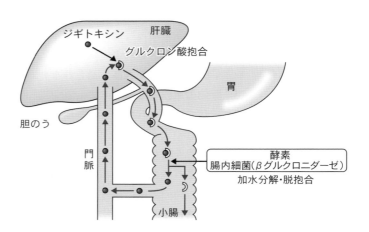

図3-7　ジギトキシンの腸肝循環

3）唾液中への薬物排泄

　唾液は，唾液腺において1日に0.5～1.5 L分泌される．唾液中に排泄される薬物はほとんど受動拡散（脂溶性が高い薬物，血漿中の非イオン型薬物，血漿中の蛋白非結合型薬物が排泄されやすい）による．ただし，リチウムは能動輸送による．薬物血中濃度と唾液中薬物濃度の比が比較的一定である薬物（インドメタシン，クロフィブラート，シメチジン，ストレプトマイシン硫酸塩，メトロニダゾール，エルゴタミン製剤，放射性医薬品など）は唾液の濃度を測定することによって薬物血中濃度が測定できる．

⑤ 薬物動態のまとめ

　前記の吸収，分布，代謝，排泄の4つの働きにより，薬物血中濃度が決定される．薬物動態について**図3-8**にまとめた．

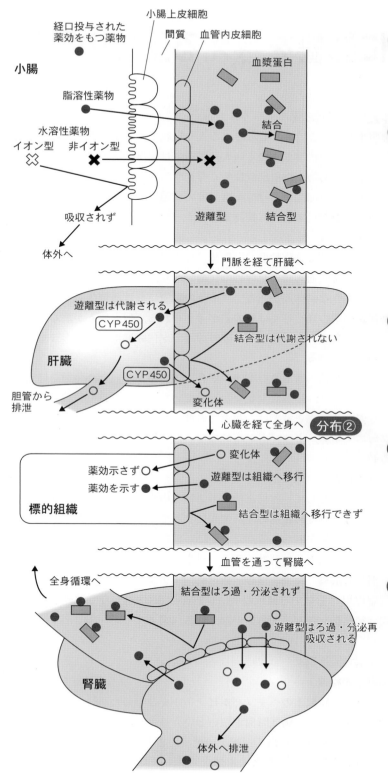

吸収

脂溶性薬物は吸収されやすい.
水溶性薬物は非イオン型のものが吸収され, イオン型のものは吸収されない.

分布①

吸収された薬物の一部は血管内で血漿蛋白（アルブミン, グロブリンなど）と結合し, 結合型, 遊離型の薬物は血液に運ばれる.
結合は可逆的である.

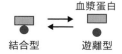

血漿蛋白

結合型　　　遊離型

代謝

肝臓で遊離型薬物の一部は薬物代謝酵素（CYP 450など）により代謝され, 変化体（代謝産物）となる.

分布③

遊離型薬物（未変化体）は組織に移行し, 薬効を示す. 変化体は移行しても薬効を示さない.

排泄

遊離型薬物や変化体（代謝産物）の一部は腎臓で排泄される. 結合型薬物は排泄されない.

図 3-8　薬物動態のまとめ

第4章　薬物に影響を与える生体の因子

1 個体差による影響

　薬物を服用したとき，よく吸収される人や吸収されにくい人がいる．また代謝されやすい人や代謝されにくい人，さらには排泄機能のよい人やわるい人など，あるいは薬物が作用部位に多く存在する人がいれば，少ないという人もいる．この作用部位における薬物濃度の相違は，個体の薬物の吸収，分布，代謝，排泄など，すなわち薬物動態によって異なる．

(1) 薬物動態の相違

　生体側要因における薬物動態で，個体差を生じる原因として最もよく知られているものは初回通過効果を含めた代謝であり，肝臓の代謝による薬物の体内動態には大きな個体差がある．この体内動態における個体差の成因としては薬物代謝酵素の量もしくは質の差が考えられる．個人個人が飲んでいる薬物や，毎日の食事，生活環境などの外的因子が代謝酵素活性に影響を与えることが知られている．

　また肥満患者では，脂溶性の薬物の場合，体脂肪が多いため体脂肪に溶け込む薬物が多くなり，排泄がなかなか進まないため薬効が長く持続する傾向がある．そのため肥満患者では，脂溶性の高い薬物（チオペンタールナトリウム，フェニトイン，トラゾドン塩酸塩など）の投与に際しては投与量を少なくする必要がある．

(2) 薬力学的相違

　薬力学的な違いとして，作用部位での薬物血中濃度が同じでも，受容体との結合や受容体の感度の相違のため個人によってそれぞれ反応強度が異なるので，治癒力に相違がみられる．たとえば，鎮痛解熱薬のアスピリンについていうと，常用量服用して解熱する人（正常群）や，解熱し，蕁麻疹，気管支喘息，消化管潰瘍，鼻炎，湿疹，紫斑病，アナフィラキシーショックなどの症状（副作用）を発する鋭敏な人（鋭敏群），副作用もなく解熱もしない鈍感な人（鈍感群）など，個体差がみられる（図4-1）．

2 性差による影響

(1) 薬物動態の相違

　雌雄のラットに睡眠薬のヘキソバルビタールを投与した場合，雄は雌に比べて酵素活性が大きく，睡眠時間が短いという性差があるといわれている．

　また，女性は体脂肪率が高く，前記の肥満患者と同様の影響がでやすい．女性ホルモンがCYP3A4（薬物代謝酵素，チトクロムP-450の一種）を誘導することにより，肝臓代謝型の薬物では男性に比べ女性のほうが大きなクリアランス（薬物除去能力）を示すといわれている．しかし，CYP1A2（薬

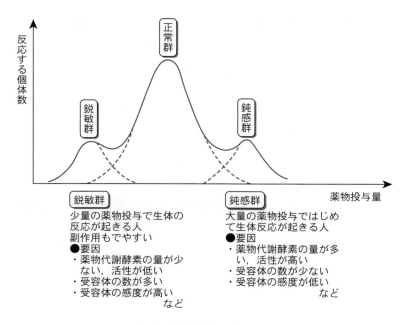

図 4-1　個体による反応の違い

物代謝酵素）活性は男性のほうが高い．糸球体ろ過率は体重に比例すること
が知られており，腎排泄型薬物のクリアランスは男性のほうが若干大きい．

(2) 薬力学的相違

　薬物によって生体の反応の強さが男女で異なることがある．たとえば，向
精神薬に対する反応は女性で高く，合成オピオイドによる麻酔効果は男性で
高い薬効を示す．しかしながら，大多数の薬物では薬効に性差はみられない．

　女性では月経周期によって各種生理機能が変化し，それに伴って薬物動態
や薬効が変化する可能性が考えられる．

3 遺伝による影響

　遺伝による薬物動態への影響が大きく現れるのは，薬物を代謝する酵素の
欠損や量，活性化の違いによる代謝への影響においてである．

　たとえば，薬物をアセチル化する酵素（N-アセチル転移酵素）では，遺
伝的要因によって欠損や活性化に相違がみられる．そのため，アセチル化を
受ける薬物（イソニアジド，ヒドララジン塩酸塩，ジアフェニルスルホン，
スルファジアジン銀，プロカインアミド塩酸塩など）の投与時に，この酵素
の活性が高いため代謝が早く薬物血中濃度の低い群（rapid acetylator）と，
酵素の活性化が低いあるいは欠損しているため代謝が遅く薬物血中濃度の高
い群（slow acetylator）が，日本人ではそれぞれ 90％と 10％の割合で存在
する．

　slow acetylator の場合，イソニアジドなどの服用により四肢の知覚異常，
しびれ感，灼熱感などの多発性末梢神経炎〔抗核抗体の出現，薬物性全身性

エリテマトーデス（SLE）〕が高頻度に生じやすいので，ビタミン B_6（ピリドキシン塩酸塩）を併用して予防する．一方，rapid acetylator の場合，イソニアジド服用によって肝障害を起こしやすい．

　また，アルデヒド脱水素酵素の欠損者では飲酒後に血中アルデヒド濃度が上昇し，顔面紅潮，悪心，嘔吐など二日酔いの状態が出現する．すなわち，少量の飲酒でアセトアルデヒドによる中毒症状が出現しやすく，最悪の場合には中毒死することもある．日本人にはこの酵素の欠損者が比較的多いので，飲酒未経験者への "一気飲み" の強要は慎むべきである．

❹ 薬物連用による影響（蓄積，中毒，耐性）

　薬物の反復服用（連用）によって，薬物の効果（薬効）が増強あるいは減少することがある．すなわち，薬物血中濃度の上昇あるいは低下がみられることがある．

1）蓄積・中毒

➡総論 8 章「中毒」p. 75

　薬物などの吸収量が消失量より多い場合には体内に蓄積し，蓄積作用を発現する．また，消失時間の長いものほど中毒作用を発現しやすい．環境汚染源でもある有機塩素系殺虫剤の DDT や BHC，塩化ビフェニル（PCB）などや，有機水銀や鉛，ヒ素（塗装業種で中毒が起こりやすい），また医薬品のジギタリスなどでも中毒を生じるので，治療においても注意を要する．イソニアジドなどでは代謝酵素阻害を，アミノ配糖体系抗生物質，免疫抑制薬，抗うつ薬，アンジオテンシン変換酵素阻害薬などによる蓄積では腎障害を起こす．

2）耐性

　耐性とは，薬物を反復投与することにより反応が低下し，初期と同じ薬理作用強度を得るには投与量を増やさなければならない状態をいう．耐性には，生理作用により人が薬物に対して耐性をもつ場合（薬物耐性：drug tolerance）と，細菌が薬物に対して耐性をもつ場合（薬物抵抗性：drug resistance）の 2 つがある．

（1）薬物耐性

　薬物耐性が起こる主な原因としては，薬物血中濃度の変化と受容体の変動による生理反応の相違の 2 つが考えられる．

　まず，薬物血中濃度の変化についていうと，薬物血中濃度は薬物動態の結果として決まる．つまり，連用することにより薬物代謝酵素が増加し，代謝が活発に行われることによって薬物血中濃度の低下が起こり薬効が低下する，すなわち耐性が生じるのである．もう 1 つは，受容体の数，結合力の相違などによって増感作用や脱感作が生じる，すなわち生体の感受性の増強や低下が起こることによって耐性が生じるのである（図 4-2）．

　モルヒネ塩酸塩水和物，カフェインなどの中枢作動薬や，亜硝酸塩および

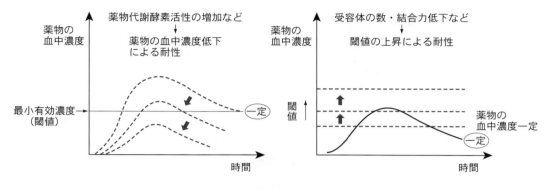

図 4-2　耐性の起こる仕組み

アトロピン硫酸塩水和物などでは耐性が認められ，特にムードや思考，行動に影響を与える薬物は薬物依存としばしば結びつく．モルヒネ塩酸塩水和物は中枢作用では耐性がみられるが，末梢作用では耐性が生じない．

　ある薬物に感受性を失い耐性となったとき，同時に他の薬物にも耐性となることを交叉耐性という．類似の作用機序および構造の物質間（特に同一受容体に働くとき）でみられる．たとえば，アルコールで耐性がみられると，エーテルでも耐性がみられる．

(2) 薬物抵抗性

○耐性
　各論　図 1-6 p. 105

　病原となる細菌（微生物）に対して同じ薬物を繰り返し投与したとき，細菌がその薬物に対する抵抗力をもち，その細菌に対する薬効が減少していく．これによって耐性が生じる．

　多剤耐性菌とは多くの抗菌薬（抗生剤）が効かなくなった細菌のことである．

　「感染症の予防及び感染症の患者に対する医療に関する法律（平成 10 年法律第 114 号）」に基づき，多剤耐性菌に感染した患者がでた場合，国に報告することになっている．メチシリン耐性黄色ブドウ球菌（MRSA），バンコマイシン耐性黄色ブドウ球菌（VRSA，VISA），バンコマイシン耐性腸球菌（VRE），ペニシリン耐性肺炎球菌（PRSP），多剤耐性緑膿（りょくのう）菌（MDRP）の感染症に，2011 年に多剤耐性アシネトバクター菌感染症，2014 年にカルバペネム耐性腸内細菌科細菌感染症（CRE）が加わって 7 種類になった．Multidrug Resistance-associated Protein 1（MRP1）-癌の多剤耐性の原因の 1 つとされる膜蛋白質，多剤耐性結核菌（MDR-TB）/超多剤耐性結核菌（XDR-TB）も多剤耐性に該当する．

　多くの多剤耐性菌は人間の免疫力で発病を抑えることができる．発熱に注意し，薬のみでなく，栄養や食事の管理，手洗い（食前，患者との接触後，トイレ使用後など）の励行などが重要である．

　黄色ブドウ球菌は鼻や皮膚，腸球菌は腸内，肺炎球菌は口内に常在する菌，緑膿菌は土などの環境にいて，いずれも毒性は弱い．本来は抗生物質が有効であったが，突然変異して薬が効かない菌が出現した．近年，注目されてい

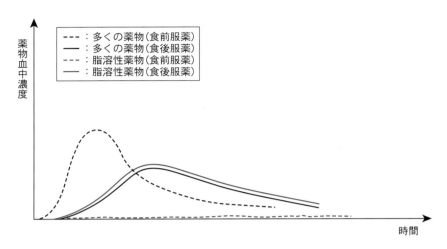

図 4-3　多くの薬物，脂溶性薬物の食前・食後服薬による血中濃度
　一般的に薬物は食前服薬すると早く血中濃度が上がり，副作用がでやすくなる．このため長時間安定した血中濃度が保てる食後服用のほうがよい．
①ケトプロフェン，テオフィリン，ミダゾラムなどは食前服用がよい．
②フェニトイン，シクロスポリンなどは食後服用がよい．
③フロセミド，カプトプリルなどは食前服用がよい．

るのが新しいタイプの NDM1（ニューデリー・メタロベータラクタマーゼ）産生多剤耐性菌である．ほとんどの抗生物質を分解できる NDM1 酵素をもつ菌で，欧米やアジアで大腸菌，肺炎桿菌など，やや強毒の菌の間に広がっている．

⑤ 食事による影響
　薬物は，食前服用か食後服用かによって，また食事の内容などによって体内動態が異なる．つまり，薬物の吸収と代謝は食物の影響を受けるのである．

（1）食事の前後での吸収率の変化（図 4-3）
　①水への溶解性が高く，組織への浸透性が高い薬物（ケトプロフェン，テオフィリン，ミダゾラムなど）は食事によって吸収が遅くなる．薬物を食前に与えるほうが速く血中濃度が上昇するので，食前服用がよい．
　②水への溶解性が低く，組織への浸透性が高い薬物（脂溶性薬物：フェニトイン，シクロスポリンなど）は脂肪量に比例して吸収が増加する．食前投与では吸収されないので，食後服用のほうが薬物の吸収がよい．
　③水への溶解性が高く，組織への浸透性が低い薬物（フロセミド，カプトプリルなど）は食事によって吸収が減少するので，食前服用がよい．
　④水への溶解性が低く，組織への浸透性が低い薬物（鞭虫駆除薬のメベンダゾールなど）は食事と関係なく吸収が悪い．

●総論 7 章「薬物と食物の相互作用」p. 60

（2）薬物と食物の相互作用
　薬物を服用中にある食物をとると，薬物の薬効が増強あるいは減弱することがある．総論 7 章でこの機序を述べる．

6 疾患による影響

➡肝細胞炎症・壊死，胆汁流
　出障害，黄疸 p. 73

　肝疾患や腎疾患，心疾患などの患者への薬物投与に際しては，薬物動態に
大きな影響が及び，多くの場合，薬物血中濃度が上昇し，薬理作用が増強さ
れやすい傾向があるので，投与量は通常より減量するなどの注意が必要とな
る．

7 年齢による影響

　生体の機能は年齢とともに変化していき，この変化が薬物動態や薬物に対
する生体の反応に影響を及ぼす．次章（第5章）でこの影響について述べる．

第5章 ライフサイクルと薬物

生体ではライフサイクル（妊娠期，成長期，老年期など）の各年代において薬物動態や反応に違いが生じる．成長期では"生体の構造や機能の完成度"によって，また老年期では"細胞の老化度"などによって，それぞれ薬物動態や生体の反応が異なる．すなわち肝臓での薬物代謝，腎臓での薬物排泄，心臓機能（心拍出量）による循環血液量などが年齢により変化し，薬物動態に影響を与えるのである．

1 妊娠期
（1）妊婦時の生理機能の変化
薬物動態

胎児の成長に伴い妊婦の心拍出量は増大し，肝・腎血流量増加により，肝臓での薬物代謝，腎臓での薬物排泄が増加する．アンピシリンナトリウム，ジゴキシンなど腎排泄型薬物は血中濃度を低下する．しかし，肝血流にはあまり影響しないが，肝で代謝されるクリンダマイシンリン酸エステルの排泄速度が増加していることもある．また，血漿容積が50％程度増加し，心拍出量が約30％増加する．体水分量の増加はほぼ8Lでその60％は胎盤・胎児・羊水に，40％は母体の組織に分布するので，母体での血清中濃度を低下する．

妊婦は蛋白結合が低下するので，遊離型薬物濃度が高くなり，組織への移行が容易になるため，分布容積が大きくなる．しかし，フェニトイン，ジアゼパム，バルプロ酸ナトリウムなどの抗痙攣薬の蛋白結合は妊娠第3半期に向かって減少する．

→薬物の蛋白結合率
　総論　表7-2 p. 63

胎盤通過

分子量300〜600のものは容易に通過し，1,000以上は通過しにくい．抗凝固薬のヘパリンはワルファリンカリウムより分子量が大きく胎盤を通過しにくいので，胎児への影響を少なくするために，母体の抗凝固療法としてヘパリンを使用する．脂溶性ビタミン剤，フェノバルビタールなどは水溶性の薬物より通過しやすく，ジゴキシンやアンピシリンナトリウムなどの蛋白結合率の低いものは胎児や羊水へ移行しやすい．胎児血のpHは母体よりわずかに低い．pKaが血液pHに近い弱塩基の薬物は母体血中では主に非イオン型になるため，胎盤を通過しやすい．通過した薬物はより酸性の胎児血中ではイオン型になるため，胎児血では非イオン型濃度が低下する．そのため，濃度勾配を生じて母体から胎児へ薬がさらに移行する．一方，弱酸性の薬物は胎児血から母体血へ移動する．さらに，プレドニゾロンは胎盤で代謝されやすく，ほとんど失活する．そのため，喘息，SLEの母体には有益である．

表 5-1　妊婦への薬物投与

●妊娠中に投与してはならない薬物
　妊娠中，特に 4 カ月くらいはアミノグリコシド系抗生物質（カナマイシン注，ストレプトマイシン硫酸塩注），テトラサイクリン系抗生物質，アンジオテンシン変換酵素阻害薬（カプトプリル，エナラプリルマレイン酸塩），アンジオテンシンⅡ受容体拮抗薬（ロサルタンカリウム，バルサルタン），エトレチナート，抗てんかん薬（カルバマゼピン，トリメタジオン，バルプロ酸ナトリウム，フェニトイン，フェノバルビタール），抗腫瘍薬（シクロホスファミド水和物，メトトレキサート），非ステロイド性抗炎症薬（インドメタシン，ジクロフェナクナトリウム），ビタミン A（大量），ミソプロストール（PGE$_1$），ワルファリンカリウム，ステロイドホルモン（ダナゾール），ヨウ化カリウム，ヨード，エタノールなどは人で催奇形性・胎児毒性の報告がみられているので，服薬を控える．
●妊娠時の薬物服用によって発生した催奇性の例
　ドイツで開発されたサリドマイド（抗ヒスタミン薬）は 1958 年 6 月頃より 1961 年 6 月頃までわが国で販売され，その間に妊婦の不眠，つわり防止薬として使用された．サリドマイドを妊娠中に服用した妊婦から生まれた子ども 20～30％に短肢症（アザラシ状奇形，サリドマイド奇形）がみられた．
　米国の某病院での事例として，ジエチルスチルベストロール（ホルモン薬．妊娠初期に出血し，流産傾向を生じるときに使用）を妊娠初期に服用した妊婦から 1946～1951 年の間に生まれた女子で，その後 1966～1969 年にかけて 8 人に 7 人の割合で腟に腺癌が発生した．
　このように催奇性発現の例として，サリドマイドのように生まれると同時に発現がみられるものと，ジエチルスチルベストロールのように 20 年くらい経ってから発症するものなど，発症時期が大きく異なることがある．妊娠時における薬物の投与には注意が必要である．

一方，胎児の肺成熟の治療目的には胎盤で代謝されにくいデキサメタゾンやベタメタゾンを服薬する．

（2）妊婦への薬物投与

　妊婦への薬物投与にあたっては，妊婦自身の薬物動態に合わせた投与が必要であることはいうまでもない．しかし，妊婦は胎盤で胎児とつながっており，妊婦自身の体内動態だけでなく，胎児への薬物の影響についても考慮する必要がある．たとえば，服薬の用量についてみると，ビタミン A を 5,000 単位未満であれば食事の範囲以内であるので心配ないが，10,000 単位以上の大量摂取を継続すると，催奇形率が増大する．ワルファリンカリウム 5 mg/日以上の服薬で胎芽病が発症しやすい．また，吸入，塗布，貼付，点眼などの外用では全身循環への移行が少なく，肛門での坐薬，一部の貼付薬では母体血において内服剤と大差がない．しかし，喘息治療薬の β 刺激薬（ツロブテロール）において貼付薬よりも内服のほうが最高血中濃度，AUC が高くなるなど投与経路により異なる．

　妊娠期間が 4 時期（①無影響期：受精前～妊娠 27 日目まで，②絶対過敏期：妊娠 28 日目～50 日目まで，③相対過敏期・比較過敏期：妊娠 51 日目～112 日目まで，④潜在過敏期：妊娠 113 日目～分娩まで）に分けられている．最も危険な時期は絶対過敏期で胎児の中枢神経や心臓・消化器・四肢などの臓器・器官が発生・分化する時期である．

　表 5-1，**表 5-2** に妊婦への薬物投与時の注意点について示す．

（3）胎児への薬物の影響

　母体と胎児の間には血液-胎盤関門（**図 5-1**）があり，薬物や異物，内因性物質などが母体から胎児へ移行するのを制限している．しかし，すべての薬物移行を制御できるわけではなく，解熱鎮痛薬，抗てんかん薬（174 頁），

表5-2　妊婦への使用に際して注意すべき薬物の添付文書の例

■添付文書の例1—妊婦・授乳婦への投与
(1) 妊娠中の投与に関する安全性は確立していないので，妊娠または妊娠している可能性のある婦人には治療上の有益性が危険性を上回ると判断される場合のみ投与すること．
(2) 動物実験（ラット）で乳汁中へ移行することが報告されているので，授乳中の婦人には慎重に投与すること．

■添付文書の例2—妊婦，産婦，授乳婦などへの投与
(1) 動物実験（ラットおよびウサギ）において，次のことが認められているので，妊婦または妊娠している可能性のある婦人には投与しないこと．
　①ラットの妊娠前および妊娠初期投与試験において，黄体数，着床数および生存胎児数が減少し，着床率の低下と着床後死亡率の増加がみられた．
　②ラットの器官形成期投与試験において妊娠期間の延長および死産児数の増加がみられた．
　③ウサギの器官形成期投与試験において有意ではないが着床後死亡率の増加がみられた．
　④ラット周産期及び授乳期投与試験において，妊娠期間の延長および分娩時間の遷延，死産児数および生後4日までの死亡児数の増加がみられた．
(2) 授乳中の婦人に投与することを避け，やむを得ず投与する場合には，授乳を中止させること〔動物実験（ラット）で乳汁中へ移行することが認められている〕．

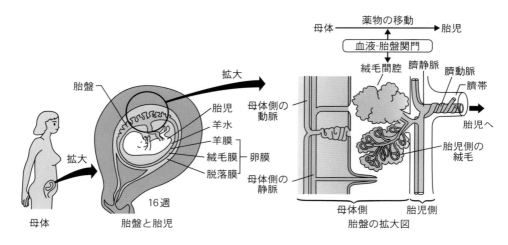

図5-1　母体，胎児，胎盤，臍帯

（佐藤昭夫ら：人体の構造と機能．医歯薬出版，2002 より改変）

抗生物質（104頁），経口血糖降下薬（148頁），副腎皮質ステロイド薬（74頁），甲状腺ホルモン薬（152頁）などは血液-胎盤関門を通過しやすいので，胎児に障害を生じやすい．

　妊娠18週までは慎重に薬物投与を行わないと，流産や奇形発生の危険性が高い．重要な器官の形成は終わっているが，口蓋の閉鎖・性器の分化などはまだ続いているので，それ以後であっても，陣痛前まで中枢神経抑制薬や成長抑制薬，ビリルビン遊離薬などは投与してはならない．

2 成長期（新生児期，乳児期，幼児期，学童期）（図5-2）

　一般的に，薬物の生物学的半減期は未熟児で長く，加齢とともに短くなり，小児では成人よりも若干短くなるくらいである．新生児では胃内無酸（高pH）状態であり，また消化管運動は低下しており，多くの薬物は未吸収と

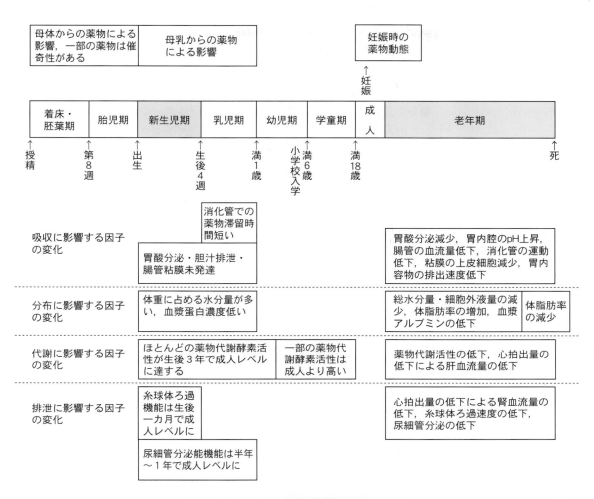

図 5-2　年齢による薬物動態規定因子の変化

なる．胃内酸度は 2 歳までには成人と同じになる．

　新生児・乳児期には薬物に対する感受性の低下も知られており，強心薬であるジゴキシンは，この時期には比較的高用量が必要とされる．

(1) 母乳からの薬物移行

　脂溶性薬物や非イオン型薬物，遊離型薬物などは受動拡散により乳汁中に排出されやすい．次のごとく，化学的性状によって母乳への移行難易度が異なるので，母親は乳児への影響を考え，病気に対する治療薬の服薬を考慮しなければならない．

　母親の服用薬物が母乳を介して新生児・乳児に投薬されたと同じことになるので，主な薬物の母乳への移行について●印の化学的性状にて分類した．①は母乳へ移行しにくい薬物，②は母乳へ移行しやすい薬物である．

●酸・塩基度からみると，①は弱酸性のペニシリン，利尿薬，②は弱アルカリ性の抗ヒスタミン薬，イソニアジド，エリスロマイシン，リンコマイシン塩酸塩水和物，エフェドリン塩酸塩，キサンチン誘導体である．

●脂溶性からみると，①は低いところの尿素，②は高いところのフェノバルビタール，サリチル酸系薬である．

●蛋白質結合率からみると，①は高いところのジアゼパム，クマリン，②は低いところのアルコール，イソニアジド，ペチジンである．

●分子量からみると，①は大きいところのインスリン，ヘパリン，②は小さいところのアルコール，バルビツール酸系薬である．

　また，どうしても一時的に服薬が必要なときには①の薬物は移行しにくいので，これらを考慮して服薬したほうがよい．なお，薬物の血中濃度は個体間，初乳と成乳（分娩数週間後），飲み始めと飲み終わりなどでも異なるため注意が必要である．

(2) 吸収に影響する因子の変化

　新生児では胃酸分泌や胆汁排泄，腸管粘膜が未発達なため，吸収の変化や構造・機能の差異にもとづく吸収の違いなどによって，薬物の消化管での吸収速度は遅く，そのため吸収量（吸収率）が多くなる．

　乳児では新生児に比べて消化管中の薬物滞留時間が短くなるので，徐放性製剤は未吸収のまま多量に糞便中に排泄される．また，小腸から能動的に吸収されるビタミン B_1，鉄，Ca，ガラクトースなどは加齢に伴って吸収が低下する．

(3) 分布に影響する因子の変化

　新生児は体重に対する細胞外液量および体内総水分量の割合が成人と比べて多いので，細胞外液に分布するペニシリンGやセファロスポリン系，アミノ配糖体系抗生物質などの水溶性薬物は，新生児や乳児では成人よりも体重あたりの服薬量を多めにしないと薬効がみられない．逆に，体内脂肪は少ないので，脂溶性薬物の血中濃度は高くなる．

　また，血漿中の蛋白濃度が成人より低く，薬物の蛋白結合を阻害する内因性ビリルビンや遊離脂肪酸が多いので，蛋白結合率の大きい薬物を服用した場合には，遊離型の薬物が多くなる．

　新生児の場合，蛋白結合率の高い酸性薬物（サルファ薬など）を服用すると，蛋白（アルブミン）との結合部位での競合によって高ビリルビン血症を生じる（左図）．さらに，血液脳関門が未発達なので，遊離ビリルビンが末梢から中枢へ容易に移行して脳幹基底部に沈着し，核黄疸を発症する．

(4) 代謝に影響する因子の変化

　代謝にかかわる薬物代謝酵素活性の生後における発達は各酵素によって異なるが，ほとんどの場合，新生児では非常に低く，生後2～3年で成人レベルに達する．幼児期には成人より高い活性を示すものもある．たとえば，CYP1A2によって代謝されるテオフィリンのクリアランスは2～4歳が一番大きく，薬物代謝酵素活性が高いことを示している（図5-3）．

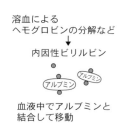

溶血による
ヘモグロビンの分解など

内因性ビリルビン

血液中でアルブミンと
結合して移動

競合

蛋白結合率の高い
酸性薬物

遊離ビリルビン
増加

高ビリルビン血症

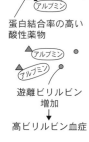

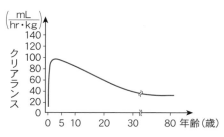

図5-3　テオフィリンのクリアランスと年齢

　　幼児期において，テオフィリンやフェノバルビタール，フェニトイン，リン酸ジソピラミド，クロルプロマジン塩酸塩などの投与量を成人と同量にすると，薬物血中濃度は低くなり，生物学的半減期が短くなる．

　　クロラムフェニコールはエステラーゼ（酵素の 1 つ）によって代謝される．この酵素活性は出生時には成人の 20％程度で，数カ月で成人と同程度になる．そのため，新生児・乳児期にクロラムフェニコールを過剰投与すると薬物血中濃度が上昇し，グレイ症候群（gray baby syndrome：ショック症状）を引き起こすことがある．

　　解毒機構にかかわる抱合反応の酵素活性は新生児期にはほとんどなく，排便運動も弱いので，間接ビリルビンの増加によって新生児黄疸を生じる．

(5) 排泄に影響する因子の変化

　　腎機能は成長とともに大きく変化する．糸球体におけるろ過は生後 1 カ月で成人レベルに達し，尿細管分泌機能はほぼ半年ないし 1 歳までに成人のレベルに達する．

(6) 小児への薬用量の決め方

　　添付文書に小児薬用量（d）が設定されている場合が多い．ないときには体表面積から決めるのがよいが，体表面積（$S m^2$）の求め方はコステフの式によると体重（W kg）から $S=(4W+7)/(W+90)$ の式によって計算される．

　　年齢から投与量を求める場合は 1 歳未満（M 月齢）ではフリードの式 $d=M/150 \times D$（成人薬用量），1 歳以上（年齢 Y 歳）ではアウグスバーガーの式 $d=(4Y+20)D/100$ を用いて計算される．

　　また，ハルナックの表によると，成人の投与量に対する小児薬用量（小児年齢；薬用量）は，Y/4；D/6，1/2；1/5，1；1/4，3；1/3，7；1/2，12；2/3，成人；1 である．

3 老年期（図 5-2）

　　一般に種々の臓器は機能，血流速度（心拍出量 0.75〜1.01，脳 0.35〜0.5，心臓 0.5，肝臓 0.35〜1.5，腎臓 1.1〜1.9，組織 1.3，内臓 0.65％/年）が 25 歳を最高として年々低下する．また，老化によって体内の総水分量，細胞外液量，血液量および血漿中アルブミン濃度の低下などによって，体内動態に影響を及ぼすパラメータに変化が生じる．同時に，種々の臓器にさまざまな疾患が発症する．疾病状態あるいは健康状態でも，加齢による生理機能低下の程度は個人差が大きいので，各個人ごとの薬物投与設計が必要となる．

参考　%/年は 1 年あたりの血流速度の低下率を表す．

(1) 吸収に影響する因子の変化

　　吸収に影響を及ぼす因子としては，高齢者では胃酸分泌量の減少や胃内腔の pH 上昇，腸管の血流量低下，消化管の運動低下，粘膜の上皮細胞減少，胃内容物の排出速度低下などがみられる．受動拡散により吸収される多くの薬物では，吸収速度や吸収の程度は低下しない．しかし，肝臓における初回通過効果が低下することにより血中濃度が上昇するので，生体利用率は上昇する．また，初回通過効果が大きく生体利用率の小さい薬物を成人と同等量

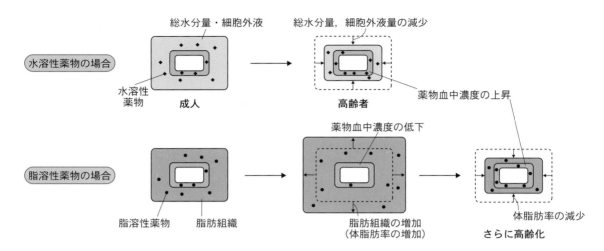

総水分量・細胞外液

総水分量，細胞外液量の減少

水溶性薬物の場合

水溶性
薬物

成人

高齢者

薬物血中濃度の上昇

脂溶性薬物の場合

薬物血中濃度の低下

脂溶性薬物　脂肪組織

脂肪組織の増加
（体脂肪率の増加）

体脂肪率の減少

さらに高齢化

図 5-4　高齢者における薬物の組織移行

服用すると，血中濃度が上昇するので薬効がより強く現れる．

(2) 分布に影響する因子の変化

　総水分量や細胞外液量が減少して組織へ移行する水溶性薬物の量が少なくなるため，成人と同量服用すると薬物血中濃度が上昇する．逆に，体脂肪率が増加して血漿中アルブミン濃度が低下するので，脂溶性薬物は組織への移行の割合が増大して体内に蓄積することとなり，作用持続が起こる．さらに高齢化すると脂肪も減少するので，脂溶性薬物の組織移行の割合が減少し，薬物血中濃度は上昇する（図 5-4）．

　疾患に関連して$\alpha 1$酸性糖蛋白量が増加したり，組織血流量が相対的に減少したりするので，薬物の分布にも影響が現れる．また，血漿中アルブミン濃度が減少するので，蛋白結合率の高い薬物では蛋白結合が低下する．血漿中の遊離型濃度上昇によって，薬物の組織への移行は増加する．

　加齢に伴い組織への移行率が増加する薬物には，アミトリプチリン塩酸塩，クロルジアゼポキシド，シメチジン，キニジン硫酸塩水和物，イミプラミン塩酸塩などがあり，減少するものにジゴキシン，オクスプレノロール塩酸塩などがある．

(3) 代謝に影響する因子の変化

　加齢により肝重量の減少，心拍出量の低下による肝血流量の低下，肝代謝酵素活性の低下，チトクロム P-450 の減少などが起こるので，肝臓における代謝が低下して薬物の生物学的半減期が長くなる．また，定常状態における血中濃度が高くなるので注意が必要である．

(4) 排泄に影響する因子の変化

　心拍出量が低下するので腎血流量も低下し，糸球体ろ過速度および尿細管分泌は低下する．腎血流量は毎年 1〜2％減少し，65 歳では 45〜50％も減少する．そのため，アミノ配糖体系抗生物質，ジゴキシンなどの腎排泄型薬物の腎クリアランスが低下し，生物学的半減期は長くなる．

βラクタム系（ペニシリン系，セファロスポリン系）抗生物質は糸球体でろ過され，尿細管でも能動的に強力に分泌されて尿へ排泄されるので，その影響は非常に大きい．また，腎機能が低下している場合には，腎機能に合わせて投与量を変更する必要がある．

（5）薬力学的変化

高齢者の薬力学的変化としては，β受容体作動薬に対する感受性が低下する．一方，恒常性を保つ生理機能が低下するために，たとえば抗高血圧薬（降圧薬）や中枢神経系作動薬に対する感受性は亢進しており，薬効は強くでる．

4 メタボリックシンドローム

1982（昭和 57）年に施行された高齢者の医療の確保に関する法律（法律第 80 号）にもとづいて各市町村の住民に基本健康診査・生活機能評価などを 2007（平成 19）年度まで実施していたが，2008（平成 20）年度からは特定健康診査（糖尿病その他の政令で定める生活習慣病）・特定保健指導・生活機能評価などに替わった．

生活習慣病の 1 つにメタボリックシンドローム（メタボ：代謝症候群）がある．メタボとは，内臓脂肪の蓄積とこれによる脂質代謝異常，高血圧，高血糖などの重複状態で，動脈硬化を発症しやすい病態をいう．これがさらに進むと心筋梗塞や脳梗塞，あるいは脳卒中による死亡の原因となる．メタボの予防により医療費の抑制ができる．少々の肥満は“貫禄がある”“体格がよい”と本人に意識や自覚症状などがあまりないが，メタボが突然急速に進行して心疾患や脳疾患などを引き起こす危険性を高める（図 5-5，表 5-3）．人の標準体重と必要エネルギー量は，標準体重（kg）＝身長（m）×身長（m）×22，必要エネルギー量＝標準体重×労働レベルに必要なエネルギー量（表5-4）で計算される．食事による摂取カロリーと基礎代謝量プラス運動・労

⬤脂質異常症 p. 154
　高血圧 p. 219
　高血糖 p. 145

表 5-3　食事のバランス：1 日 2,000～2,400 kcal の摂食料理での分量の比率

	主食	副菜	主菜	果物	牛乳・乳製品
身体活動量の低い女性（含高齢者）	4～5	5～6	3～4	2	2
身体活動量の低い男性（含高齢者）	5～7	5～6	3～5	2	2
12 歳以上の男性	7～8	6～7	4～6	2～3	2～3

表 5-4　労働レベルにおける必要エネルギー量

軽労働	25～30 kcal	ほとんど座位，動きが少ない
中労働	30～35 kcal	一日中歩き回る，よく動く，立ち仕事が多い
重労働	35 kcal～	力仕事が多い

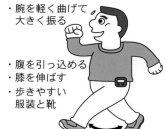

・軽く汗をかく
・あごを引いて前方を見る
・背筋を伸ばす
・腕を軽く曲げて
　大きく振る

・腹を引っ込める
・膝を伸ばす
・歩きやすい
　服装と靴

　・踵から着地　・つま先で蹴る
　　・歩幅を大きく
・万歩計を着用
（歩数・消費エネルギー）

図 5-5　ウォーキングの基本姿勢

働などの使用カロリーとの差が身体への蓄積・無変化・身体からの消耗を生じ，肥満・標準・やせの体型となる．

　食事はバランスよく，1日の必要エネルギー量を3等分して食べる．欠乏していると考えられるときはサプリメントなどで補充する．また，同じものでも食べ方（少量にして品数を多くする，尾頭付きの魚・骨付きの肉，低エネルギー・食物繊維の多いものを選ぶ，初めに汁ものをとる，ゆっくりと嚙んで食べるなど）により食事量を少なくする，あるいは夕食後から就寝までの時間を2時間以上空けることによって肥満を減少する．飲食物による100 kcal〔ビールグラス一杯（250 mL）・ショートケーキ中1/3（30 g）〕の摂取は，14〜17分のジョギング・30〜35分の早歩きの運動量で消費される．予防医学上食事療法・運動療法を行い，治療として薬物療法を行う．

第6章 薬物の効く仕組み（薬力学）

I　薬理作用の仕組み

　　第2章で生体における反応がどのように起こるかを**図2-5**（11頁）で整理した．ここでそれをもう少し詳細にみてみると**図6-1**のようになる．

　　末梢神経は「体性神経（運動神経・知覚神経）」と「自律神経（交感神経・副交感神経）」からなり，求心性線維と遠心性線維がある．自律神経は内臓からの情報を受け取り，統合して内臓機能を調節している．通常，視床下部や脳幹で無意識的に制御されることが多い．

　　調節物質（神経伝達物質, オータコイド, ホルモン, サイトカインなど）が，それぞれの調節物質を受け入れる受容体（レセプター）に結合する．この結びつきにより細胞内情報伝達系に信号が伝わる．

　　細胞内情報伝達系では，ある種の酵素の働きを介してセカンドメッセンジャーとよばれる物質（Ca^{2+}，サイクリック AMP など）の量や，細胞膜上のイオンチャネル，トランスポーターといった細胞内と外の物質の輸送系に変化が起こり，さまざまな生体反応が起こる．

　　このセカンドメッセンジャーが増えると，蛋白質のリン酸化（エネルギーが高い状態）が増加し，生体の反応が起こる．逆にセカンドメッセンジャーが減少すると生体の反応が抑制される．

　　また，イオンチャネル直結型受容体とよばれる種類の受容体では，調節物質が結合することにより，イオンチャネル（細胞膜上にあるイオンを通すトンネル）に変化が及び，細胞外からのイオン（Ca^{2+}, K^+, Na^+ など）の流入量や細胞内からのイオンの流出量に変化が及び，脱分極などにより生体の反応が起こる．

　　多くの薬物はこのような生体の反応の仕組みに対して，影響を及ぼすことにより，薬理作用を発揮する．

　　薬物を薬理作用の仕組みから分けると，①調節物質の働きに影響を与える薬物，②イオンチャネルやトランスポーターに働く薬物，

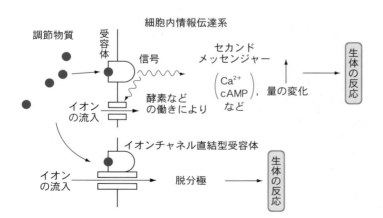

図6-1　生体反応の起こる仕組み

③酵素に働く薬物，④物理化学的作用により働く薬物，⑤細菌，ウイルス，悪性腫瘍などに働く薬物などがある．

A 調節物質の働きと薬物

1 神経伝達物質 （neurotransmitter）

　自律神経は一定（交感神経系，副交感神経系の作用強度）のバランスにより平衡状態が保たれている．化学伝達物質を受容体に結合して健常生体の生理機能を発揮している．末梢神経系遠心路での刺激が伝達され，終末からアドレナリン系（アドレナリン，ノルアドレナリン，ドパミン）やアセチルコリンの神経伝達物質が遊離し，受容体に結合して図6-2のように自律神経による作用をする．すなわち，効果器にて生理的反応として図6-3のように働く．

　朝起きるとき，覚醒時，スタート台に上がったとき，逃げるときなどは思考・感情など大脳（中枢神経）からの脳（中脳・視床下部・延髄など）の線維を介して節後線維の末端からアドレナリン，ノルアドレナリン，ドパミンなどを多く分泌し，交感神経が興奮作用状態になる．また，食後あるいは夜間（睡眠・安静）はアセチルコリンが分泌されるため，副交感神経興奮状態の作用（コリン作用）が強く現れる．たとえば，不安・緊張・脳貧血などにより自律神経障害（自律神経失調症）などを発症する．その症状として，消化管症状（便秘，腸閉塞，下痢），泌尿器症状（尿閉，尿失禁，インポテンツ），

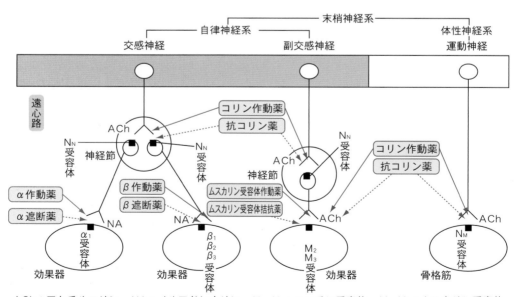

ACh：アセチルコリン　　NA：ノルアドレナリン　　N_M, N_N：ニコチン受容体　　M_2, M_3：ムスカリン受容体

図 6-2　末梢神経系遠心路での神経伝達物質と薬物の関係

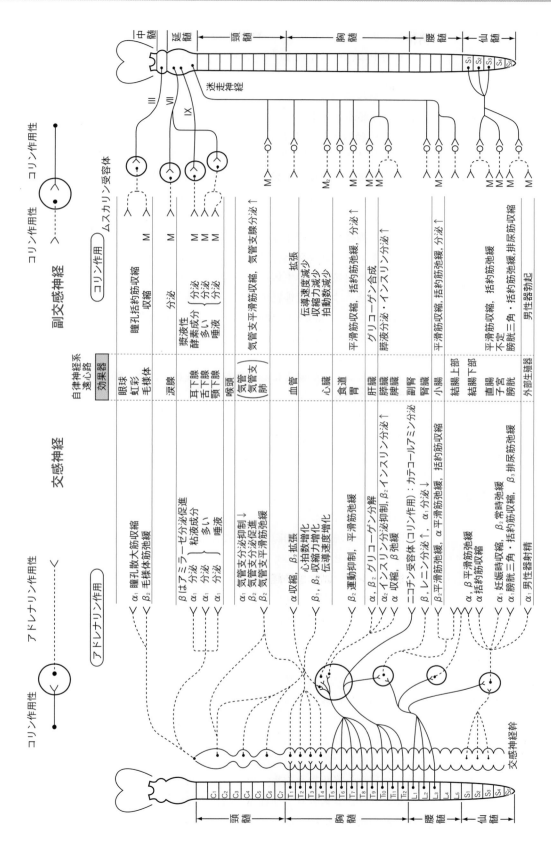

図 6-3 自律神経系終末の受容体の分布とその働き（↑は促進，↓は抑制）

循環器症状（起立性低血圧，不整脈），発汗障害などがみられる．また，治療薬の服薬中にみられる副作用や疾病中の症状について理解されやすくなる．

1）アセチルコリン

副交感神経節後線維，交感神経・副交感神経の節前線維，体性神経終末などで働く神経伝達物質である．アセチルコリンの受容体には，ムスカリン（M_1，M_2，M_3 など）受容体，ニコチン（N_M，N_N）受容体がある．ムスカリン受容体は副交感神経が支配する器官の細胞，神経節および中枢神経などに存在し，ニコチン受容体は神経筋接合部，神経節および中枢神経系に存在する（図6-2）．

（1）副交感神経終末での生体の反応

アセチルコリンは副交感神経終末での神経伝達物質として重要な役割を担う．副交感神経終末での生体反応が起こる仕組みを図6-4に示す．

副交感神経系は，迷走神経を介した内臓運動のコントロール（腸管平滑筋の運動促進など），心筋の抑制的コントロール，分泌腺（涙腺，舌下腺，顎下腺，耳下腺など）の分泌亢進，膀胱・尿道の平滑筋の収縮などさまざまな調節を行っている．

（2）アセチルコリンの働きに影響を与える薬物の作用（図6-4）

①コリン作動薬

アセチルコリンの構造に似た薬物により，コリン作動性受容体を刺激し，生体の反応を引き起こす薬物である．

神経因性膀胱の治療に使用されるベタネコール塩化物はムスカリン受容体を刺激し，排尿筋の収縮を促進する．

緑内障治療薬のピロカルピン塩酸塩は，コリン受容体を刺激して毛様体縦走筋が収縮することにより，強膜岬を後方に引っ張る．そのため，シュレム管を覆っている線維柱帯間隙を開くことにより眼房水の流出を容易にして治療効果を得ようとするものである．

②抗コリン薬（副交感神経遮断薬）

アセチルコリンが受容体に結合するのを阻害して，生体の反応を抑制する薬物である．アトロピン硫酸塩水和物，スコポラミン臭化水素酸塩水和物は代表的な抗コリン薬である．

抗コリン薬のトリヘキシフェニジル塩酸塩，ビペリデン塩酸塩は抗パーキンソン病薬に，プロピベリン塩酸塩，フラボキサート塩酸塩は神経因性膀胱など泌尿器・生殖器疾患の治療に，抗コリン薬のうち選択的ムスカリン受容体拮抗薬などは胃・十二指腸潰瘍治療に使用される．

また，抗不整脈薬のキニジン硫酸塩水和物，ジソピラミドリン酸塩，ピルメノール塩酸塩水和物，慢性閉塞性肺疾患・気管支喘息などで使用されるイプラトロピウム臭化物水和物，オキシトロピウム臭化物といった薬物は，アセチルコリンがムスカリン受容体と結合するのを遮断して，過剰になった副交感神経の働きを抑制する．

➡ベタネコール塩化物 p. 248

➡ピロカルピン塩酸塩 p. 275

➡抗コリン薬
　パーキンソン病 p. 181
　神経因性膀胱 p. 247
　胃・十二指腸潰瘍 p. 250
　慢性気管支炎 p. 262

➡抗不整脈薬
　キニジン硫酸塩水和物
　p. 235

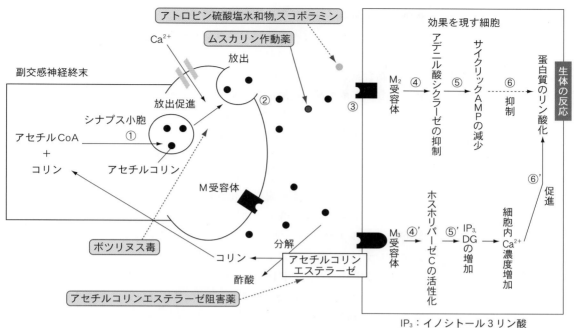

図 6-4　副交感神経終末でのアセチルコリンの働きと薬物の関係

①コリン作動性の神経終末では，アセチル CoA とコリンからアセチルコリンが合成され，シナプス小胞の中に貯えられる．

②神経インパルスの刺激で，神経終末からアセチルコリンが放出される．
放出されたアセチルコリンの一部は，アセチルコリンエステラーゼという酵素により，ただちに酢酸とコリンに分解される．
　また，放出が刺激となり，神経終末に大量の Ca^{2+} が流入し，さらに放出を促進する．

③放出されたアセチルコリンは，ムスカリン M_2 受容体（心筋に多く存在），ムスカリン M_3 受容体（平滑筋，分泌腺に多く存在）に結合する．
●心筋の M_2 受容体に結合した場合

④結合が刺激となり，ある種の蛋白質（抑制性 G 蛋白質：Gi）を介してアデニル酸シクラーゼという酵素の活性化が抑制される．またこれに伴い，K^+ チャネルが活性化される．

⑤この酵素が抑制されることにより，サイクリック AMP という物質（これをセカンドメッセンジャーとよぶ）が減少する．

⑥セカンドメッセンジャーの減少により蛋白質のリン酸化が抑制され，心筋活動が抑えられ，収縮力の減少，拍動数の減少などの生体反応が起こる．
●平滑筋の M_3 受容体に結合した場合

④′結合が刺激となり，ある種の蛋白質（ホスホリパーゼ C 刺激 G 蛋白質：Gq）を介してホスホリパーゼ C という酵素が活性化される．

⑤′この酵素によりイノシトール３リン酸（IP_3），ジアシルグリセロール（DG）といった物質が増加する．IP_3 は細胞内の小胞体に貯蔵されていたカルシウムイオン（Ca^{2+}）を放出させるため，細胞内の Ca^{2+} 濃度が上昇する．
　イノシトール３リン酸，ジアシルグリセロール，Ca^{2+} などはセカンドメッセンジャーである．

⑥′これらセカンドメッセンジャーの増加により，蛋白質のリン酸化が促進され，平滑筋の収縮が起こる．

　　　　抗コリン薬により副交感神経の働きが抑制されると，投与目的以外の作用として唾液腺からの唾液分泌抑制による口渇，消化管運動の低下による便秘などが副作用として発生する．また，心臓は副交感神経の抑制により交感神経系の働きが亢進し，頻脈・動悸などといった副作用が発生しやすくなる．

③アセチルコリンエステラーゼ阻害薬

アセチルコリンを分解する酵素であるアセチルコリンエステラーゼの働きを阻害することによってアセチルコリンを増加させ，アセチルコリンの受容体への結合量を高める．ジスチグミン臭化物を神経因性膀胱治療薬として使用したり，ドネペジル塩酸塩をアルツハイマー病治療薬に使用する．

● ジスチグミン臭化物 p. 248

● ドネペジル塩酸塩 p. 185

2）アドレナリン，ノルアドレナリン

アドレナリン，ノルアドレナリン，ドパミンはカテコールアミンに分類される．カテコールアミンの生合成は，生体内にあるアミノ酸のチロシンが水酸化されてドーパとなる．脱炭酸化されてドパミンになり，さらに水酸化されてノルアドレナリンとなる．副腎髄質や中枢神経系では，ノルアドレナリンがフェニルエタノールアミン N－メチルトランスフェラーゼによりさらにアドレナリンに変化する．

ノルアドレナリン，アドレナリンの受容体には，α 受容体（α_1，α_2 など），β 受容体（β_1，β_2，β_3 など）がある．α_1 受容体は血管平滑筋に多く分布し，血管収縮の働きがある．α_2 受容体は交感神経終末や，中枢性交感神経（延髄血管運動中枢など）に多く存在し，抑制的に働く．β_1 受容体は心臓に多く分布し心筋の収縮力増強や心拍数を高める．β_2 受容体は気管支，消化管，性器，血管などの平滑筋や肝臓に多く分布し，筋弛緩やグリコーゲン分解をさせる働きがある．β_3 受容体は脂肪細胞などに多く分布し，脂肪の分解を促進する．

（1）交感神経終末での生体反応

ノルアドレナリンは交感神経終末の神経伝達物質として重要な役割を果たす．交感神経終末での生体反応の仕組みを図 6-5 に示す．

（2）ノルアドレナリンの働きに影響する薬物

●交感神経作動薬（①と②の薬物）

①α 受容体作動薬

ノルアドレナリン自身または類似した構造の物質であり，α 受容体を刺激して，交感神経の働きを強める薬物である．

②β 受容体作動薬（交感神経 β 作動薬）

ノルアドレナリン自身または類似した構造の物質であり，β 受容体を刺激して，交感神経の働きを強める薬物である．

心不全で使用される昇圧薬ドブタミン塩酸塩などは β_1 受容体に結合し，強心作用を発揮する．慢性閉塞性肺疾患，気管支喘息などに使用される交感神経 β 作動薬（サルブタモール硫酸塩）は β_2 受容体を刺激し，気管支平滑筋を弛緩させて気管支拡張をする．また，dl-イソプレナリン塩酸塩は徐脈や内耳障害によるめまいの治療に使用されるが，β_1，β_2 など β 受容体すべてを刺激し，心悸亢進などの副作用がある．

● α 受容体作動薬
　脳貧血 p. 190

● β 受容体作動薬
　心不全 p. 225，めまい p. 269
● β_2 受容体作動薬
　慢性気管支炎 p. 262
　気管支喘息 p. 263

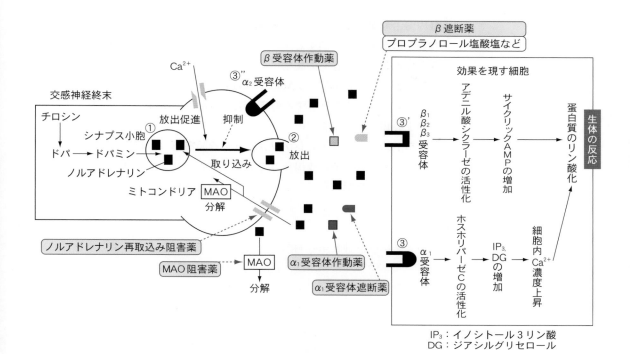

図6-5　交感神経終末でのノルアドレナリンの働きと薬物の関係

①チロシンから生合成されたノルアドレナリンは，シナプス小胞に貯蔵され，神経インパルスの刺激によりシナプス間隙に放出される.

②放出されたノルアドレナリンは効果器（生体反応を表す細胞）の細胞膜上にあるα_1受容体，β_1，β_2，β_3受容体に結合する.

　また，放出されたノルアドレナリンの一部はモノアミン酸化酵素（MAO）により分解される. また一部は，神経終末に取り込まれ，シナプス小胞に貯蔵されたり，ミトコンドリア外膜にある MAO により分解されたりする.

●α_1受容体に結合した場合

③結合が刺激となり，ある種の蛋白質（刺激性 G 蛋白質：Gs）を介してホスホリパーゼ C が活性化され，IP_3，DG が増加する. IP_3 は小胞体に貯蔵されていた Ca^{2+} を放出させ，細胞内の Ca^{2+} 濃度が上昇する. これらセカンドメッセンジャーの増加により，蛋白質のリン酸化が促進され，細胞応答が引き起こされる.

●β_1，β_2，β_3受容体に結合した場合

③′結合が刺激となり，Gs 蛋白質を介してアデニル酸シクラーゼが活性化される. この酵素の活性化によりサイクリック AMP が増加し，蛋白質のリン酸化が促進され，細胞応答が起こる.

●α_2受容体に結合した場合

③″結合が刺激となり，Gi 蛋白質を介してアデニル酸シクラーゼを抑制し，サイクリック AMP を減少させ，細胞応答を抑制する.

➡α_1受容体遮断薬
　高血圧 p. 219
　神経因性膀胱 p. 247
　緑内障 p. 273
　前立腺肥大症 p. 248

➡β遮断薬
　高血圧 p. 219
　不整脈 p. 231
　狭心症 p. 236
　緑内障 p. 273

●交感神経遮断薬　（③と④の薬物）

③ α_1 受容体遮断薬

　α_1 受容体へのノルアドレナリンの結合を遮断し，交感神経の活動を抑制する. 抗高血圧薬のプラゾシン塩酸塩，ドキサゾシンメシル酸塩などはα_1受容体を遮断することにより，血管収縮を抑制して効果を現す.

④ β 遮断薬

　高血圧，狭心症で使用されるプロプラノロール塩酸塩はβ受容体を遮断し，心筋の収縮力ならびに腎臓でのレニン分泌を抑制する. 循環器系疾患でよく使用される薬物であるので，副作用を熟知しておかなければならない.

緑内障治療薬チモロールマレイン酸塩は，毛様体無色素上皮のβ受容体を遮断し，房水産生を抑制する．

●その他の薬（⑤と⑥の薬物）

⑤モノアミン酸化酵素（MAO）阻害薬

ノルアドレナリンを分解する酵素 MAO の働きを阻害して，ノルアドレナリンの受容体への刺激を強める．

⑥セロトニン・ノルアドレナリン再取込み阻害薬（SNRI）

● SNRI，気分障害 p. 200

脳内でシナプス間隙に放出されたノルアドレナリンやセロトニンの神経終末への再取込みを阻害して，受容体への刺激を強める．

3）ドパミン

ドパミンは中枢神経系の刺激伝達物質として重要な役割を果たす物質である．ドパミン受容体には，D_1，D_2，D_3，D_4，D_5 受容体などがある．

●パーキンソン病 p. 181

パーキンソン病は，ドパミン系神経の機能不全が発症の原因と考えられるため，ドパミンを補充するためにレボドパあるいは芳香族 L-アミノ酸脱炭酸酵素（AADC）阻害薬との合剤や，ドパミン受容体作動薬，ドパミン遊離促進薬，モノアミン酸化酵素阻害薬などが使用される．

●フェノチアジン系抗精神病薬
　統合失調症 p. 197
　めまい p. 269
●スルピリド
　統合失調症 p. 197
　胃・十二指腸潰瘍 p. 250

統合失調症，めまいなどで使用するフェノチアジン系抗精神病薬は特に D_2 受容体へのドパミンの結合を遮断し，抗精神病作用を発揮する．

D_2 受容体遮断薬のスルピリドは本書各論でベンズアミド系抗精神病薬として統合失調症の項で扱う．また，各論「胃・十二指腸潰瘍」の項では，視床下部交感神経中枢作用による胃・十二指腸粘膜血流増加の作用にもふれる．

4）γ-アミノ酪酸（GABA）

●ベンゾジアゼピン系薬
　てんかん p. 172
　睡眠薬 p. 56
　不安神経症 p. 205
●バルプロ酸ナトリウム
　p. 176

中枢神経系で抑制的に働く物質で，$GABA_A$，$GABA_B$ 受容体に結合する．てんかん治療に使用されるベンゾジアゼピン系薬（ジアゼパム，クロナゼパムなど）は $GABA_A$ 受容体に結合し，バルプロ酸ナトリウムは GABA トランスアミナーゼ（GABA を分解する酵素）を阻害することにより，痙攣を抑制する．

❷ オータコイド（生体内活性物質）

オータコイドとは，限局された範囲の組織細胞（1 mm ぐらいの範囲の細胞）に影響を与える調整物質である．効果を与える範囲が限局されているため局所ホルモンともよばれる．ヒスタミン，セロトニン，プロスタグランジン類，トロンボキサン，ロイコトリエン，血小板活性化因子（PAF）などの物質がある．

オータコイドは，特に炎症反応の発現と進行に関与する内因性物質である．

1）ヒスタミン

ヒスタミンは，肥満細胞（多くの組織，器官に存在），血液中の好塩基球，

表皮，胃粘膜の細胞，脳の神経細胞に貯留されている．脳脊髄液にも多く分布している．ヒスタミン受容体には，H_1，H_2，H_3といった種類がある．

細胞傷害や即時型過敏反応を生じるとき，多量にヒスタミンが遊離され，アレルギー症状を呈する．

ヒスタミンによるアレルギー症状は主にH_1受容体を介しており，H_1受容体遮断薬は，アレルギー性鼻炎や蕁麻疹などの治療薬として使用される．

H_2受容体は特に胃粘膜に存在し，胃酸の分泌を促進する．H_2受容体拮抗薬はこの受容体へのヒスタミンの結合を遮断し，胃酸分泌を少なくする．

2）プロスタグランジン類，トロンボキサン，ロイコトリエン

プロスタグランジン類，ロイコトリエンなどは，炎症反応を引き起こし，特にケミカルメディエーター（化学的伝達物質）とよばれる．これらの炎症物質はアラキドン酸カスケードとよばれる一連の反応により生じる．

炎症にかかわる細胞は，血小板，白血球（顆粒球：好中球，好塩基球，好酸球，リンパ球：T細胞，B細胞，TK細胞など，単球：マクロファージなど），肥満細胞，血管内皮細胞などがあり，これらの細胞からケミカルメディエーターが放出されることにより炎症反応を生じる．

一例として，I型アレルギーの炎症反応のときに関与する肥満細胞でのケミカルメディエーターの生成過程を図6-6に示す．

ケミカルメディエーターの多くは，血管内皮細胞の収縮などにより血管の細胞間透過性を亢進させ，白血球や血小板を炎症部位に集める働きをもつ．血栓症では，血小板からのケミカルメディエーター生成が関与する．

プロスタグランジン類は，消化管粘膜で恒常的に産生され，特に胃酸分泌抑制の作用をもつ．また，眼房の房水流出促進作用もあり緑内障の治療に使用される．

薬物の作用

ステロイド性抗炎症薬（SAIDs）は，ホスホリパーゼA_2を抑制することにより炎症反応を引き起こすプロスタグランジン類，ロイコトリエンなどの生成を抑制するとともに，シクロオキシゲナーゼを抑制し，プロスタグランジン類の生成を抑制する．ステロイド性抗炎症薬（副腎皮質ステロイド）が用いられる疾患は多く，関節リウマチ(RA)・全身性エリテマトーデス(SLE)などの膠原病，シェーグレン症候群，特発性血小板減少性紫斑病（ITP），悪性腫瘍，亜急性甲状腺炎，アルコール性肝障害，気管支喘息，蕁麻疹・接触性皮膚炎などの皮膚疾患などがある．

また，非ステロイド性抗炎症薬（NSAIDs）は，シクロオキシゲナーゼを抑制し，プロスタグランジン類の生成を抑制する．関節リウマチ，痛風，頭痛などで用いられる．

抗アレルギー薬は，気管支喘息，アレルギー性皮膚疾患などの治療に用いられ，ケミカルメディエーター遊離抑制薬，ロイコトリエン遮断薬，トロンボキサンA_2阻害・遮断薬，Th_2サイトカイン阻害薬などがある．

参考　通常，抗ヒスタミン薬とはH_1受容体遮断薬を指す．
➡抗ヒスタミン薬 p.280，282
➡H_2受容体拮抗薬 p.251

➡各論1章「炎症」p.100

➡血栓症 p.211
➡プロスタグランジン
　胃・十二指腸潰瘍 p.250
　緑内障 p.273

➡ステロイド性抗炎症薬
　RA p.123
　SLE p.125
　シェーグレン症候群 p.127
　ITP p.128
　腫瘍 p.142
　亜急性甲状腺炎 p.154
　アルコール性肝障害 p.165
　喘息 p.264
　皮膚疾患 p.277

➡NSAIDs
　RA p.123
　痛風 p.158
　頭痛 p.177

➡抗アレルギー薬
　喘息 p.265
　アトピー性皮膚炎 p.280

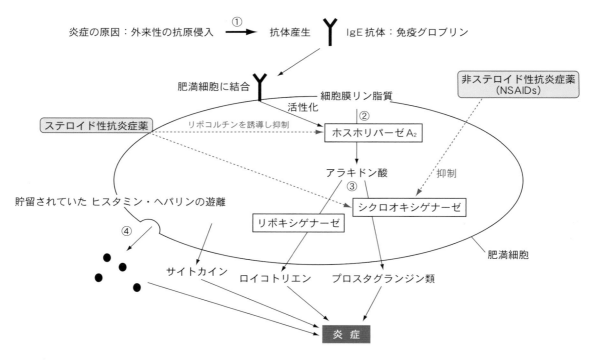

図 6-6　肥満細胞でのケミカルメディエーターの放出と薬物の関係
　①スギ花粉などの外来性の抗原が人体に侵入すると，免疫機構が働き，免疫グロブリンである抗体（IgE）が産生される．
　② IgE が肥満細胞に結合するとこの刺激が細胞内のホスホリパーゼ A_2 という酵素を活性化させ，この酵素が働き細胞膜のリン脂質からアラキドン酸を遊離する．
　③このアラキドン酸にシクロオキシゲナーゼ（酵素）が働き，プロスタグランジン類が生成される．また，アラキドン酸にリポキシゲナーゼ（酵素）が働き，ロイコトリエンが生成される．
　④また IgE の結合刺激により，細胞内顆粒に貯留されていたヒスタミン，ヘパリン（各論6章「血栓症」参照）などの物資が細胞外に遊離する．
　これらの肥満細胞から遊離，放出された物質は，血管の透過性を亢進するなどさまざまな炎症反応を引き起こす．

◯抗血小板薬 p.214
　血栓症，脳梗塞などで使用される抗血小板薬アスピリンはシクロオキシゲナーゼ阻害薬である．くも膜下出血，脳梗塞，血栓症などで使用されるオザグレルナトリウムはトロンボキサンの生成を阻害する．

3）セロトニン（5-HT：5-ヒドロキシトリプタミン）
　セロトニンは，アミノ酸であるトリプトファンから合成される．受容体には 5-HT_1，5-HT_2，5-HT_3，5-HT_4 受容体などがある．中枢神経系での神経伝達物質としての働きや，血小板凝集促進などのオータコイドとしての働きがある．

◯トリプタン系薬 p.179

◯タンドスピロンクエン酸塩
　p.206

◯SSRI p.202，206

◯5-HT_3 受容体遮断薬 p.270
　神経伝達物質としての働きに関与する薬物として，頭痛時に使用されるトリプタン系薬（5-HT_1 受容体に作用），脳貧血，不安神経症で使用される 5-HT_{1A} 受容体作動薬タンドスピロンクエン酸塩，気分障害で使用される選択的セロトニン再取込み阻害薬（SSRI）などがある．また，制吐薬のグラニセトロン塩酸塩，オンダンセトロン塩酸塩水和物は，5-HT_3 受容体遮断により嘔吐中枢への刺激を抑え，嘔吐を改善する．

●サルポグレラート塩酸塩
　p. 214

また，選択的 5-HT$_2$ 受容体遮断薬のサルポグレラート塩酸塩は，血栓症の治療に用いられる．

4）アンジオテンシン II

強力な血管収縮作用とアルドステロンを介して腎臓でのナトリウム再吸収作用を示す物質である．受容体には，AT$_1$，AT$_2$ 受容体などがある．高血圧の治療薬としてレニン・アンジオテンシン・アルドステロン系抑制薬があり，アンジオテンシン II の作用を抑え，降圧効果を示す．

●レニン・アンジオテンシ
　ン・アルドステロン系抑制
　薬 p. 223

3 ホルモン

ホルモンとは生体内の内分泌腺より分泌される物質であり，化学構造上および分泌される臓器ごとに次のようなものがある．

ステロイドホルモンとして副腎皮質ホルモン・性腺ホルモンが，ペプチドホルモンとして副甲状腺ホルモン・視床下部ホルモン・脳下垂体ホルモン・膵臓ホルモンなどが，その他のホルモンとして消化管ホルモン・甲状腺ホルモン・副腎髄質ホルモンなどがある．それぞれのホルモンに結合する受容体が存在する．ことにステロイドホルモン・甲状腺ホルモンの受容体は細胞膜上ではなく，細胞内や核内に存在している．

これらホルモンの量を調整する薬物として，内分泌腺に働きかけて分泌を促進または抑制する治療薬，あるいはホルモンそのものを投与する補充療法などがある．

●補充療法
　甲状腺機能低下症 p. 151
　卵巣機能低下症 p. 161
　不妊 p. 163

各種のホルモンの詳細な働きについては生理学の教科書を参照されたい．ここでは本書各論で扱うホルモンの一部についてふれる．

膵臓のランゲルハンス島 β 細胞から分泌されるインスリンは，肝臓，脂肪組織，骨格筋などに作用してブドウ糖を取り込み，グリコーゲンの合成を促進して血糖を下げる働きをもつ．1 型糖尿病ではこのインスリンを補充する必要が第一であるが，2 型糖尿病においても，一部，補充療法が必要になることがある．

●インスリン p. 147

消化管ホルモンとしてガストリンがあり，胃液分泌の働きをもつ．胃・十二指腸潰瘍で使用される抗ガストリン薬は，ガストリンの働きを抑制し，胃液の分泌を抑制する．

●抗ガストリン薬 p. 252

前立腺肥大症では，男性ホルモンであるアンドロゲンの働きを抑制する抗アンドロゲン薬を使用する．

●抗アンドロゲン薬 p. 249

B　イオンチャネル，トランスポーターに働く薬物

1）イオンチャネル

イオンチャネルとは，細胞膜を貫通して存在し，Na$^+$，K$^+$，Ca^{2+}，Cl$^-$ などのイオンの細胞外と内の物質輸送通路となっている蛋白質である．それぞ

れ Na$^+$チャネル，K$^+$チャネル，Ca^{2+}チャネル，Cl$^-$チャネルなどがある．穴
の開閉により，イオンの細胞内への流入，細胞外への流出量を調節して，脱
分極などにより生体の反応を引き起こす．

膜におけるイオンの透過性を変化させる薬物には，Na$^+$，K$^+$，Ca^{2+}チャ
ネルを抑制する抗不整脈薬，てんかん治療で使用される Na$^+$チャネル遮断
薬（フェニトイン，カルバマゼピンなど），狭心症・高血圧治療で使用され
る Ca^{2+}チャネル遮断薬，糖尿病治療に使われる ATP 依存性 K$^+$チャネルを
抑制するスルホニル尿素薬などがある．

◯抗不整脈薬 p. 233
◯Na$^+$チャネル遮断薬 p. 175
◯Ca^{2+}チャネル遮断薬 p. 221
◯スルホニル尿素薬 p. 149

2）トランスポーター

細胞膜にあるトランスポーターは，吸収，排泄，保護作用をする血液脳関
門，腫瘍組織などの作用を行うことにより，薬物動態，薬効，栄養物の動態
などの重要な役割を行っている．

トランスポーターには一次性能動輸送による ABC タイプとこれ以外の輸
送形式（促進拡散，2 次性能動輸送）による SLC タイプがある．

◯ジギタリス p. 228

ABC タイプとは ATP 結合部位をもつことから ATP トランスポーターと
もいう．Na$^+$-K$^+$ATPase，H$^+$-K$^+$ATPase にかかる薬などである．ジギタ
リス，オメプラゾール，ランソプラゾール，ドキソルビシン塩酸塩，ビンブ
ラスチン硫酸塩，シクロスポリン，グルタチオン・グルクロン酸抱合体など
の薬物である．また，スルホニル尿素受容体血糖調節機能・HDL コレステ
ロール形成にも関与している．

SLC タイプとは低脂溶性イオン性薬物が細胞内に取り込ませる過程にか
かる溶質トランスポーター（有機アニオントランスポーター）で，フロセミ
ド，プロベネシド，メトトレキサート，アマンタジン塩酸塩，プラバスタチ
ンナトリウムなどの薬物である．

◯利尿薬 p. 241

このほか各種のトランスポーターに働く利尿薬については各論第 8 章「浮
腫」（240 頁）で解説する．

◼ C ◼ 酵素に働く薬物

酵素は，ある物質を他の物質に変えるときに触媒として働く蛋白質である．
この働きにより，生体の反応を促進したり，抑制したりする．ここでは機能
調節に働く分解酵素以外の酵素に働く薬物をあげる．

◯抗ペプシン薬 p. 255

ペプシンは胃液中に含まれる蛋白質分解酵素である．胃・十二指腸潰瘍の
治療に使われる抗ペプシン薬（スクラルファート，エカベトナトリウム水和
物）はこの酵素の働きを抑制する．V 型ホスホジエステラーゼ（サイクリッ
ク GMP 分解酵素）阻害薬にジピリダモールがあり，狭心症の治療に用いら
れる．

◯ジピリダモール p. 239

◯Ⅲ型ホスホジエステラーゼ
阻害薬 p. 227

心筋に存在するⅢ型ホスホジエステラーゼ（サイクリック AMP 分解酵素）

の阻害薬にミルリノンなどがあり，急性心不全に用いられる．アセタゾラミ
ド，ドルゾラミド塩酸塩は炭酸脱水酵素（CA）を阻害することにより，浮腫，
緑内障の治療に使用される．

➡炭酸脱水酵素阻害薬
　浮腫 p. 240
　緑内障 p. 273

D　物理化学的作用により作用を発揮する薬物

➡制酸薬
　胃・十二指腸潰瘍 p. 250

薬物のなかには，生体内で物理化学的な変化を起こすことにより，作用を
発揮するものがあり，胃・十二指腸潰瘍治療に用いられる制酸薬（炭酸水素
ナトリウム，乾燥水酸化アルミニウムゲルなど）がある．

E　微生物や悪性腫瘍細胞に働く薬物

➡化学療法薬
　抗感染症薬 p. 104
　抗癌薬 p. 132

宿主の正常な細胞ではなく，病因となる微生物・細菌や，悪性腫瘍細胞を
死滅させることを目的とした薬物がある．これらの薬物は，化学療法薬とよ
ばれ，炎症・感染症あるいは腫瘍の治療薬として使用される．

II　麻酔薬・睡眠薬の効く仕組み

このように薬物の効く仕組みはさまざまである．この項では，麻酔や睡眠
という，人の感覚が失われた状態を薬物がいかにつくりだすかをみる．

A　麻酔薬

麻酔薬は，外科手術のときや痛みを伴う検査のときなどに，痛みの感覚を
一時的に除去するものである．

痛みを認識するメカニズムを示すと図6-7のようになる．細胞傷害など
が発生すると，求心性の知覚神経線維を伝わって，痛みの電気刺激が脊髄に
伝わる．脊髄から上行性の脊髄視床路を伝わって，痛みの電気刺激が脳の体
性感覚皮質に達し，はじめて痛みとして認識する．

1 局所麻酔

局所麻酔は，図6-7に示すように求心性知覚神経線維の痛みの電気信号
伝導を遮断して，その知覚神経線維の下位の痛み刺激を脳が認識しないよう
にするものである．したがって局所麻酔時は，意識はあるが痛みを感じない
状態である．

知覚神経拡大図

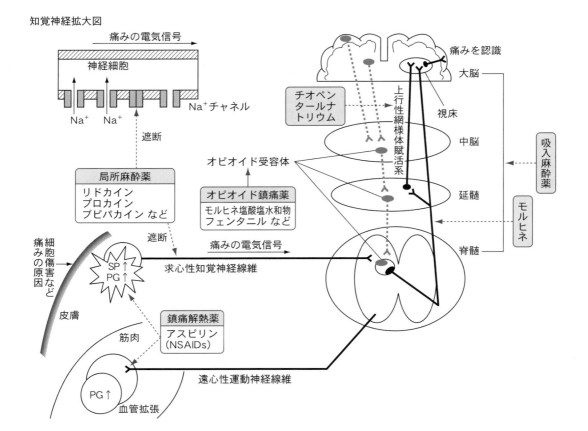

図 6-7　痛みの伝達と麻酔薬の作用点

　神経線維の痛みの伝導は，神経細胞内外に電位差が生じることにより行われる．この電位差は Na^+ チャネルが開口，閉口を繰り返すことによって生じており，局所麻酔薬はこの Na^+ チャネルの開口を阻害することにより，電位差が生じるのを阻止して，伝導を遮断する．

　局所麻酔は薬物の注入部位により分類され，

　①脊椎麻酔（くも膜下腔に薬物を注入し，運動線維と知覚線維を麻痺させる．腰椎穿刺が多く，下半身の麻痺をねらいとする）

　②硬膜外麻酔（硬膜外腔に薬物を注入し，神経分節に出入りしている神経を麻痺させる．頸部から下のどの部位でも使用できる）

　③神経ブロック（神経幹に薬物を注入し，三叉神経，顔面神経，腕神経，指神経，坐骨神経などのさまざまな神経を麻痺させる）

　④浸潤麻酔（皮膚切開部などに浸潤するように薬物を注入する．比較的小範囲で表在性の病巣の手術などで使用される）

　⑤表面麻酔（目，咽頭，喉頭，口腔，鼻腔などの粘膜表面に塗布や噴霧などにより薬物を投与し，その部位を麻痺させる）

などがある．

　局所麻酔薬には，化学構造の違いによりエステル型のプロカイン塩酸塩，

テトラカイン塩酸塩，コカイン塩酸塩などと，アミド型のリドカイン塩酸塩，ブピバカイン塩酸塩水和物などがある．麻酔薬はあくまで一時的な麻痺を起こさせるものである．エステル型の薬物は血漿中の偽コリンエステラーゼにより分解され，アミド型は肝臓において分解されて薬効を失う．

② 全身麻酔

　全身麻酔は，中枢神経系を抑制し，意識の消失や，痛みの刺激に対する反応を低下させるものである．投与経路から吸入麻酔薬と静脈麻酔薬に大別される．

（1）吸入麻酔薬

　吸入麻酔薬は，吸入装置を使用し，揮発性の液体およびガス状の薬物を肺の肺胞細胞より吸収させるものである．中枢神経系の機能を抑制することにより，意識を消失させ痛みを感じなくさせる．薬物にはイソフルラン，セボフルラン，亜酸化窒素（笑気ガス）などがある．

　吸入麻酔薬の特徴は，吸入量，吸入濃度などを調整することにより意識喪失の程度（麻酔深度）をコントロールできることである．

　麻酔深度は 4 段階に分類され，浅いものから順に，

　①無痛期：患者の意識はあるが，知覚神経の伝導が抑制され，痛みを感じないので簡単な小手術は可能である状態

　②興奮期：上位中枢からの自己抑制がなくなるため患者にせん妄，呼吸数が増加し"見かけ上の興奮"を示す状態

　③手術麻酔期：外科手術が行われる深度であり，呼吸は正常で，骨格筋は弛緩している状態

　④延髄麻痺期：呼吸中枢，血管運動中枢が極度に抑制される状態で，さらに深くなると患者は死亡する

の各段階がある．

（2）静脈麻酔薬

　静脈麻酔薬は，静脈内に薬物が注射され，麻酔効果を発揮するものである．薬物には，チオペンタールナトリウム，ミダゾラム，オピオイド系鎮痛薬，神経遮断薬のドロペリドール，中枢神経系を抑制するプロポフォールなどがある．特徴として，急速な麻酔効果が期待できるが，呼吸抑制作用があるため，吸入麻酔薬などとの併用が必要である．

　チオペンタールナトリウム：バルビツール酸系薬物であり，上行性網様体賦活系の機能を抑制して，鎮痛効果を得るものである．

→ベンゾジアゼピン系作用機序 p. 205

　ミダゾラム：ベンゾジアゼピン系の薬物で，中枢神経系の神経細胞膜の興奮を抑制して鎮静効果を得る（各論 4 章「不安神経症」にベンゾジアゼピン系薬の作用機序の詳細を示す）．

　オピオイド系鎮痛薬：生体には痛覚を調整する機構があり，**図 6-7** の灰色の点線にある神経系は疼痛感覚を抑制している．この抑制系は，オピオイドとよばれるアヘンの主成分であるモルヒネ塩酸塩水和物に似た作用を示す

	②弱オピオイド	③強オピオイド
①非オピオイド鎮痛薬	±非オピオイド鎮痛薬	±非オピオイド鎮痛薬
±鎮痛補助薬	±鎮痛補助薬	±鎮痛補助薬

図6-8　WHOラダー

化合物により調整されている．オピオイド系鎮痛薬は，オピオイド受容体に刺激を与えることにより，この抑制系の働きを強め疼痛の抑制を図るものである．薬物にはモルヒネ塩酸塩水和物，フェンタニルなどがある．

(3) 癌性疼痛治療薬

　癌の治療は早期発見，早期治療が大切であり，治療の基本である．癌治療法の進歩によって，5年間生存の治癒率が上昇してきた．治癒しない場合，終末期には必ず疼痛に見舞われるので，WHO方式がん疼痛治療法の5原則に準じて疼痛を和らげる．5原則とは①経口投与が基本，②定期的時刻（12時間ごと，8時間ごと）に服薬，③疼痛度により図6-8のごとく服薬，④個別的に投与量を設定，⑤患者の疼痛への配慮（副作用の説明とその予防・対処）などである．鎮痛補助薬（抗うつ薬，抗痙攣薬，NMDA拮抗薬，ケタミン塩酸塩，クロナゼパム，ステロイド，リドカイン塩酸塩水和物など），非オピオイド鎮痛薬（NSAIDs，アセトアミノフェン），弱オピオイド（コデインリン酸塩水和物，ペチジン塩酸塩），強オピオイド（モルヒネ塩酸塩水和物，メサドン塩酸塩）などがある．

B　睡眠薬

　不眠の原因には寝つきが悪い場合，寝つきはよいが何かの変化で目が覚めやすく熟睡しない場合などがある．治療として①物理的な原因（温度・湿度・騒音・においなど）を取り除き睡眠しやすい環境にすること，②身体の外的因子（発熱・疼痛・腫脹による運動困難・不自然な体位など）を治療すること，③身体の内的因子（不安・うつ状態・興奮状態・悩みなど）を治療することがある．すなわち，①では睡眠しやすい環境条件の整備，②では原因疾患の治療と対症療法を行うことが基本である．①，②で生活リズムが乱れた場合，メラトニン受容体アゴニストを使用する．③の場合においてのみ，原因疾患の治療と催眠薬（睡眠薬）のベンゾジアゼピン系薬・バルビツール酸系薬・非バルビツール酸系薬などを使用する（表6-1）．

→バルビツール酸系薬
てんかん p. 172
不安神経症 p. 205
→ベンゾジアゼピン系薬
てんかん p. 172
不安神経症 p. 205

●ベンゾジアゼピン系薬・バルビツール酸系薬

　ベンゾジアゼピン系薬は抗不安・抗うつ・鎮静・催眠・筋弛緩・抗痙攣作用などの薬理作用があり，薬力学的性質・薬物動態学的性質の違いにより，

表 6-1　就眠薬と熟眠薬

	ベンゾジアゼピン系	バルビツール酸系
就眠薬 (消失が速い)	トリアゾラム ブロチゾラム エチゾラム ニトラゼパム	チオペンタールナトリウム ペントバルビタールカルシウム セコバルビタールナトリウム シクロバルビタール
熟眠薬 (消失が遅い)	フルニトラゼパム フルラゼパム塩酸塩	アモバルビタール

抗不安薬・抗うつ薬・鎮静薬・催眠薬・筋弛緩薬・抗痙攣薬として臨床応用されている.

　睡眠薬としては自然な眠りを導くベンゾジアゼピン系薬が一般に用いられているが,特殊な場合(破傷風・子癇・てんかん発作重積・脳出血・小児の熱性痙攣などで生じる痙攣など)の救急治療薬としても使用される.

作用機序

　大脳辺縁系や視床下部などにベンゾジアゼピン受容体が多く分布しており,ベンゾジアゼピン系薬が受容体に結合することによって$GABA_A$受容体が活性化される.そのため,脳内の抑制性 GABA 神経の機能が増強されて,Cl^-チャネルが開き,細胞内にCl^-が流入して過分極状態となり抑制作用が現れる(各論 5 章「不安神経症」図 5-5 参照).

●各論 5 章 図 5-5 p.206

　また,バルビツール酸系薬はベンゾジアゼピン系薬と同様の作用機序で大脳皮質や脳幹網様体を抑制することにより,中枢神経抑制作用(静穏・鎮静・睡眠・意識消失・昏睡・呼吸あるいは心機能の抑制)が薬物の用量によって生じる.

作用効果

　ベンゾジアゼピン系薬は比較的自然の眠りに近い睡眠を誘導する.睡眠潜時の短縮のため,寝つきが早く,REM(レム,覚醒時)睡眠・NREM(ノンレム)睡眠の 3 相と 4 相(徐波睡眠)の著明な短縮,NREM の 2 相(紡錘波睡眠)から REM までは延長する.REM の回数は増加し,普通は睡眠リズムは大体 90 分のものが明け方になるにつれて短くなる.バルビツール酸系薬は深い眠り(3 相,4 相)に入るが,自然の眠りとはいい難い(図6-9).

副作用

　ベンゾジアゼピン系薬の副作用は倦怠感,反応時間の延長,歩行障害,集中力の散漫,錯乱,前向性健忘などの出現がみられる.また,退薬時のリバウンド(反跳)現象あるいは消失速度の速い催眠薬による不眠がみられる.バルビツール酸系薬では眠気,呼吸抑制がみられ,安全域は狭く,フェノバルビタールによる酵素誘導には併用薬に対して注意を要する.

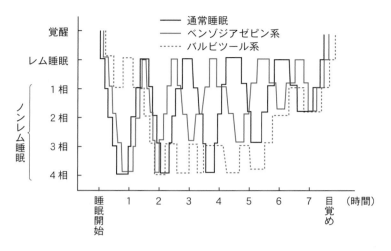

図 6-9 睡眠薬による睡眠のパターン

●メラトニン受容体作動薬（ラメルテオン，メラトニン）

病態と症状

　健常人でも時差，不摂生によって不眠が生じる．これは脳内セロトニンの生合成阻害による強い不眠である．そして徐波睡眠（SWS）および逆説睡眠（PS）が抑制される．5-ヒドロキシトリプトファン投与によりセロトニンが増加して松果体ホルモンであるメラトニンを増加させる．そして睡眠・覚醒リズムを正常化するので，生理的な睡眠を生じる．

作用機序

　視交叉上核（SCN）のメラトニン（MT_1, MT_2）受容体に選択的に作用してSCNの機能を調節することで，MT_1受容体アゴニストの作用によって神経活動の抑制・睡眠の誘発が，MT_2によって位相前進作用が起こる．すなわち，鎮静・抗不安作用によらない睡眠を誘導する．

　健常人のバイオリズムを変えて睡眠リズムを正常化するといわれているため副作用は①，②より少ないので，以下の点に注意して使用する．

　有効性がみられない場合は2週間以上の服薬，睡眠途中に仕事をするために起きる場合，食事中・食後すぐなどには服薬中止．本剤に過敏症の既往歴がある者，フルボキサミンマレイン酸塩服薬者，肝機能障害者などには禁忌．

副作用

　アナフィラキシー様症状（蕁麻疹・血管浮腫など），眠気，倦怠感，めまい，腹痛，頭痛などがある．

●オレキシン受容体拮抗薬（スボレキサント，レンボレキサント）

　睡眠障害は不眠症，過眠症，概日リズム睡眠覚醒障害，睡眠呼吸障害，睡眠関連運動障害，睡眠時随伴症などの原因により起こる．不眠症は症状により，入眠困難，中途覚醒，早朝覚醒，熟睡障害に分類される．その人にとって必要な睡眠時間が十分にとれないことや睡眠の質が低下することで日中の

疲労，集中力の低下，不調，気分変調などが起こり，生活に支障をきたす状態を解消することを目的とする．

オレキシンは視床下部外側野およびその周辺領域に特異的に発現する神経ペプチドである．分泌は夜間に多く，昼間に少ない．その機能は睡眠・覚醒，摂食行動，自発運動量・情動，自律神経系の調節などである．

オレキシン受容体拮抗薬にはスボレキサント系 OX1R ≦ OX2R（ほぼ同程度）とレンボキサント系 OX1R ≪ OX2R の親和性の異なる受容体が 2 種類あり，受容体拮抗作用と薬物動態によって臨床適応を考える．

副作用には傾眠，頭痛，疲労，異常な夢，浮動性めまい，休重増加，悪夢，睡眠麻痺（金縛り）などがある．

第7章　薬物の相互作用・薬物と食物の相互作用

　薬物治療を行う場合に薬物を一剤だけ使用することは少なく，複数剤同時に使用することが多い．複数服薬した場合は，体内で薬物と薬物が影響を及ぼし合い，一剤だけを使用した場合と異なる作用強度や効果時間の変化が生じる（図7-1）．

　他の薬物（薬物B）の併用により，1つの薬物（薬物A）の吸収速度・吸収量・分布量（結合型・遊離型の割合）・代謝活性・排泄などの薬物動態に変化が及び，血中濃度が変化し，この薬物（薬物A）の作用の増強や減弱が起こる（薬物動態学的相互作用）（図7-2）．

　また，同じ薬物受容体に働く薬物を同時に使用した場合は，それらの薬物が作動薬あるいは拮抗薬であるかによって，薬力学的に作用の増強あるいは減弱がみられる（薬力学的相互作用の一例）（表7-1）．

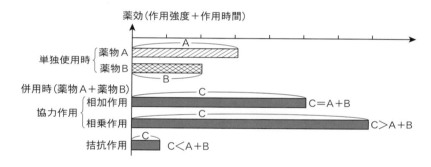

図 7-1　薬物相互作用の分類

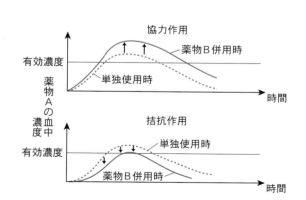

図 7-2　薬物動態的相互作用のしくみ

表 7-1　薬力学的相互作用の例

	（精神安定薬）トランキライザー	（睡眠薬）バルビタール	（全身麻酔薬）チオペンタールナトリウム	（カフェイン）コーヒー
単独使用時の睡眠時間	5 分	20 分	30 分	0 分
トランキライザー併用時の睡眠時間	—	1 時間	1 時間 30 分	—
コーヒー併用時の睡眠時間	—	0 分	10 分	—

睡眠時間はあくまで例であり，薬物や食物の併用時に変化することを理解するためのものである．使用量により時間は変動する

　このような機序によって現れる作用において，主作用は増強され，副作用あるいは中毒は減弱されて消失すれば非常に有益である．主作用が増強されるのであるから，主作用を単独時と同じようにするには，服薬量が少なくてすむ．そのため，副作用・中毒の発現も減弱もしくは消失する．

A　薬物動態学的相互作用

　薬物動態学的見地からみると，薬物と薬物との相互の作用によって作用部位における遊離型の薬物血中濃度の上昇あるいは減少が起こり，その結果として薬物の作用増強あるいは減弱がみられる．

　ある薬物（薬物A）の血中遊離型薬物濃度が上昇するときは，他薬（薬物B）の影響により，薬物Aの吸収の促進・血漿蛋白との結合減少・代謝酵素活性の低下（前駆物質の場合には代謝酵素活性の促進）・排泄の低下（ろ過あるいは尿細管での分泌の低下と尿細管での再吸収の促進）などが起こる場合である．

　一方，他薬（薬物B）の影響によりある薬物（薬物A）の蛋白結合型が多くなると，細胞膜での透過性の減少，薬物代謝の減少，排泄の低下が生じるので，薬物Aが体内に長く残存する．遊離型の薬物が排泄されて血中濃度が減少しても結合型から遊離型へ薬物が移行するので，薬物消失に時間がかかる．それゆえに薬物Aの薬効持続時間の延長がみられる．

◾ 吸収における相互作用
1）薬物自体の物理化学的性質による変化

　胃腸管内で薬物が金属とキレート結合をするために，不溶性の金属塩（キレート化合物）となり，吸収が阻害されて薬効が低下する（**図7-3**）．

　たとえばCa^{2+}・Fe^{2+}・Mg^{2+}・Al^{3+}・Zn^{2+}を含有する薬物（薬物A）とニューキノロン系抗菌薬，テトラサイクリン系抗生物質，抗骨粗鬆症薬のビ

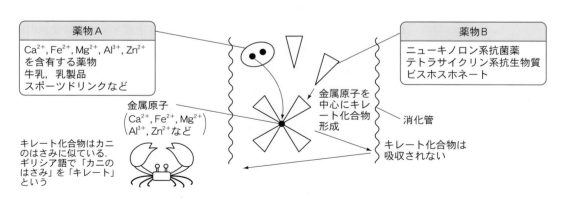

図7-3　薬物のキレート形成による吸収阻害

スホスホネート系など（薬物 B）を併用した場合，薬物 B の吸収が阻害され，薬効が下がる．

Mg^{2+}・Al^{3+} を含有する薬物（薬物 A）と胆汁酸製剤（薬物 B）を併用した場合や，Fe^{2+} 製剤（薬物 A）とセフェム系抗生物質（セフジニル）（薬物 B）を併用した場合は，薬物 A，薬物 B の相互の吸収を低下させる．

●**薬物と食物の相互作用**

ニューキノロン系抗菌薬，テトラサイクリン系抗生物質，セフジニルなどの薬物では，健康食品として重要な牛乳や，Ca^{2+}，Fe^{3+}，Mg^{2+}，Cl^- などの電解質を多く含むスポーツドリンクなどを一緒にあるいは服用前後に飲用すると，電解質と薬物がキレートして薬物の吸収が低下する．したがって胃腸薬，Al^{3+} や Mg^{2+} を含んだアスピリン製剤のバファリン®，牛乳，乳製品，硬度の高い飲料水，サプリメント，ビタミン剤など電解質を含有している食品と薬物を服用するときには注意を要する．

2）胃酸分泌の抑制による胃内 pH の上昇による変化

制酸薬や Al^{3+}，Mg^{2+} などの含有製剤などにより胃液（胃酸）の中和によって胃内の pH 上昇が起こる．また胃潰瘍治療時のプロトンポンプ阻害薬・プロスタグランジン E 製剤・H_2 受容体遮断薬・抗コリン薬・抗ガストリン薬・抗ペプシン薬などによる胃液分泌の抑制などによっても，pH の上昇が生じる．

消化管からの薬物の吸収率・吸収速度は，胃内での薬物の溶解性による非イオン型・イオン型の割合により変化し，非イオン型の薬物が多いほど吸収率・吸収速度は大きくなる．弱酸性あるいは弱塩基性薬物の溶解性は胃内の pH により変化するため，イオン型・非イオン型の割合に影響を与え，薬物の吸収に変化を及ぼす．したがって胃内 pH を上昇させる胃潰瘍治療薬（薬物 A）と弱酸性薬物あるいは弱塩基性薬物（薬物 B）を併用する場合は，薬物 B の吸収率・吸収速度に変化が生じるので注意が必要である．

3）消化管運動の変化
（1）消化管運動の促進

難溶性薬物（ジギタリスなど）の溶解性と吸収速度・吸収率は比例関係にある．消化管運動を促進する薬物（薬物 A）と難溶性薬物（薬物 B）を併用した場合，薬物 B の消化管内滞留時間が短くなるため，薬物 B の溶解性が低下し，吸収速度・吸収率が低下する．

たとえば，消化管運動賦活薬であるメトクロプラミド（薬物 A）とジギタリス（薬物 B）を併用した場合，ジギタリスの吸収低下が起こる．

蠕動運動を亢進する薬物にはメトクロプラミド，コリン作動薬，セロトニン（5-HT_4）作動薬などがある．

（2）消化管運動の抑制

消化管運動を抑制する薬物にモルヒネ塩酸塩水和物，抗コリン薬，フェノ

チアジン系抗精神病薬，三環系抗うつ薬などがある．

消化管運動を抑制する抗コリン薬（薬物 A）と胃内で分解を受けやすい薬物（薬物 B）〔フェノチアジン系抗精神病薬（クロルプロマジン塩酸塩など），レボドパ（抗パーキンソン病薬）〕を併用した場合，薬物 B の胃内停滞時間が長くなるので，分解されて未変化薬物が少なくなり，薬物 B の吸収が減少する．

4）化学療法薬による腸内細菌叢の変化

➡合成抗菌薬・抗生物質 p. 104

化学合成抗菌薬・抗生物質を使用した場合，腸内細菌が死滅したり，耐性菌などが出現したりして，腸内細菌叢に変化が生じ，腸内細菌により分解されるジギタリス製剤や，腸肝循環をする経口避妊薬などの吸収に変化が起こる．

たとえばマクロライド系抗生物質（薬物 A）とジゴキシン（薬物 B）を併用した場合，薬物 A により腸内細菌が抑制され，腸内細菌に一部分解されていたジゴキシンの吸収が増加し，ジゴキシンの薬効が増強される．

2 分布における相互作用

血漿蛋白質と結合した薬物（結合型薬物）は吸収がされにくく，また，排泄あるいは代謝もされにくい．したがって血液への滞留時間は長い．服薬し

表 7-2　薬物の血漿蛋白との結合率（五十音順）

インスリン	5%	ジクロフェナクナトリウム	99%<	プロベネシド	89%
インドメタシン	90%<			ペチジン	70%
カルバマゼピン	75%	ジゴキシン	27%	ペニシリン G	65%
キニジン硫酸塩水和物	90%	スピロノラクトン	98%	ヘパリン	90%
		テオフィリン	50%	ペンタゾシン	65%
グリベンクラミド	99%<	ニフェジピン	97%	モルヒネ塩酸塩水和物	35%
クロルプロマジン塩酸塩	98%	フェニトイン	90%	
		フェノバルビタール	50%	ラベタロール塩酸塩	50%
ケトプロフェン	94%>(90)	フェンタニル	83%	
ゲンタマイシン	10%>	プロカインアミド塩酸塩	15%	リドカイン	60%
コデインリン酸塩水和物	7%			ワルファリンカリウム	99%
サリチル酸系薬	85%	フロセミド	97%	
ジギトキシン	98%	プロプラノロール塩酸塩	93%	

表 7-3　アルブミンでの結合部位が同じ薬物

結合サイト I（ワルファリンカリウムサイト）	インドメタシン（NSAIDs），クロルプロパミド，スルファジメトキシン，フェニトイン，フロセミド，ワルファリンカリウム
結合サイト II（ジアゼパムサイト）	イブプロフェン・ジクロキサシリン・フルフェナム酸アルミニウム・ベンゾジアゼピン系薬
結合サイト III（ジギトキシンサイト）	ジギトキシン・ジゴキシン

蛋白との結合によってろ過量が減少し，作用が持続

表 7-4　血漿蛋白結合率の強度による相互作用

薬物 A	血漿蛋白との結合力比較	薬物 B	相互作用の結果
インドメタシン	＞	ワルファリンカリウム	抗凝固作用をもつワルファリンカリウムの薬効増強により出血傾向となる
サルファ薬 サリチル酸系薬	＞	メトトレキサート	リンパ球増殖抑制作用をもつメトトレキサートの薬効が増強され，血球が減少する

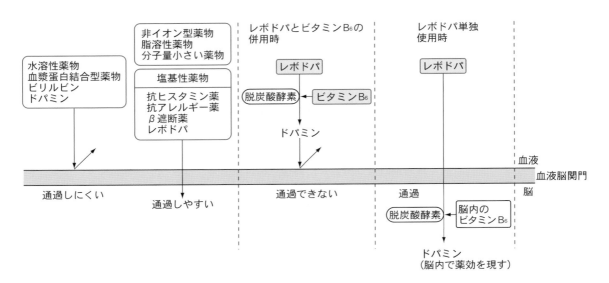

図 7-4　血液脳関門での薬物の移動．レボドパとビタミン B₆ の相互作用

た薬物が吸収されても，薬物の蛋白との結合率（**表 7-2**）によって薬物の作用強度が異なる．また，薬物を併用した場合，併用薬における結合力の強度あるいはアルブミンとの薬物結合部位（**表 7-3**）での結合力の強度差により，遊離型が多くなる薬物の薬理作用がより強くみられるようになる（**表 7-4**）．

血液脳関門による影響

ドパミンはパーキンソン病の治療に欠かせない神経伝達物質であるので，これを脳に補充するためにレボドパが投与される．レボドパは血管脳関門を通過し，脳内の線条体で脱炭酸酵素の働きによりドパミンとなり薬効を発揮する．ビタミン B₆ はこの脱炭酸酵素の働きを助ける補酵素である．

ビタミン B₆ とレボドパを併用した場合，レボドパが血管脳関門を通過し脳に移行する前に末梢血管内でレボドパをドパミンに変換してしまうため，血管脳関門を通過するレボドパが減少して脳での薬効が減弱する（**図 7-4**）．

●レボドパ
各論　図 4-3 p. 182

❸ 代謝における相互作用

代謝に基づく相互作用の原因は，薬物 A の酵素誘導・酵素阻害作用によって，他薬（薬物 B の未変化体が薬効を有する）の代謝が促進・抑制されて，薬物 B の作用減弱・増強を生じることである．一方，プロドラッグ・前駆物質などの薬物では逆に作用の増強・減弱を生じる．

1）酵素誘導

（1）チトクロム P-450（CYP450）の酵素誘導

抗てんかん薬のフェノバルビタール，フェニトイン，カルバマゼピン，抗結核薬のリファンピシンなどは薬物代謝酵素 CYP450 を誘導し（酵素をたくさんつくりだし），CYP450 によって代謝される他薬の作用を減弱する（**図7-5**）．

CYP450 には CYP1A2，CYP2B6，CYP2C9，CYP2D6，CYP3A などいくつかの種類があり，それぞれの種類ごとに代謝する薬物が異なる（**表7-5**）．ただし，1つの薬物でもいくつかの種類の CYP450 に代謝され，主にどの CYP450 種によって代謝されるかということが相互作用を考えるうえで重要である．

たとえば，フェノバルビタール（薬物 A）は CYP1A2，CYP2B6，CYP2C9，CYP2D6，CYP3A の薬物代謝酵素を誘導するので，主に CY-P1A2 により代謝されるテオフィリン（薬物 B）は，代謝が促進されて未変化体が減少するので薬効が減弱する．

薬物 A の代謝酵素誘導により，薬物 B の作用減弱するものを**表7-5**にまとめた．

一方，酵素誘導を受けることにより代謝されて，作用あるいは副作用を増強する薬物がある．ジソピラミドリン酸塩は抗コリン作用を，イソニアジド

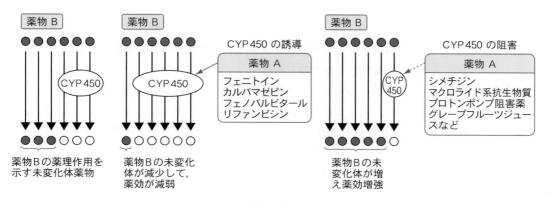

図7-5　CYP450 の誘導と阻害による薬物相互作用

表7-5 チトクロム P-450 の酵素誘導により相互作用を受ける薬物

薬物 B の代謝に主に関与する CYP450 の分子種	薬物 A のチトクロム P-450 誘導により，薬物 B の代謝が促進し，薬物 B の薬効が減弱するもの				薬物 A	薬物 B
CYP1A2	◎	◆	◇	*	テオフィリン	気管支拡張薬
	◎		◇	*	オランザピン	抗精神病薬
CYP2B6	◎				シクロホスファミド水和物	抗癌薬
CYP2C9	◎	◆	◇	*	ワルファリンカリウム	抗凝固薬
		◆		*	クロルプロパミド	経口血糖降下薬
			◇	*	フェニトイン	抗てんかん薬
CYP2D6	◎		◇		ノルトリプチリン	三環系抗うつ薬
	◎			*	アルプレノロール	β遮断薬
	◎				メトプロロール酒石酸塩	β遮断薬
	◎				クロルプロマジン塩酸塩	フェノチアジン系精神安定薬
	◎		◇		リスペリドン	抗精神病薬
			◇		ハロペリドール	抗精神病薬
				*	エナラプリルマレイン酸塩	ACE 阻害薬
		◆			メキシレチン塩酸塩	抗不整脈薬
CYP3A	◎	◆		*	カルバマゼピン	抗てんかん薬
			◇		クロナゼパム	抗てんかん薬（ベンゾジアゼピン系）
	◎	◆		*	キニジン硫酸塩水和物	抗不整脈薬
				*	リン酸ジソピラミド	抗不整脈薬
	◎	◆		*	ベラパミル塩酸塩	カルシウム拮抗薬
	◎	◆		*	ニフェジピン	カルシウム拮抗薬
	◎	◆	◇	*	フェロジピン	カルシウム拮抗薬
				*	ジルチアゼム塩酸塩	カルシウム拮抗薬
	◎	◆		*	副腎皮質ホルモン製剤	
	◎	◆	◇	*	シクロスポリン	免疫抑制薬
				*	トリアゾラム	催眠・鎮静薬（ベンゾジアゼピン系）
				*	ゾルピデム酒石酸塩	催眠・鎮静薬（非ベンゾジアゼピン系）
		◆			ビンクリスチン硫酸塩	抗癌薬

◎フェノバルビタール（抗てんかん薬）　◆フェニトイン　（抗てんかん薬）
◇カルバマゼピン　（抗てんかん薬）　＊リファンピシン（抗結核薬）

は肝障害を，シクロホスファミド水和物は抗発癌作用を誘発する．
●薬物と食物の相互作用
　いわゆる健康食品の構成植物として知られるセント・ジョーンズ・ワート（St. John's wort：セイヨウオトギリソウ）にはCYP3A4（薬物代謝酵素）を誘導する作用があり，この食物を含む健康食品を摂取している人ではCYP3A4により薬物がよく代謝されるので，薬理作用が減弱する．

表7-6　チトクロム P-450 の酵素阻害による薬物相互作用

薬物 A	薬物 A のチトクロム P-450 酵素阻害のメカニズム	薬物 B	薬物 B の相互作用結果
シメチジン	CYP1A2，2C9，2C19，2D6，3A と結合する	テオフィリン・ワルファリンカリウム・フェニトイン・キニジン硫酸塩水和物	薬物 B 未変化体の血中濃度が高く持続する
アゾール系抗真菌薬・イソニアジド	2C9，3A と結合する	テオフィリン・ワルファリンカリウム・フェニトイン・シクロスポリン	薬物 B 未変化体の血中濃度が高く持続する
プロトンポンプ阻害薬	2C9，2C19，3A と結合する	テオフィリン・フェニトイン・ジアゼパム	薬物 B の血中濃度上昇
クロラムフェニコール	2C9，3A と結合	ワルファリンカリウム・シクロスポリン	薬物 B の血中濃度上昇
マクロライド系抗生物質のエリスロマイシン・ジョサマイシン・クラリスロマイシン・ロキタマイシン	複合体を形成する	ワルファリンカリウム・テオフィリン・カルバマゼピン・ジアゼパム	薬物 B の血中濃度上昇

2 ）酵素阻害

（1） チトクロム P-450 の酵素阻害

　シメチジン（ヒスタミン H_2 受容体拮抗薬）やアゾール系抗菌薬などはチトクロム P-450 酵素（CYP450）に結合することにより酵素の働きを阻害する．CYP450 阻害により薬物の代謝が抑制されると，未変化薬物の作用が増強する．すなわち，その薬物が活性物質（薬物自体が薬理作用を表す）のときには，作用の強度あるいは持続時間の延長がみられる（図7-5）．また，プロドラッグ・前駆物質（不活性物質）のときには，逆に薬理作用がみられなくなる．

　表7-6 に，この酵素阻害を作用機序によって分類し，阻害薬（A）・阻害されるチトクロム P-450 および酵素阻害を受ける薬物名（B）を示す．

●食物と薬物の相互作用

薬物とグレープフルーツジュースの相互作用

　小腸粘膜細胞にも CYP3A4（薬物代謝酵素）が存在して薬物代謝を行う．グレープフルーツジュースに含まれる成分は小腸におけるこの代謝酵素 CYP3A4 を抑制し，この酵素により代謝される薬物（フェロジピン，ニフェジピンなど）の吸収すなわち生体内利用率を高める．また，グレープフルーツジュースは薬物の輸送系の１つである P 糖蛋白の働きにも影響を与える．

（2） CYP450 以外の酵素阻害

　キサンチンオキシダーゼ阻害薬（アロプリノール：抗痛風薬）によって，プリン骨格を有する薬物（アザチオプリン，メルカプトプリン水和物：抗癌薬）の作用増強がみられる．

●薬物と食物の相互作用

アルデヒド脱水素酵素阻害薬とアルコールの相互作用

　アルデヒド脱水素酵素阻害薬（ラタモキセフナトリウム，セフォペラゾン

表 7-7 チラミン，ヒスチジンを多く含有する食物

チラミンを多く含有する食物	チーズ・ビール・赤ワイン・鶏の肝・乾燥肉および魚肉・カジキマグロ・タラコ・スジコ・ニシン・キャビア・ヨーグルト・ソラマメ・バナナ・アボカド
ヒスチジンを多く含有する食物	マグロ・ブリ・サバ・アジ・イワシ・ハマチ・カツオ

ナトリウム・スルバクタルナトリウム配合：セフェム系抗菌薬，ジスルフィラム：嫌酒薬）によって，薬用酒・エリキシル剤溶解の薬物・ドリンク剤・食品（奈良漬・ウイスキーボンボン）などの飲食時にアルデヒド増加によるジスルフィラム様症状（二日酔い症状：悪心・嘔吐・頭痛・顔面紅潮などの症状）を発症する．

MAO 阻害薬とチラミン含有食品の相互作用

参考
モノアミンとは, ドパミン, ノルアドレナリン, アドレナリン, セロトニン, ヒスタミンなど

生体に存在するモノアミンを分解するモノアミン酸化酵素（MAO_A, MAO_B）の阻害薬（セレギリン塩酸塩，イソニアジド，リネゾリドなど）を服用中にチラミンを多量含有する食物（チーズなど）（**表 7-7**）を食べると高血圧発作（頭痛・頻脈・心悸亢進・悪心・嘔吐）などの症状を発症する．

通常チラミンは腸管壁で MAO_A，肝臓で MAO_B により代謝されて分解する．しかし，MAO 阻害薬を服用している場合，これらの分解が抑制され，チラミンの生体内での働きが強まる．チラミンは交感神経終末に取り込まれノルアドレナリンを遊離し，血管平滑筋の α_1 受容体を刺激して血管を収縮させる．この際，MAO 阻害薬による交感神経刺激も加わり，血圧は過度に上昇し，高血圧症状を発症する．

MAO 阻害薬とヒスチジン含有食品の相互作用

MAO 阻害薬を服用しているときに，ヒスチジンを多量含有する食物（マグロなど）（**表 7-7**）を食べるとヒスタミン中毒（頭痛・発疹・悪心・嘔吐・掻痒・顔面紅潮など）などの症状を発症する．ヒスチジンを多く含有する食物では，ヒスチジンが脱炭酸されてヒスタミンとなる．ヒスタミンの MAO による代謝分解が MAO 阻害薬により抑制され，ヒスタミン中毒を発症する．

また，これらの酵素を先天的に欠損または欠乏している人もいるので注意を要する．

4 排泄における相互作用

1）腎における薬物の作用増強への因子（図 6-6）

（1）ろ過量の減少

腎臓での薬物ろ過量は腎血流量と血漿蛋白結合率に依存しており，腎血流量の減少や血漿蛋白との結合増強などが起こると，薬物のろ過量が減少し，血液への薬物残留によって作用の持続がみられる．

非ステロイド性抗炎症薬（NSAIDs：ジクロフェナクナトリウム，インドメタシンなど）は炎症の原因となるプロスタグランジンの合成を抑制する働

きがある．しかし，プロスタグランジンには腎皮質の血流量を高める働きも
あり，NSAIDs の投与によりこのプロスタグランジン合成が抑制され，腎血
流量が減少し，糸球体ろ過量減少が起こる．NSAIDs（薬物 A）とメトトレ
キサートあるいはジギタリス製剤（薬物 B）を併用した場合は薬物 B のろ
過量が減少し，薬物 B の作用が増強される．

(2) 近位尿細管における分泌阻害による排泄低下

近位尿細管では担体輸送により薬物が毛細血管から尿細管に分泌される．
薬物には酸性薬物と塩基性薬物（**図 7-6**）があり，酸性薬物は陰イオン輸送
系といわれる担体輸送によって，また塩基性薬物は陽イオン輸送系によって
それぞれ分泌される．

➡ プロベネシド p. 161

酸性薬物とプロベネシド（抗痛風薬）を併用した場合，プロベネシドが酸
性薬物と同じ陰イオン輸送系で分泌される薬物のため，輸送系での競合が起
こり，酸性薬物の分泌が阻害されて血中に残ることにより血中濃度が維持さ
れて作用が持続する．この相互作用を利用して，酸性薬物のペニシリンとプ
ロベネシドを併用してペニシリンの血中濃度を維持することもある．

塩基性薬物とキニーネ（抗マラリア薬）を併用した場合，キニーネが塩基
性薬物と同じ陽イオン輸送系で分泌される薬物のため，競合が起こり，塩基
性薬物の分泌が阻害されて血中濃度が維持される．

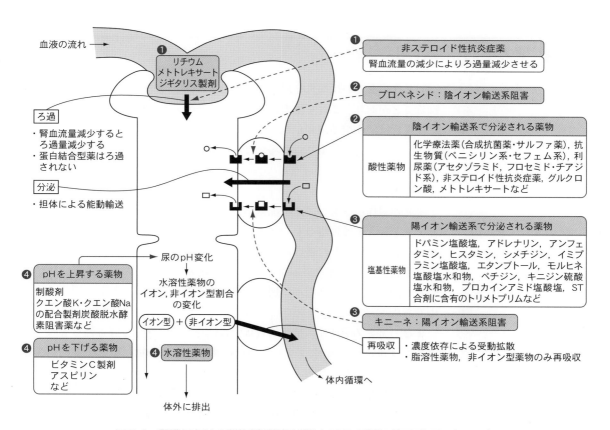

図 7-6　腎臓における薬物相互作用（数字が同じ薬物が相互作用を起こす）

また，プロカインアミド塩酸塩（抗不整脈薬：頻脈の治療薬）使用時に，シメチジンを併用すると，陽イオン輸送系の競合によりプロカインアミドの尿細管への分泌が阻害され，プロカインアミド塩酸塩の薬効が増強し，低血圧・徐脈を誘発することがある.

(3) 尿の pH の変動による薬物の再吸収増加（尿への移行率の減少）

尿細管中から毛細血管中へ再吸収されるのは脂溶性の高い薬物で，水溶性薬物の場合は非イオン型のものである. 非イオン型薬物とイオン型薬物の割合は，尿細管中の pH により変化し，尿細管中の非イオン型の薬物が多くなるほど再吸収されやすくなる.

たとえば，制酸薬とキニジン硫酸塩水和物（抗不整脈薬）を併用した場合，制酸薬によって尿細管腔中の pH が変化してアルカリ化し，塩基性薬物キニジン硫酸塩水和物の非イオン型が増え，尿細管腔から血液への再吸収が増加するので，腎臓での排泄が少なくなり，キニジン硫酸塩水和物の薬効作用持続がみられる.

2）腎における薬物の作用減少への因子

上記の（1），（2），（3）の状態と逆になると血中濃度が減少するため，作用持続が低下する.

B 薬力学的相互作用

同じ作用あるいは類似作用をもつ薬物を併用した場合はその作用が増強されることがあり，これを協力作用という. また反対の作用をもつ薬物を併用した場合は，作用の減弱が起こることがあり，これを拮抗作用という. したがって複数薬物の併用を行う場合は注意が必要である. 以下に，協力，拮抗の例をあげる.

(1) 協力作用

①筋弛緩作用をもつアミノ配糖体系抗生物質（ストレプトマイシン硫酸塩，カナマイシン一硫酸塩など）と末梢性筋弛緩薬（スキサメトニウム塩化物水和物など）を併用した場合，筋弛緩作用が増強する. これは，アミノ配糖体系抗生物質が運動神経終末への Ca^{2+} の取込みを阻害し，アセチルコリンの遊離を抑制して骨格筋収縮に関係するニコチン受容体への刺激を抑制するためである.

また，アミノ配糖体系抗生物質は腎毒性をもつ. 同じく腎毒性をもつフロセミド（利尿薬）・シスプラチン（抗癌薬，白金化合物）などを併用すると腎毒性の増強がみられる.

②アレルギー治療に使用される抗ヒスタミン薬は中枢神経抑制作用や抗コリン作用をもつ. そのため，抗ヒスタミン薬と中枢神経抑制作用のある睡眠薬を併用した場合に，中枢神経抑制作用が増強する. また，抗ヒスタミン薬

と抗コリン作用をもつ抗パーキンソン病薬を併用した場合，抗コリン作用が増強して腸管麻痺などの副作用が現れやすくなる．

③糖尿病治療に使用する薬物（インスリン製剤など）の服用中にβ遮断薬を使用すると低血糖からの回復が遅くなる．糖尿病治療薬は体内のインスリンを増加させ，低血糖の状態をつくりだす（β_1受容体刺激でインスリン分泌が増強される）．通常生体では低血糖になると副腎髄質からアドレナリンを分泌し，肝臓のβ_1受容体を刺激して糖新生を促進し，β_2受容体を刺激してグリコーゲンを分解し，血液中のブドウ糖を増やす．β遮断薬の投与はこのβ_1，β_2受容体への刺激を抑制するため血糖値が上昇しなくなる．

●食物と薬物の相互作用

中枢神経抑制作用を有する薬物（抗精神病薬，向精神薬，睡眠薬，鎮痛解熱薬，中枢性骨格筋弛緩薬，麻薬性鎮痛・鎮咳薬，抗ヒスタミン薬，β遮断薬など）を服用しているときに飲酒すると，アルコールの中枢神経を抑制する作用の増強がみられる．そのため，急性アルコール中毒を発症し，死に至ることがある．

(2) 拮抗作用

喘息治療中に抗高血圧薬としてβ遮断薬を使用すると喘息発作が起こることがある．したがって使用禁忌である．

●食物と薬物の相互作用

ワルファリンカリウム服用時にビタミンKを豊富に含む納豆や緑黄色野菜を摂取するとワルファリンカリウムの薬効が減弱する（メカニズムは各論6章血栓症を参照）．

睡眠薬を服用中にコーヒー，ココア，チョコレートなどを食べたり，飲用したりすると相互の作用による拮抗（中枢神経の抑制と興奮）ならびにテオフィリン（利尿）による睡眠薬の排泄促進によって睡眠が困難になる．また中枢の疾患に対する治療中に飲酒をすると，アルコールによる利尿作用や，睡眠作用のステージすなわち麻酔Ⅰ・Ⅱ・Ⅲ期のステージにさらに中枢抑制期の作用が加えられるので麻酔期のステージを誤ることがあるので，飲酒を慎む必要がある．

●ワルファリンカリウム
p. 216

第8章 副作用・中毒

■ 薬物による有害作用

　医原病とは，本来の病気とは別に，医療行為によって患者に病的状態が起こることをいう．たとえば医療器具（ベッド，松葉杖，コンタクトレンズなど），放射線治療時の放射線による被曝，内視鏡操作時の出血，医療スタッフが患者に精神的なストレスを与えて疾患が悪化した場合，臨床検査時の血管造影剤などによる合併症，あるいは薬物治療法時の副作用によって起こる病気などさまざまなものがある．そのなかで特に薬物治療を行うときの薬物によって起こる病気を薬原病ということもある．

　薬物による有害作用は副作用・中毒などによって生じるので，薬物によって発症した不可逆的な病態の場合には，単なる副作用だと考えないで注意をする必要がある．薬物における副作用や中毒（アナフィラキシーショックなど）で死に至ることもある．

　老年期になると老化現象によって日常生活の活動性が低下してくる．高齢者によくみられる起立性低血圧，易転倒，骨折，自信喪失，うつ状態，せん妄状態，パーキンソン様症状，失禁などを起こし，寝たきり状態になることがある．また，病気の治療に種々の治療薬を服薬して薬物起因による副作用を発症する．たとえば，ベンゾジアゼピン系薬（55〜57頁参照）によって日常生活の低下を生じ，"寝たきり"状態になることもある．このように薬物過剰の主因による副作用なのか，病状の治癒による高齢者の正常機能すなわち老化現象なのか，紛らわしい症状がみられることがある．上記の骨折1つをとっても，老化によって骨粗鬆症になり，骨折しやすい身体状態になっている．そこへ上記のことが複合して転倒し，骨折を起こすこともあるので，鑑別が困難になる．

② 副作用

(1) 副作用の発現機序

　各番号のあとの作用発現の起因により副作用が発生する．①過剰量服薬（たとえば降圧薬，血糖降下薬），②不耐性・閾値の低下（少量の下剤による下痢），③標的外組織における標的分子（受容体）〔亜硝酸薬（冠動脈拡張薬）による頭痛，降圧〕，④標的分子の多機能性〔胃潰瘍治療薬（抗コリン薬）による口渇，排泄障害〕，⑤標的分子に対する低選択性〔抗うつ薬による眠気（ヒスタミンの受容体），便秘（アセチルコリン受容体）〕，⑥二次的作用（抗生物質による菌交代症），⑦薬物相互作用（ベンゾジアゼピン系薬とアルコールによる中枢神経障害，ニューキノロン系抗菌薬による抗GABA作用がNSAIDsによって増強されて痙攣を発症など）などである．

表 8-1　肝障害を起こす薬

中毒性肝障害：用量依存型	
肝細胞傷害〔肝細胞炎症・壊死など，急性肝炎に類似して AST（GOT），ALT（GPT）の上昇，ALP の軽度の上昇〕	NSAIDs（アセトアミノフェン），ループ利尿薬（フロセミド）
胆汁うっ滞肝障害（胆汁流出障害・黄疸など，直接ビリルビン・ALP・γ-GTP の上昇）	男性ホルモン製剤（メチルテストステロン），女性ホルモン
アレルギー性肝障害：体質依存型	
肝細胞傷害	NSAIDs（アセトアミノフェン，インドメタシン，メフェナム酸），抗結核薬（イソニアジド，リファンピシン，エタンブトール塩酸塩），抗うつ薬（イミプラミン塩酸塩），抗生物質（クリンダマイシンリン酸エステル，クロラムフェニコール，アミノベンジルペニシリン類，テトラサイクリン類），抗てんかん薬（トリメタジオン），抗癌薬（メトトレキサート）など
胆汁うっ滞肝障害	痛風治療薬（アロプリノール），抗不整脈薬（アジマリン），抗生物質（エリスロマイシン），抗精神病薬（クロルプロマジン塩酸塩，ハロペリドール），白癬治療薬（グリセオフルビン），解熱鎮痛薬（スルピリン），抗てんかん薬（フェニトイン），抗結核薬（リファンピシン）など

(2) 肝障害

　経口投与された食物あるいは薬物は小腸から吸収され，門脈を経て肝臓に運ばれて代謝される．すべての吸収された食物あるいは薬物は肝細胞に接触し，代謝酵素の働き（活性）によってその一部が代謝を受けて代謝産物を生じる．このため肝細胞は薬物・代謝産物・代謝酵素の影響を受けることになり，薬物や代謝産物の毒性，酵素活性の変化などにより肝細胞の変性・壊死が可逆的あるいは不可逆的に起こる（中毒性肝障害）．おのおのの細胞において機能低下または機能壊死を生じ，細胞の機能障害の程度に差が生じるので，副作用あるいは中毒の発症の有無に差がみられる．

　薬物の肝細胞内での代謝は，主にミクロソームに含有されるチトクロム P-450 により行われ，そのほかミトコンドリア，細胞質基質，リソソームなどに存在するさまざまな酵素によっても行われる．これら肝細胞内に存在する酵素に対する薬物の作用強度あるいは曝露時間によって，細胞機能障害に強弱がみられる．

　また，患者の体質によっては，薬物が肝細胞内のある物質と結合し，抗原となり，免疫反応により肝障害が起こることもある（アレルギー性肝障害）．

　表 8-1 に肝機能障害を起こす薬物をあげる．

(3) 腎障害

　薬物代謝は大部分が肝臓で行われるが，一部腎臓・肺・消化管・血漿などにも代謝酵素が存在する．また，薬物は主に腎臓より尿として排泄（解毒）されるが，その他にも肺より呼気，汗腺・消化管・乳腺などより分泌物として排泄される．一方，消化管より吸収されない場合には糞便として体外に排泄される．腎障害により排泄能力が低下するので，薬理作用をもつ活性型の薬物血中濃度がなかなか減少せず，予想以上に薬理作用が持続する．また，

表 8-2　腎障害を起こす薬

(1) 急性腎不全	
①腎前性（血流障害）	NSAIDs・抗菌薬・抗癌薬（マイトマイシン C）・免疫抑制薬（シクロスポリン）・抗リウマチ薬・造影剤・ACE 阻害薬
②過敏性（急性）間質性腎炎	βラクタム系抗生物質・NSAIDs（アセトアミノフェン）・抗菌薬（ニューキノロン系）・利尿薬・ヒスタミン H_2 受容体遮断薬（シメチジン）
③急性尿細管壊死	抗生物質（アミノ配糖体系・βラクタム系・バンコマイシン塩酸塩），抗真菌薬（アムホテリシン B），抗癌薬（シスプラチン）
④腎後性（尿細管腔・尿路閉塞）	抗ウイルス薬（アシクロビル），抗癌薬（メトトレキサート），造影薬
(2) 過敏性（慢性）間質性腎炎	βラクタム系抗生物質・NSAIDs・抗菌薬・利尿薬・ヒスタミン H_2 受容体遮断薬
(3) 糸球体障害（膜性腎症型・微小変化型ネフローゼ）	抗リウマチ薬（ペニシラミン，ブシラミン，金チオリンゴ酸ナトリウム），NSAIDs，抗結核薬（リファンピシン），プロベネシド，ACE 阻害薬（カプトプリル）

腎糸球体でのろ過機能の低下により，通常はろ過されない血漿蛋白が体外に流出する．血液中の血漿蛋白濃度が低下するので，血漿蛋白結合率が低下して遊離型の薬物が増えるため，薬理作用が増強されて中毒症状が現れやすい．

　また，心臓から 1 分間に約 5 L（安静時の毎分心拍出量）の血液が拍出されており，腎臓（毎分心拍出量の 20%）・心臓（毎分心拍出量の 4%）・肝臓（毎分心拍出量の 24%）・脳（毎分心拍出量の 13%）などへ多量の血液が流れている．肝臓の重量は 1.5 kg に対して腎臓は 0.3 kg であり，同じ重量で比較した場合は，腎臓のほうがはるかに多くの血液が流れていることになる．このため同重量の機能不全が起これば，肝臓より腎臓のほうがますます機能への負担は大きくなり，相乗的に機能への影響が現れる．

　表 8-2 に腎機能障害を起こす薬物をあげる．

(4) 心障害

　心拍出量（心臓から全身に送られる時間あたりの血液量）の低下によって，各組織への血流量が低下するので，たとえば，①肝臓で代謝されやすいリドカインなどの薬物では代謝される薬物が少なくなり，活性型の薬物血中濃度が上昇し，薬理作用が強まる．②腎臓で消失しやすいジゴキシン，ストレプトマイシン硫酸塩などは排泄が減るので，薬物血中濃度が低下せず，薬効が持続する．

(5) 副腎皮質ステロイド薬の副作用

　ステロイドの副作用はステロイド薬の薬理作用（糖・脂質・蛋白代謝や水・電解質のバランスに対する作用，視床下部・下垂体系に対する作用，抗炎症・免疫抑制作用）によって引き起こされるが，副腎皮質機能の抑制・副腎萎縮のほうが強く現れる．

　副腎皮質ステロイド薬の治療によって症状がなくなるにつれて，副腎皮質が萎縮するので，服薬中止とともに，①離脱症候群（不安・発熱・関節痛・脱力感など），②副腎不全に陥ることがある．

　この他にも，③肝臓での糖新生促進による高血糖（糖尿病の誘発・増悪），

参考　一般にステロイド薬という場合は糖質コルチコイドの薬物をさすことが多い．

➡副腎皮質ステロイド薬（ステロイド性抗炎症薬）
　作用機序
　総論　図 6-6 p.50
　RA p.123
　SLE p.125
　シェーグレン症候群 p.127
　ITP p.128
　腫瘍 p.142
　亜急性甲状腺炎 p.154
　アルコール性肝障害 p.165
　喘息 p.264
　皮膚疾患 p.277

④筋無力（筋肉痛・四肢の筋肉組織の萎縮），⑤脂質異常症（動脈硬化・高血圧・狭心症・心筋梗塞），⑥満月様顔貌（赤いほほ・ムーンフェイス），⑦脂肪沈着による中心性肥満（体重増加・野牛肩・腹部脂肪），⑧骨粗鬆症（骨折），⑨多毛，⑩精神症状（多幸性・うつ病・不眠・興奮），⑪防衛力の減退による易感染性（炎症），⑫浮腫，⑬粘膜・内皮細胞の修復力不全による消化性潰瘍・出血・あざ・傷の修復困難，⑭アナフィラキシー様症状（ショック・循環虚脱・不整脈・心停止）などを起こしやすいので，連用時には注意を要する.

(6) 薬物アレルギー

薬物アレルギーとは，薬物による副作用のうち免疫系の機序により引き起こされ，全身的，局所的な障害を引き起こすものをいう.

➡抗生物質 p. 104
抗てんかん薬 p. 174

ペニシリンやセフェム系抗生物質などによるアナフィラキシーショックや，抗てんかん薬による全身性エリテマトーデスなどさまざまなものがある.

薬疹は患者の体質によってどの薬剤でも出現する可能性がある. そして薬剤を中止しても数日ないし1週間は徐々に増悪することもある. 皮疹の型により検査しても陽性率は異なる.

全身に発症する薬物アレルギー，特にアナフィラキシー反応の予防のために既往歴，皮内試験（抗原液の0.02〜0.1 mLを皮内注射後，15〜30分に判定），貼付試験（24〜48時間後に判定，湿疹型，固定薬疹で陽性率が高い，光線過敏症型薬疹では24時間後判定），リンパ球刺激試験，微量内服試験などを行う. しかし，皮内試験，貼付試験などが陰性あるいは3日前に中止した薬剤を使用した場合であっても必ずしも安全とはいえない. また，人によっては予防試験中に皮疹の発症がないとは言い切れないので注意を要する. なお，アナフィラキシーショックでは死亡することもあり，予防やショック時の応急処置も知っておく必要がある.

③ 中毒

中毒とは，治療目的以外に用いられた薬物（医薬品），ガス（サリン，塩素ガス，シンナー，一酸化炭素ガス，有機溶媒），農薬（有機リン）あるいは生活環境・日常生活における建材，ヘビ・ハチ，化粧品，食べ物（ふぐ，毒きのこ，酒，タバコなど）などといった原因物質により，生体に機能的障害が引き起こされることをいう.

医薬品においては，治療，診断，予防などの目的でヒトに使用した際に生じた副作用，また，予想（予期）もしていなかった有害な反応は薬物有害反応とよばれ，生理機能が損なわれた場合や，自殺（2012年の死因で第7位）などの企図，投薬ミスあるいは気がつかないで長期間にわたって大量に服用された場合などは中毒（急性中毒，慢性中毒）とよばれ，区別される. 認知症の老人あるいは乳幼児による誤飲（タバコ，酒，ゴキブリ団子など）や無知による誤食（毒きのこ，山菜など），咬傷などによっても中毒が生じる.

症状が改善せずやむなく投与される薬剤の量や種類が多くなって，また長

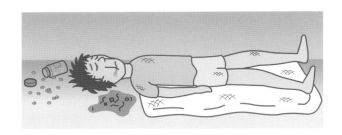

図8-1　中毒者の部屋の散乱状況

期投与により薬物依存症となる．そして病気治療に悲観的になり，自殺を試みる．この原因を少なくするには，薬物依存症に対する診療の質の向上，薬剤師を活用した声かけの推進，レセプトなどを活用した重複処方の防止，過量服薬のリスクが高い患者に対する丁寧な診療などが必要になる．

1）原因物質の推定・同定

　中毒時の処置としては，まず生命への危険を考えて処置を行い，原因物質を体外へ除去しなければならない．すなわち，急性中毒に対する処置は，①毒物の吸収を少なくし，②吸収された毒物をすみやかに体外へ排出させ，③当面の中毒作用に拮抗する物質を投与する，ことである．

　中毒の原因物質の推定は，病歴や周囲の状況（日頃服用している治療薬，業務上取り扱っている化学物質，発見場所にあった空き缶や瓶，患者の吐物や服装，友人関係，居住している部屋の状態など）から可能な場合が多いので，注意深く聴き取る必要がある（**図8-1**）．しかし，まったく不可能な場合もある．

　薬物が原因の場合には，残された薬物の容器やラベルが手掛かりになるが，中毒に特有の臨床症状からも推定できることがある．たとえば，縮瞳しているときにはモルヒネ塩酸塩水和物などの麻薬や有機リン剤などを，散瞳しているときにはコカインや覚せい剤，三環系抗うつ薬，抗コリン薬，交感神経作動薬，抗ヒスタミン薬などを考える．しかし，これら中毒の臨床症状のみで診断し，原因物質を同定できるのは限られているのが現状である．そのため，血液，尿，胃内容物などのサンプルを採取し，原因物質の同定に努める必要がある．

　図8-2に，中毒物質の胃腸，血液への作用と作用部位（症状）を示す．

2）未吸収物質の除去

　中毒物質を経口摂取した場合には，未吸収物質を除去することは非常に有効であり，それには以下のような方法がある．

(1) 催吐

　催吐の適応は，原因物質の摂取後2時間（現在では4時間以内という人もいる）以内で，意識がはっきりしている場合である．

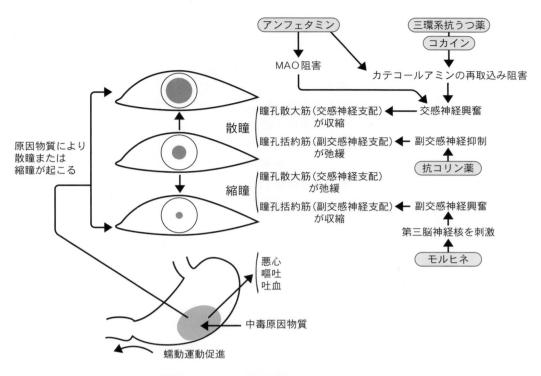

図 8-2　中毒原因物質の違いによる散瞳と縮瞳（血液を介した全身作用の一部）

　　催吐の方法には，咽頭・舌根部を物理的に刺激する方法と催吐薬による方法がある．ただし，意識不明の場合に催吐を行うと誤飲することがあるので，注意が必要である．

　　活性炭あるいは万能解毒剤（活性炭 2，酸化マグネシウム 1，タンニン酸 1 の割合の混合物）は，ティースプーン 2〜3 杯にコップ 1 杯の水を加え，よく混ぜてから飲ませて吐かせる．これは，摂取後 1〜2 時間でも，多少は排出できる．

　　禁忌は，昏睡，痙攣などで気道の反射が低下している場合，および腐食性物質や揮発性物質を摂取した場合，鋭利な部分のある異物を摂取した場合などである．

(2) 胃洗浄

　　毒物が経口摂取された場合には，通常，前述のように吐かせたり，胃洗浄を行ったりする．ただし，意識のない者や意識があっても強酸や強アルカリで消化管に腐食のあることが予想される場合（腐食性物質や揮発性物質の摂取），またイレウスや穿孔など消化管に異常のある場合（消化管出血，消化管穿孔など）には禁忌である．

　　胃洗浄は，多量の水あるいは食塩水を飲ませたあと，本人に指を咽頭に入れさせて吐かせるか，患者を左下側臥位でやや頭部を下にして，なるべく太い胃チューブを挿入し，生理食塩水あるいは微温湯（1 回に 200〜300 mL，小児は 10 mL/kg）を注入して排出液が清澄になるまで行う．通常，洗浄液

は数 L 程度必要である.

　小児や胃切除の既往歴のある患者では, 胃洗浄実施時の穿孔に注意する.
また, 致死量に及ぶ毒物摂取後 60 分以内で, 患者が意識障害の場合には,
挿管などに際しては気道を確保してから行う.

　洗浄液に活性炭を混合して用いると, 消化管内の毒物を吸着するが, 非常
に飲みにくいので嘔吐を誘発することがある. そのため腐食性物質などが原
因の場合には胃チューブあるいは経鼻胃管を用いて注入する. また, カルバ
マゼピン, フェノバルビタール, キニン, テオフィリンなどの場合には, 吸
収された毒物の腸肝循環を阻止する目的で活性炭を繰り返し投与する.

　胃内容物は原因物質を分析するために保存しておく.

(3) 吸着剤

　活性炭は, 弱酸性・中性・弱アルカリ性のほとんどすべての物質を吸着す
る. ただし, リチウムやシアンはあまり活性炭に吸着されない. 原因物質摂
取後, 早い時間に投与すると吸着効果がよい. また, 活性炭を繰り返し用い
ると, 多くの中毒物質を除去できることが多い.

(4) 下剤, 腸洗浄

　摂取後数時間経過し小腸より下部に移行した物質を取り除くには, 塩類下
剤 (30 g 硫酸マグネシウム, 硫酸ナトリウムなどを約 120 mL の水に溶かす)
を与える. ただし, 電解質の異常を起こしやすいので, 注意を要する. 下剤
は活性炭と併用するとよい.

　適応は, 腸溶錠あるいは徐放剤の大量摂取, 鉄, 鉛, スズの中毒量摂取,
非合法薬剤のパックの飲み込み (密輸目的で覚醒剤などをビニール袋に小分
けしたもの) などである. 禁忌は消化管蠕動の低下時, 消化管の閉塞・穿孔,
腸閉塞, 消化管の手術や外傷後, 腐食性物質の摂取時, 循環動態の不安定時,
および気道反射の低下時, などである. 低血圧, 循環血液量の低下時, 電解
質異常の場合も下剤は禁忌で, 乳幼児や高齢者では特に注意が必要である.

(5) 排泄と吸着

　腎臓からの排出を促進させるため, 浸透圧利尿薬 (D-マンニトール) や
ループ利尿薬 (フロセミド) を投与して, 利尿作用により排泄を促す. 腎毒
性および腎臓からの排出が悪い場合は, 血液透析や活性炭による吸着を行う.
また, 中毒物質排出促進のためには尿の pH を変えることも必要であり, 尿
アルカリ化薬には炭酸水素ナトリウム (例:フェノバルビタール中毒), 尿
酸性化薬には塩化アンモニウム (例:アンフェタミン中毒) などがある. サ
リチル酸系薬, バルビツール酸系薬など弱酸性の薬物の場合には, 尿のアル
カリ化により排出が促進される.

(6) 解毒薬

　毒物に特異的な解毒薬, 遮断薬がある場合には, それらを投与する. 表
8-3 に原因物質別に示す.

表 8-3　原因物質別解毒薬

原因物質・中毒	解毒薬
A．睡眠薬	メジマイド
B．モルヒネ	ナロキソン塩酸塩，レバロルファン酒石酸塩
C．重金属 　1．ヒ素，水銀，金，銀，アンチモン，蒼鉛，コバルト，ニッケル 　2．ヒ素などの各種薬物，自家中毒 　3．銅，水銀，鉛 　4．急性鉄中毒	Ca-EDTA（エチレンジアミン四酢酸）薬 ジメルカプロール，メルカプト酢酸 チオ硫酸ナトリウム水和物 D-ペニシラミン デフェロキサミンメシル酸塩
D．農薬 　1．有機リン剤 　2．有機フッ素剤	プラリドキシムヨウ化物，アトロピン硫酸塩水和物 アセトアミド，高張ブドウ糖
E．一酸化炭素ガス	メチルチオニニウム塩化物水和物
F．一般中毒 　1．食中毒，その他一般中毒 　2．薬物中毒，自家中毒 　3．メチルアルコール，サルファ剤 　4．一般解毒，利尿	グリチルリチン グルタチオン 炭酸水素ナトリウム注射薬 PVP（ポリビニルピロリドン）

第9章 薬物の保管・管理

1 毒薬・劇薬

　医薬品および化学物質の毒性の強さの判断基準として，医薬品は医薬品医療機器等法では毒薬，劇薬に，医薬品以外の化学物質は毒物及び劇物取締法で毒物，劇物と指定され，それぞれ取扱いが規定されている．薬事法「第7章 医薬品等の取扱い」では，毒薬及び劇薬の取扱い，医薬品の取扱い，医薬部外品の取扱い，化粧品の取扱い，医療用具の取扱いなどについて記載されている．

　毒薬，劇薬，普通薬の毒性強度，表示，管理について**表9-1**にまとめた．

　医薬品を管理する場合，個々の薬物について毒薬，劇薬，麻薬などの規制区分，貯蔵法，使用期限，有効期間などを知らねばならない．これらの情報は，主に添付文書中の「取扱い上の注意」に記載されている．

2 麻薬・覚せい剤

　精神状態に変調（快楽感，幻覚など）をきたして精神障害や依存を生じやすい薬物や化学物質については取締法が制定されている．これらには，麻薬

表9-1　普通薬，劇薬，毒物の毒性強度，表示，管理

		普通薬	劇 薬	毒 薬
毒性強度	経口投与 LD_{50}	>300 mg/kg	30〜300 mg/kg	≦30 mg/kg
	皮下投与 LD_{50}	>200 mg/kg	20〜200 mg/kg	≦20 mg/kg
	静脈内投与 LD_{50}	>100 mg/kg	10〜100 mg/kg	≦10 mg/kg
表示・管理	表示		直接容器または被包に，白地に赤枠・赤字で品名および"劇"の文字を記載	直接容器または被包に，黒地に白枠・白字で品名および"毒"の文字を記載
	ラベル		0.025mg | PTP 100錠　劇 日本薬局方 ジギトキシン錠　ジギトキシン錠「シオノギ」0.025mg	毒 日本薬局方 臭化ジスチグミン錠 ウブレチド®錠
	保管場所，施錠	鍵の規定なし	鍵の規定なし 他の薬物と区別する	鍵がかかる場所に保管 他の薬物と区別する
	薬物例		アセトアミノフェン（解熱鎮痛薬） フェノバルビタール（催眠薬） インドメタシン（非ステロイド抗炎症薬） カフェイン（中枢興奮薬） アトロピン硫酸塩水和物（注射） ジギトキシン（強心薬） など	アトロピン硫酸塩水和物（粉末） ジスチグミン臭化物（コリンエステラーゼ阻害薬） カルボプラチン（抗癌薬白金化合物） ニトロプルシドナトリウム水和物（血圧降下薬） など

LD_{50}：50％致死量．動物実験による急性毒性値で，薬物を投与された動物の50％が死亡するとみられる薬量のこと

及び向精神薬取締法，覚せい剤取締法，毒物及び劇物取締法，あへん法，大麻取締法などがある．治療薬として用いられるものは麻薬，向精神薬，覚せい剤であり，治療以外の業務で用いられるものに毒物・劇物，シンナー・トルエン（有機溶媒）などがある．その他に，大麻（マリファナ），エクスタシー，LSD（幻覚発現薬）などがある．

　麻薬や覚せい剤は，人に勧められたり好奇心からその使用を始めたりすると，薬物による快楽感を感じる（正の負荷）ようになり，その使用がやめられなくなって依存（精神的依存）が形成される．さらに進むと，連用していた薬物が体内にないと退薬症状（かつては禁断症状といわれていた）が生じ，その苦痛のため薬が欲しくなり（身体的依存，負の負荷），薬物を乱用するようになる．このようになると個人的・社会的にも悪影響を及ぼすこととなり，薬物の取得を目的として売春，恐喝，強盗などの犯罪に走る危険性が生じるため，前記のような取締法がつくられた．

1）麻薬および向精神薬

（1）麻薬

　麻薬の取り扱いは厳重な管理のもとに行われなければならない．その取り扱いには一定の資格が必要で，医師・薬剤師などでは都道府県知事に申請し，知事から許可されて麻薬取扱者の免許を取得した人に限られる．

　使用にあたっては，医師は必ず麻薬処方箋に従って処方し，病名，主要症状と使用した麻薬の品名および数量，年月日を診療簿に記載し，保管しなければならない．一度調剤された麻薬，持続注入ポンプに注入された麻薬・残液は，麻薬管理者（医師，薬剤師など）の責任で下水放流か焼却処分とする．

　麻薬の保管は麻薬以外の医薬品（覚せい剤を除く）と区別し，鍵をかけた堅固な設備内に貯蔵しなければならない（**図9-1**）．また盗取（盗難），滅失（紛失）などの事故が生じた場合には，ただちにその麻薬の品名，数量などを都道府県知事に届け出なければならない．

（2）向精神薬

　向精神薬は一般処方箋に準じて調剤を行う．譲り渡し，譲り受け，または廃棄した場合には，その向精神薬（第三種向精神薬を除く）の品名，数量ならびに年月日を帳簿に記載する．廃棄は，一般の人が回収の困難な方法で行えばよい．

　保管は，向精神薬取扱者が盗難防止のために鍵をかけた設備内で貯蔵する．

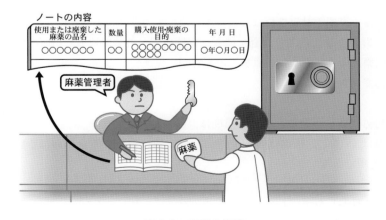

図9-1　麻薬の保管

2）覚せい剤

覚せい剤の調剤は覚せい剤施用機関において診療に従事する医師が行い，直接患者に交付する．管理は麻薬と同様に取り扱えばよいので，麻薬と一緒に保管できる．

3 放射性医薬品

放射性医薬品を使用する医療機関では，病院または診療所の管理者が装置または器具の1週間あたりの延べ使用時間を帳簿に記載し，1年ごとに帳簿を閉鎖し2年間保存する．また，放射性医薬品の入手，使用，および廃棄に関しては別の帳簿に記載し，1年ごとに閉鎖して閉鎖後5年間保存する．

放射性医薬品の場合，長期間保管することはほとんどないが，みだりに持ち出さないように，貯蔵箱は建物に固定し，鍵をかける．

気体および液体の廃棄物では，排液中および排気中の放射性同位元素の3カ月間の平均放射線量は各放射性医薬品について法令で定める線量以下とする．固体のものは，放射性廃棄物回収業者に委託する．

4 医薬品

医薬品はその有効性と安全性を確保するために，保管場所の温度，湿度，光線などに注意しなければならない．品質の確保のために，日本薬局方では貯蔵容器，温度，湿度，使用期限，有効期限などについて規定している．

（1）貯蔵容器

医薬品を保管するための容器については，以下のように規定されている．

①密閉容器：外部から固形の異物が混入するのを防ぎ，内容医薬品の性状・品質が損失しないように保護できる容器（例：紙袋，箱）

②気密容器：液状または固形の異物や水分が侵入して内容医薬品の性状・品質が損失しないように，また風解・潮解したり，あるいは蒸発したりしないように保護できる容器（例：ガラス瓶，かん，プラスチック容器）

③密封容器：気体の侵入するおそれのない容器（例：アンプル，バイアル，エアゾール剤の容器）

④遮光容器：容器の材質または容器に施した包装の特性により，内容医薬品に対して影響を与える光の透過を防ぎ（容器自体，外装で遮光），規定された内容医薬品の性状および品質を光の影響から保護できる容器（例：注射剤用の着色ガラス容器）

（2）温度

日本薬局方通則に規定されている温度は，標準温度は20℃，常温は15〜25℃，室温は1〜30℃，微温は30〜40℃，冷所は別に規定するもののほか，1〜15℃の場所である．

（3）湿度

医薬品には吸湿しやすいもの（ジアスターゼ，パンクレアチン，乾燥甲状腺末など）があり，梅雨期および夏季には湿潤液化に注意して保存する．

(4) 使用期限

医薬品医療機器等法に「使用の期限」として規定され，厚生労働大臣の指定する医薬品（一般的に分解しやすい成分）では，その使用の期限が直接，容器などに記載されている．なお，指定された医薬品でも長期保存試験や加速試験の結果により，3年を超えて安定性が保証されたものは使用期限の表示がない．

(5) 有効期間

医薬品が製造されて使用されるまでの期間は通常3年以内とされているので，3年以内に分解または変質，腐敗するおそれのある医薬品は品質の保証できる期間が記載されている．

また，有効期間とは日本薬局方および医薬品医療機器等法にもとづいて定められた基準であり，有効期間を定めなければならない医薬品（生物学的製剤，抗生物質製剤およびその他保健衛生上特別の注意を要する医薬品）については，個々に有効期間が定められている．

(6) 包装

同一成分の薬物でも，経口剤，注射剤などのように剤形によってその投与経路は異なるので，承認されている「効能・効果」と異なることがある．そのため，薬物の使用にあたっては，その薬剤の包装箱に記載されている用量，注意事項，効能・効果などを確認することが必要である．

医薬品の包装は，内容医薬品を保護することにより品質の低下（湿気）を防ぐだけではなく，服用の際の便利性をも有している．PTP包装（press through package）やSP包装（strip package）などがあり，これらの包装には，製薬メーカーのマークや薬品名の記号などが記載されているので，このマークや記号から薬物名を知ることができる．

包装の種類（図9-2）

● PTP包装

包装材にはヒートシール（熱接着）性と防湿性のあるポリエチレンフィルムと，セロファンやアルミ箔などを積層状にしたラミネートフィルムが用いられ，錠剤，カプセル剤，トローチ剤，坐剤などの包装に利用される．散剤などの包装には不向きである．

● SP包装（ストリップ包装）

包装材にはポリエチレンなどのプラスチックフィルムが用いられ，錠剤，カプセル剤などがユニット化されたものであり，通常は帯状に連なっている．

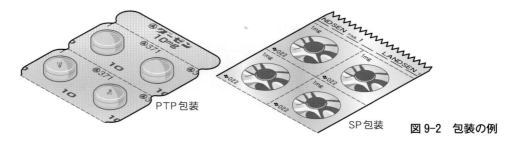

PTP包装

SP包装

図9-2　包装の例

第10章 薬物と臨床検査

■1 薬物血中濃度モニタリング

　薬物血中濃度モニタリング（therapeutic drug monitoring：TDM）とは，血液中の薬物濃度を測定し，その結果にもとづいて個々の患者に合わせた薬物の投与計画を立案するための手段である．有効域が狭く，血中濃度と副作用の強度や発現頻度との間に関連性がある薬物などの投与に際しては，有効性と安全性を確保するために行う．有効域とは，総論2章で触れたように薬理作用を示す最小濃度である最小有効濃度と，中毒などを発現する最小濃度である最大有効濃度の間をさす．有効域が狭いと過剰投与による中毒などを発症しやすくなる．したがって，血中濃度を測定し，中毒症状を発しないよう監視することが必要となる．また，患者のノンコンプライアンス（服薬指導が守られないこと）をみるのにも役立つ．

　モニタリングが必要な代表的な薬物には，ジギタリス製剤，テオフィリン，アミノフィリン水和物などの気管支拡張薬，抗てんかん薬，アミノ配糖体系抗生物質，シクロスポリン，タクロリムス水和物などの免疫抑制薬，ハロペリドール，炭酸リチウムなどの精神病治療薬などがある．また，これらについては保険診療報酬上の特定薬剤治療管理料が支払われる．

血液の採取（採血）

　薬物血中濃度を測定するために行う採血は，薬物を長期間連続投与している場合には，定常状態における最低血中濃度時（朝の服薬直前）に行う．点滴静注の場合には，注入開始後，投与薬の生物学的半減期（$T_{1/2}$）の4〜5倍の時間に採血する．採血は，投与した側と反対側の腕または足から行う．また，注射器を強く吸引すると溶血を起こすので，ゆっくり採血する．

　採血後はすみやかに検査をする．保存する場合，1週間以内なら冷蔵保存，それ以上の期間の場合は冷凍保存にする．また，解凍時には，試料温度を室温に戻して，均一になるように混和する．

■2 検査値に対する薬物の影響

　治療薬そのものや，ほかの医師による処方薬，大衆薬などの服用，あるいは職場での化学物質の曝露などに影響されて，本来，その疾患でみられるべき検査値の変化が正確に反映されていないことがある．医療者にとっては検査値の評価，ひいては診断を誤る可能性が高くなる．また，服薬により尿，便などに色調の変化が起こると患者は不安を感じ，検査値に疑問をもつこともある．検査結果が届いたとき，パニック値がみられたらただちに主治医に報告する．

　検査値に対する薬物の影響は直接妨害と間接妨害の2つに大別される．

　　直接妨害は，検査方法そのものに対する影響である．たとえば，服用した薬物が尿中に排出され，その尿中の薬物のために種々の尿検査法で偽陽性や偽陰性を示すことがある．また吸光光度法，分光光度法，蛍光光度法といった光学的測定法に影響を及ぼす薬物もある．

　　間接妨害は，薬理作用により臓器（肝臓，腎臓）の障害，酵素（代謝活性の誘導・阻害）・物質の産生や分泌の変化，結合部位の競合などが起こった結果，検査値に生じた変化のうち，治療薬として期待される効果以外の検査値への影響のことである．

　　検査値への薬物の影響は，一般検査，血液検査，生化学的検査，生理機能検査，微生物検査，免疫・血清検査など，さまざまな臨床検査に及ぶ．ここでは，一般検査である尿・便検査を中心に述べる．

1）尿の色調変化

　　健常者の尿の色は，蓄尿時間の長短によって淡黄色から黄褐色である．服薬による尿の色の変化は，さまざまな薬物によって生じる．以下に具体例を述べる．

　　鎮痛解熱薬のイブプロフェン，抗癌薬のドキソルビシン塩酸塩，抗てんかん薬のフェニトイン服用では赤～ピンク色の尿になることがある．しかし，同じ系統の治療薬であっても，同色に尿が着色される場合と異なる色に着色される場合がある．たとえば，同じ鎮痛解熱薬であっても，インドメタシンでは緑・血尿を呈する．

　　また，抗結核薬のリファンピシンでは赤～オレンジ色，同じ抗結核薬でもパラアミノサリチル酸カルシウム水和物（PAS）では異常に退色しているが，見分けがつかない．トイレ用の次亜塩素酸系の漂白剤によっても赤くなることがある．

　　大腸性下剤のダイオウ（大黄），センナでは黄～茶色（酸性尿），黄～ピンク，赤色（アルカリ尿）と，尿の pH によって尿の着色が異なる場合がある．その他，下記のように種々の着色尿が排泄される．

　　①抗凝固薬，サリチル酸系薬では出血により濃淡のある赤色
　　②抗パーキンソン病薬のレボドパでは赤茶色
　　③カリウム保持性利尿薬のトリアムテレンでは緑，蛍光を伴う青色
　　④統合失調症治療薬や制吐薬のフェノチアジン系抗精神病薬ではピンク・赤・紫・オレンジ・さび色
　　⑤降圧薬のメチルドパ水和物ではピンクまたは茶色，放置すると暗赤色
　　⑥ビタミン B_2 のリボフラビン酪酸エステルでは黄色

2）便の着色

　　抗凝固薬（多量）や鎮痛解熱薬のサリチル酸系薬では消化管の出血により変色(黒色)する．また，インドメタシンではビリベルジンにより緑色を呈する．

アルカリ性制酸薬，Al塩では白色化，斑点状，センナやダイオウでは黄色，整腸薬のチャコール（活性炭）や貧血治療薬の鉄塩，止瀉薬・抗ヘリコバクター・ピロリ薬のビスマス製剤では黒色便を排泄する．

3）尿の定性検査への影響

（1）尿比重への影響

尿の比重は，腎臓の尿濃縮力を知るという意味で重要である．デキストラン硫酸エステルナトリウムイオウ18，放射線造影剤，ショ糖（砂糖）などの薬物が尿中に含まれていると尿の比重が上昇する．

（2）尿蛋白検査への影響

金製剤などでは腎障害が生じやすいので，尿蛋白が検出されやすい．

検査法を直接妨害する例としては，スルホサリチル酸法を用いた場合にセファロチンナトリウムなどが尿中に含まれていると偽陽性を示す．また，高いpHのために試験紙法で偽陽性反応を起こしうる薬物に重炭酸塩，アセタゾラミド，ラニチジン塩酸塩などがある．

（3）尿ブドウ糖検査への影響

◯腎障害を起こす薬
「表8-2」p. 74

ブドウ糖は，血糖値が上昇し，腎臓の排出閾値を超えると尿中に排出されてくる．そのため，高血糖症を起こしうる薬物〔例：コルチコステロイド（副腎皮質ステロイド薬），インドメタシン，イソニアジドなど〕では尿中のブドウ糖が陽性を示す．また，血糖値が変化しなくとも，腎障害をもたらす薬物（例：変性したテトラサイクリンなど）などによって腎臓の排出閾値が低下した場合に，尿中のブドウ糖は陽性を示す．

検査方法に直接干渉する薬物としては次のようなものがある．試験紙法（酸化酵素法）で偽陰性となりうる薬物にビタミンC，レボドパなどがある．また，ベネディクト試薬などの還元性の定性反応で偽陽性になりうる薬物にビタミンC（還元物質），サリチル酸系薬，アミノ酸製剤などがあり，尿中のブドウ糖を誤判断することがある．

（4）尿潜血反応への影響

潜血反応では，尿中に微量の赤血球やヘモグロビンなどが含まれているかどうかを調べる．

尿の潜血反応は通常，試験紙法で行われ，尿に臭素化合物，ヨウ素化合物，銅などが含まれていると偽陽性を呈する．また，多量のビタミンCが尿に含まれていると偽陰性となる．

（5）尿中ウロビリノゲン検査への影響

◯胆汁うっ滞肝障害を起こす薬
総論 表8-1 p. 73

ウロビリノゲンは，肝臓から排出された胆汁中のビリルビンが腸内細菌の作用を受けることにより生成される．このため，胆汁うっ滞を引き起こす薬物や腸内の常在菌を抑制する薬物（クロラムフェニコールなど）を服用していると，尿中のウロビリノゲンが減少する．また，ビリルビンは溶血（赤血球の破壊）時にヘモグロビンのヘム代謝により生じるため，溶血を起こす薬物を服用しているとウロビリノゲンが増加する．

検査の直接妨害となる薬物には，カルバゾクロムスルホン酸ナトリウム水和物，パラアミノサリチル酸カルシウム水和物（PAS），フェノチアジン系抗精神病薬（クロルプロマジン塩酸塩など）などがあり，これらの服用時には偽陽性を呈する．

（6）尿による妊娠反応への影響

妊娠時の早期診断法として，妊娠時に胎盤で生成され，尿中に排出されたヒト絨毛性ゴナドトロピンを検出することにより行う方法がある．この方法では，フェノチアジン系抗精神病薬（クロルプロマジン塩酸塩など）が尿中に含まれていると偽陽性を示す．また，ラテックス凝集反応（妊娠反応試験方法の１つ）ではプロメタジンの影響で偽陰性を示す．

4）その他の検査への影響

血液検査への影響：血液検査のうち血球数検査（赤血球計数, 白血球計数, 血小板計数など）に影響を及ぼす薬物は多い．特に抗癌薬は骨髄を抑制し，赤血球数減少，白血球減少，血小板減少などを引き起こす（**図 10-1**）．

生化学検査への影響：肝細胞傷害を引き起こす抗生物質，NSAIDs，抗癌薬などは ALT，AST 値を上昇させる（**図 10-2**）．また，胆汁うっ滞型肝障害を引き起こす薬物では，胆道系酵素の ALP（アルカリフォスファターゼ）や γ-GTP の値が上昇する場合がある．

⬤肝細胞傷害を起こす薬
　総論　表 8-1 p. 73

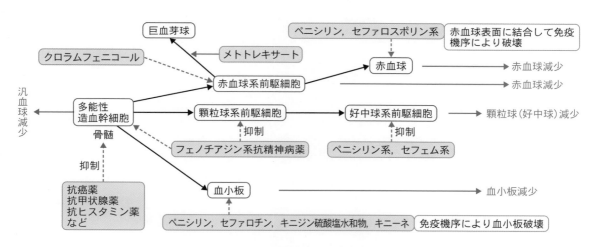

図 10-1　薬物による血球減少

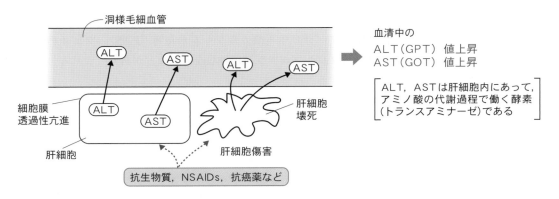

図 10-2　ALT，AST の上昇を起こす薬物

第11章 サプリメント・ビタミン・輸液

　ある特定の栄養素の摂取が少なければさまざまな欠乏症（ビタミン欠乏症，必須脂肪酸欠乏症，食事性蛋白質欠乏症など）が生じたり，逆に，摂取が多ければ過剰症（脂溶性ビタミンによるビタミン過剰症など）が生じたりする．健康の維持および成長を図るには毎日の栄養バランスのよい食事の摂取が大切である．

　食べ物の偏食によってある栄養素が欠乏し，その欠乏症となったときには，それが早期であれば，欠乏している栄養素を補充するだけで軽快し，治癒することがある．そのあとは毎日の規則正しい栄養摂取を怠ってはならない．

■1 食べ物の区分

　食べ物といっても，その摂取目的や形態によりさまざまな名称が使われており，扱われ方も異なる．われわれが健康の維持や成長に必要なものとして毎日とっている食べ物は，一般食品である．この一般食品でとりきれない栄養成分の補給・補完や，特定の保健用途を目的としてとられる食べ物については，国によって「保健機能食品」（図 11-1）として定められている．その他にも，いわゆる「健康食品」として，サプリメント，栄養補助食品，栄養調整食品などの名称のものがある．また，植物や動物の器官・組織または分泌物などを加工（乾燥，粉末，抽出など）し，薬用とされるものに生薬がある．生薬のいくつかは医薬品として指定されている．

　このように，食べ物は食品として，あるいは薬物として用いられ，体内でさまざまな働きをするので，適切な区分と基準を設けて，その機能や注意事項などの表示を義務づけ，消費者が適切に選択できるようにすることが必要である．

■2 サプリメント

　最近では，ダイエットなどに関係して，いわゆるサプリメントのとりすぎ

医薬品 （医薬部外品を含む）	保健機能食品		一般食品 （いわゆる 健康食品を含む）
	特定保健用食品 （個別許可型）	栄養機能食品 （規格基準型）	
	栄養成分含有表示 保健用途の表示 （栄養成分機能表示） 注意喚起表示	栄養成分含有表示 栄養成分機能表示 注意喚起表示	（栄養成分含有表示）

図 11-1　保健機能食品の分類

による害が話題となることがある.

　サプリメントとは，1994年に米国で成立した栄養補助食品・健康・教育法の定義によると，「ハーブ，ビタミン，ミネラル，アミノ酸などの栄養成分を1種類以上含む栄養補給のための製品（形状は錠剤，カプセルなど通常の食品以外のもの）」とされている．わが国では，国の規制緩和により，以前は基本的に医薬品などとして規制されていたビタミン，ミネラルが，サプリメントとしてカプセル，錠剤などの形で市場に自由に流通できるようになり，急速に普及してきた.

　サプリメントのなかには「栄養機能食品」と表示されて販売されているものが多くある．この栄養機能食品は，2001年4月に厚生労働省が創設した「保健機能食品制度」のなかで規定されている.

3 保健機能食品制度

　この制度は，一定の条件を満たした食品を「保健機能食品」と称することを認めるものであり，保健機能食品は「特定保健用食品」と「栄養機能食品」とに大別される.

　特定保健用食品とは，生理機能に影響を与える成分を含み特定の保健を目的として摂取される食品である．販売するためには個別に国の審査を受け，承認を得なければならない.

　栄養機能食品とは，日常の食事摂取でとりきれない栄養素の補給・補完を目的に摂取される食品である．一定の基準を満たしていれば，国の審査がなくとも販売が可能である.

　栄養機能食品は，あくまでも食事により栄養状態を自己管理する際の補助食であり，多量に摂取すると過剰症を引き起こすおそれがある．そのため，安全性の確保が必要であり，摂取に際しては十分注意する必要がある（**図11-1**）．また，栄養機能食品の規格基準，表示基準（**表11-1**）は，健康の維持・増進を図る目的で補充食を摂取するときの目安として重要である.

4 ビタミン

　サプリメントのなかにはビタミン類が含まれているものがある．ビタミンの働きについては，**表11-1**の栄養機能表示を参照していただきたい．医薬品としてはビタミン製剤がある.

　一般に，脂溶性ビタミンは吸収されやすいので蓄積すると過剰症を，摂取不足になれば欠乏症をきたす．水溶性ビタミンは細胞膜での透過性が悪いので，尿として排泄されるため過剰症が起こりにくいが，欠乏症が起こりやすい.

　表11-2に，脂溶性ビタミンおよび水溶性ビタミンの欠乏症と欠乏症状，ならびに過剰症の症状と疾患名を示し，併せて，その摂取によって予防効果があるといわれている症状，疾患名を示す.

表 11-1　栄養機能食品の規格基準と栄養機能表示，注意喚起表示（厚生労働省資料より）

栄養成分	1 日あたりの摂取目安量に含まれる栄養成分量		栄養機能表示	注意喚起表示
	下限値	上限値		
カルシウム	210 mg	600 mg	カルシウムは，骨や歯の形成に必要な栄養素です．	本品は，多量摂取により疾病が治癒したり，より健康が増進するものではありません．1 日の摂取目安量を守ってください．
鉄	2.25 mg	10 mg	鉄は，赤血球をつくるのに必要な栄養素です．	
ビタミン A(注)	135 μg (600 IU)	600 μg (2,000 IU)	ビタミン A は，夜間の視力の維持を助ける栄養素です．ビタミン A は，皮膚や粘膜の健康維持を助ける栄養素です．	本品は，多量摂取により疾病が治癒したり，より健康が増進するものではありません．1 日の摂取目安量を守ってください．妊娠 3 ヵ月以内又は妊娠を希望する女性は過剰摂取にならないよう注意してください．
ビタミン D	1.50 μg (35 IU)	5.0 μg (200 IU)	ビタミン D は，腸管のカルシウムの吸収を促進し，骨の形成を助ける栄養素です．	
ビタミン E	2.4 mg	150 mg	ビタミン E は，抗酸化作用により，体内の脂質を酸化から守り，細胞の健康維持を助ける栄養素です．	
ビタミン B₁	0.30 mg	25 mg	ビタミン B₁ は，炭水化物からのエネルギー産生と皮膚と粘膜の健康維持を助ける栄養素です．	本品は，多量摂取により疾病が治癒したり，より健康が増進するものではありません．1 日の摂取目安量を守ってください．
ビタミン B₂	0.33 mg	12 mg	ビタミン B₂ は，皮膚や粘膜の健康維持を助ける栄養素です．	
ナイアシン	3.3 mg	60 mg	ナイアシンは，皮膚や粘膜の健康維持を助ける栄養素です．	
ビタミン B₆	0.30 mg	10 mg	ビタミン B₆ は，蛋白質からのエネルギー産生と皮膚や粘膜の健康維持を助ける栄養素です．	
ビタミン B₁₂	0.60 μg	60 μg	ビタミン B₁₂ は，赤血球の形成を助ける栄養素です．	
ビタミン C	24 mg	1,000 mg	ビタミン C は，皮膚や粘膜の健康維持を助けるとともに，抗酸化作用を持つ栄養素です．	
ビオチン	10 μg	500 μg	ビオチンは，皮膚や粘膜の健康維持を助ける栄養素です．	
パントテン酸	1.65 mg	30 mg	パントテン酸は，皮膚や粘膜の健康維持を助ける栄養素です．	
葉酸	60 μg	200 μg	葉酸は，赤血球の形成を助ける栄養素です．葉酸は，胎児の正常な発育に寄与する栄養素です．	本品は，多量摂取により疾病が治癒したり，より健康が増進するものではありません．1 日の摂取目安量を守ってください．本品は，胎児の正常な発育に寄与する栄養素ですが，多量摂取により胎児の発育が良くなるものではありません．

注）ビタミン A の前駆体である β-カロテンについては，ビタミン A 源の栄養機能食品として認めるが，その場合の上限値は 3,600 μg，下限値 1,080 μg とする．β-カロテンについては，ビタミン A と同様の栄養機能表示を認める．この場合，「妊娠 3 ヵ月以内又は妊娠を希望する女性は過剰摂取にならないように注意してください」旨の注意喚起表示は，不要とする．

表 11-2　ビタミンの欠乏症・過剰症・予防効果

	ビタミン名	薬物名	欠乏症と欠乏症状	過剰症	予防効果
① 脂溶性ビタミン	ビタミンA	レチノール	夜盲症（失明），皮膚乾燥，視力低下，精子形成不全，流産	皮膚・粘膜の変化（乾燥，落屑，痒み，発疹など），口唇炎，頭痛，めまい，骨・関節の過敏，疼痛，発熱，疲労，倦怠，悪心，下痢，胃腸の愁訴，食欲不振，肝障害，知覚異常，催奇形性，脳圧亢進，脱毛，筋肉痛	癌，皮膚疾患
	ビタミンD	エルゴカルシフェロール，コレカルシフェロール	くる病，骨軟化症	悪心，下痢，食欲不振，体重減少，疲労，倦怠，脱力，頭痛，意識混濁，カルシウム沈着（血管壁，肝臓，軟組織など），高Ca血症，腎障害，口渇，多飲，多尿	骨粗鬆症
	ビタミンE	トコフェロール	溶血性貧血，不妊，新生児皮膚硬化症	下痢，腹痛，疲労，頭痛，血栓性静脈炎，血栓塞栓症，高血圧，血中コレステロール，脂質の上昇，血液凝固障害	動脈硬化，アルツハイマー
	ビタミンK	フィトナジオン，メナテトレノン	出血	悪心，呼吸困難，肝障害，溶血性貧血，新生児高ビリルビン血症，核黄疸	骨粗鬆症
② 水溶性ビタミン	ビタミンB$_1$	チアミン	脚気，ウエルニッケ脳症，疲労感，倦怠感，食欲不振，神経症状，多発性神経炎，視神経炎，心肥大，不整脈，浮腫，便秘	ふるえ，ヘルペス，浮腫，神経症，脈拍の増加，アレルギー	糖尿病，動脈硬化
	ビタミンB$_2$	リボフラビン	成長障害，口内炎，口唇炎，皮膚炎（脂漏性），舌炎，結膜炎，肛門周囲びらん	悪心，胃腸障害，痒み，しびれ，熱感，痛み	動脈硬化
	ビタミンB$_3$	ナイアシン，ニコチン酸	ペラグラ，皮膚炎・食欲不振，神経症状	皮膚の潮紅，頭痛，悪心，下痢，肝障害	
	ビタミンB$_6$	ピリドキシン	成長障害，食欲不振，口内炎，口唇炎，皮膚炎（脂漏性，眼・鼻・口の周囲），舌炎，貧血	神経障害，手足の筋の協調運動不能，不眠，シュウ酸腎結石，記憶力減退，尋常性ざ瘡の悪化，末梢組織障害	
	ビタミンB$_{12}$	シアノコバラミン	悪性貧血，多発性神経炎	皮膚病変（発疹，ざ瘡），赤血球増多，末梢血管の血栓	
	ビタミンC	アスコルビン酸	壊血病，色素沈着，出血	悪心，腹部痙攣，下痢，潮紅，頭痛，倦怠，不眠，結石形成	癌，骨粗鬆症，動脈硬化，血圧正常化
	ビオチン	ビオチン	皮膚炎，疲労感，筋肉痛	報告なし	糖尿病，アトピー性皮膚炎
	パントテン酸	パントテン酸	成長障害，悪心，嘔吐，めまい，筋肉痛，皮膚炎，湿疹，四肢の知覚異常	報告なし	
	葉酸	葉酸	巨赤芽球性貧血，舌炎，下痢	亜鉛の吸収阻害，悪性貧血の潜在化	先天異常，動脈硬化

5 体を温める食事，冷やす食事

　体を温める食材をうまく料理に組み合わせる．栄養素では主に蛋白質や糖質などに体を温める効果があり，血行をよくするビタミン E もよい．調理法は火を通す．北の寒い地方・冬にとれる食材は体を温める（**表 11-3**）．

　低体温は生活習慣，特に食生活の乱れが主な原因である．加工精製食品のとりすぎの傾向により，蛋白質・脂肪・糖分（甘い食物）の過剰摂取の反面，ミネラル・ビタミンの不足傾向があると低体温を招く．冷たい食物，南の暖かい地方でとれる食材，夏にとれる食材や減塩は体を冷やす．

　体温が 1 ℃低下すると，免疫力が約 37％，基礎代謝能が約 12％低下して体を徐々に悪くする（**表 11-4**）．

6 輸液

　ヒトは健常時においては，水分や食物を経口的に摂取することにより，細胞内・外の至適電解質濃度ならびにそのバランス保持の確保に要するエネルギーを得て，生命を維持している．この経口からの摂取が摂食障害や消化管の疾患，呼吸障害，手術時の麻酔状態などの要因によりできないあるいは不十分な場合，直接静脈に水分，電解質，栄養素などを送り込む輸液が行われる．

　そのため輸液には，①細胞に対する水・電解質のバランス，酸・塩基平衡を正常にするための電解質輸液，②エネルギー源としての糖・脂肪・アミノ

表 11-3　体を温める食事，冷やす食事

（1）温める飲み物
・ココア，温かい牛乳
・日本酒，赤ワイン，お湯割り焼酎，梅酒などの酒類

（2）温める食べ物
・しょうが，ねぎ，にんにく，にら，みょうが，たまねぎ，唐辛子などの香味野菜
・ごぼう，にんじんなどの根野菜
・牛肉，鶏肉，いわし，海老，卵，チーズなどの蛋白質や発酵食品
・黒砂糖，黒豆，小豆，かぼちゃ，ピーマン，ししとう，ごまなどの精白していない色の濃い食品
・その他，もち米，こしょう，シナモン，タイム，サフラン

（3）冷やす飲み物
・コーラなどの清涼飲料水
・コーヒー，ビール，緑茶

（4）冷やす食べ物
・きゅうり，レタス，うり，トマトなどの夏野菜や葉菜類
・冷たい牛乳，豆乳，豆腐など，水分が多くて白い食品
・バナナ，パイナップル，マンゴー，メロンなど南方産の果物
・白パン，白砂糖，ケーキ，菓子類など，精白した小麦や砂糖を使ったもの
・その他，セロリ，なす，白菜，梨，みかん，柿，かに，アサリ

表 11-4　生活環境による低体温の原因

・季節外れの野菜や果物の摂取
・ダイエット
・朝食抜き，食べすぎなどの乱れた食習慣
・冷暖房などが整っている住居環境・職場環境
・湯船につからずシャワーだけですます入浴
・不規則な生活や寝不足
・きつい靴や体を締め付ける下着
・冬の薄着
・運動不足による体力・筋力低下
・過度のストレスや疲労による血行不良やホルモンのアンバランス
・基礎代謝の低下

表11-5 輸液の分類と特徴

1 主に水分・電解質の補給	
複合電解質輸液 低張電解質輸液	開始液（1号液）時・細胞内補充液（2号液）・細胞内維持液（3号液）・術後回復液（4号液）
等張（体液と浸透圧が同じ）電解質輸液	細胞外補充液（生理食塩液，リンゲル液，ハルトマン液：乳酸リンゲル液，酢酸リンゲル液；糖加液）
単純電解質輸液 電解質補正液	Na・K・Ca・Mg・Pなどの電解質を補正する．NaCl輸液剤，K輸液剤，Ca輸液剤，Mg輸液剤，P輸液剤などがある．塩化カリウムは心停止を生じるので単独では使用不可
pH補正液	アルカリ化剤・酸性化剤
2 主に栄養補給	
①糖質輸液	表11-6を参照
②脂肪輸液	高カロリー輸液と混合し，点滴静注すると脂肪塞栓を起こし，副作用（静脈塞栓，ショック，静脈炎，血管痛，肝障害，頻脈，嘔吐，発熱など）を発症する．精製ダイズ油，精製卵黄レシチン，注射用グリセリン含有製剤などがある
③アミノ酸輸液	アミノ酸は蛋白質の補給として重要である．しかし，熱源量が不足しているときは熱源として利用され，血中尿素窒素が上昇する．必須アミノ酸，非必須アミノ酸，電解質含有製剤などがある
④高カロリー輸液	太い上大静脈へカテーテルを留置して栄養を注入し，維持および改善を行う．ピーエヌツイン®，アミノトリパ®，ユニカリック®，ミキシッド®などがある
3 その他	
①主に水分補給	5〜10%糖液などの低張液
②血液代用剤	手術・熱傷・出血によるショック時に使用．等張電解質，低張電解質，血漿増量薬，低分子デキストラン，電解質補正液などがある
③浸透圧剤	腎機能が悪いときには負荷（D-マンニトール）テストを行う．D-マンニトール，イソソルビド・グリセリンの点滴静注時に注射液の結晶が析出していたら，加温溶解後，体温まで冷やして使用．5〜20%マンニトール製剤などがある

酸など栄養補給の輸液〔このなかには末梢静脈栄養輸液（電解質・糖など）や高カロリー輸液（高濃度の糖・電解質など）などがある〕，さらに③血管確保などの目的で使用される輸液などがある．これらの輸液を分類し，主たる成分・使用時あるいはその目的・使用時の主な注意などを**表11-5**に記述した．使用目的に必要な薬物を点滴瓶あるいは側管チューブからの混合注射をして使用する．

点滴速度

留置カテーテルでの点滴滴下による薬物血中濃度によって，種々の作用が出現する．点滴は1分間に1滴の速度で滴下する．1滴の薬液量はほぼ0.05 mLであるので，1時間には60分×0.05 mL＝3 mLとなる．アンプル5 mLのなかに10 mg薬物が含まれている場合，薬物が1時間に6 mg静脈内に注入されたことになる．そこで注入速度が速ければ，薬液量が多くなり，主作用（目的とする薬物の効果：薬効）とともに副作用（毒作用：中毒）が現れる．逆にゆっくりと滴下させると最小有効濃度に達しないで作用が発現しない．すなわち，無効である（**図11-2, 3**）．

生体内利用率（AUC）は注入速度が速くても，ゆっくりでも同じである．しかし，注入速度が速ければ，ゆっくりよりも血中最高濃度は高くなる．そのため，作用の出現，消失あるいは持続時間が異なる．薬効がみられない無

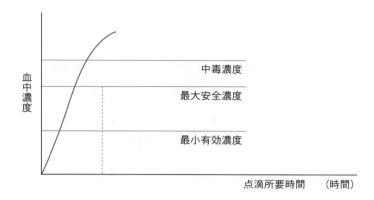

図11-2 滴下速度による薬物血中濃度の推移

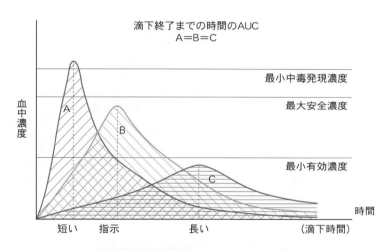

図11-3 滴下速度と薬物作用ならびに血中濃度持続時間

効な濃度が長く続くこともある.

　輸液注入時に側管からの薬物注入は目的に合うように薬物の滴下速度を考えること，作業時間の都合で速度を調節しないことが大切である．添付書類には簡単に記載されている．医師用には詳しく記載されているので，必ず医師の指示どおりの滴下速度で行う必要がある．

　糖質輸液

　一般に5%糖液は水分補給の目的に使用されるが，多量に輸液すると体液が薄まって低Na血症になりやすい.

　栄養目的で投与を考える場合高濃度のブドウ糖液となり，浸透圧が高くなるので，末梢投与では血管痛，静脈炎，血管閉塞を生ずる．そのため高濃度のブドウ糖液は，末梢静脈栄養法でなく，中心静脈栄養法で投与する（**図11-4**）．またこの場合は糖尿病患者には症状を悪化させるので，注意しなければならない.

　10%以下の糖液は静脈内注射に使用できる．また，投与速度は0.5 g/kg/

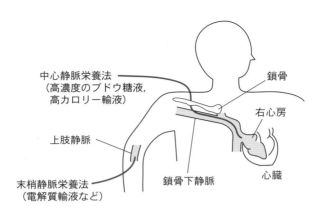

中心静脈栄養法
（高濃度のブドウ糖液,
高カロリー輸液）

鎖骨

右心房

上肢静脈

末梢静脈栄養法
（電解質輸液など）

鎖骨下静脈

心臓

図 11-4　中心静脈栄養法と末梢静脈栄養法

表 11-6　糖質輸液の禁忌と特徴

糖質名	分類		禁忌	特徴
ブドウ糖	単糖類	6 炭糖	低張性脱水の患者	熱源としての利用効率は最もよい．糖尿病慎重投与．
フルクトース	〃	〃	低張性脱水の患者	血中乳酸値が上昇しやすく，アシドーシスを生じやすい．高尿酸血症の可能性がある．
ソルビトール	〃	〃	遺伝性果糖不耐性	脱水素酵素によりフルクトース・マンニトールになり，利尿作用がある．腎でのシュウ酸結石蓄積．乳酸アシドーシスを生じる．
キシリトール	〃	5 炭糖	低張性脱水の患者	肝機能障害者の危険性，高尿酸血症，乳酸アシドーシスの危険性がある．
マルトース	2 糖類	ブドウ糖		血糖値への影響が少ない．体重 50 kg として 500 mL を 4 時間以上，代謝速度が遅く，尿中排泄量が多い．

　時以下とする．このとき穿刺血管に静脈炎を起こしやすいので注意を要する．
　糖質輸液における含有成分の糖，使用輸液における禁忌・特徴を**表 11-6**
に示す．

第12章 老年歯科と服薬

1 高齢者における歯科の必要性

　口腔は食事による栄養摂取，会話や表情によるコミュニケーションにかかわる重要な臓器で服薬にもかかわる．また口腔は消化管のはじまりであるが一部呼吸器と交通しており，口腔機能低下は嚥下性肺疾患を誘発する要因となる．誤嚥性肺炎は嚥下障害ならびに誤嚥が証明あるいは強く疑われた症例に生じる肺炎である．

　少子高齢社会において高齢者の多疾患併存が増加し，多剤服用が助長されやすい．医療は専門分化しているが診療ガイドラインは単一疾患に対して作成されたもので，複数の疾患を組み合わせる前提で作成されていないためである．また，薬物動態が加齢のため変化し，服薬量の調整を行っても薬物有害事象の発現が生じやすく，服用薬による副反応が新たな病状と認識され処方カスケードが起こりやすい．安全な処方を行うには，常用薬を把握し，薬物による副作用を疑いながら内服薬の説明や情報の収集を行う必要がある（図12-1）．

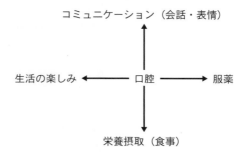

図12-1　高齢者における口腔の役割

2 多剤服用と口腔疾患

　薬剤の多用により口腔に症状が現れることがある．口腔乾燥症の最も頻度の高い原因は薬剤であり，口腔乾燥や口腔機能低下により口腔内崩壊錠（OD）が口腔内で崩壊せず残留し口腔内潰瘍を生じることもある．薬剤による食欲低下や嚥下障害，ビタミンやミネラルの排泄の変化により，栄養状態を悪化させる可能性がある．さらに，低栄養は薬効を変える．これらの変化は誤嚥性肺炎の発症にも関与する要因となる（図12-2）．

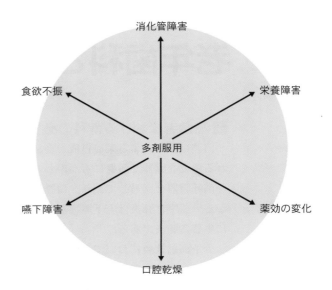

図 12-2　多剤服用による問題

③ 口腔機能と服薬指導

　薬物の口腔内残留は服薬エラーである．高齢者への服薬指導の立案には，口腔内残留だけでなく，薬の認識・服薬方法の理解・薬を口に運ぶ身体機能・飲み込む嚥下機能など一連の服薬過程の評価が必要である．服薬管理が困難な場合には介護者による支援体制を整備し，口腔機能に合った剤形の選択，とろみ水分や服薬ゼリー剤の利用など調剤の工夫を行う（表 12-1）．

表 12-1　高齢者の服薬にかかわる背景と対策

起こりやすいこと	背景	対策
多剤服薬 多疾患併存	医療専門分化	情報の収集
服薬エラー	口腔機能の低下 認知機能の低下	機能評価
副作用の増加	薬物動態の変化	支援体制の確立
処方カスケード	副作用の増加	支援体制の連携

④ 多職種連携

　服薬支援のための評価は食事支援の評価に通じる．そのための評価は多職種で行うのがよい．多職種がチームとして協働して的確な対応をとるには，問題点の迅速な把握と情報共有，また支援の統一が必要である．そのために患者の一番身近にいる看護師が果たす役割は大きく，ケア移行の観点からも連携の要となる．口腔から得られる情報は多い．食べることは栄養摂取の手段であるだけではなく，楽しみや生きがいとなる．その情報を専門者へ伝えることで看護ケアの質も上がり，全人的な支援へとつながる．

薬理学
各　論

各 論

第1章 炎 症

　われわれの身体は，創傷，熱傷，感染，抗原物質の侵入などの外的刺激，血管障害，腫瘍，結石などによって生体内で起こる二次的なものに対して引き起こされる生体での種々の防御反応を示す．この引き起こされた反応を炎症という．

　古くから炎症は四大徴候（①～④），もしくは⑤を加えた五大徴候を示す病変であると考えられている．すなわち，①発赤：ケミカルメディエーターの微小血管拡張による血流の促進のち停滞（うっ血），②発熱：局所温度の上昇，③腫脹（浮腫）：細静脈系の内皮細胞間隙の拡張，血管透過性の亢進さらに血漿成分の血管外への滲出の形成，④疼痛：何らかの刺激によって起こる皮膚に存在する神経ペプチドによる軸索反射からの神経作用，などの結果として，⑤機能障害を生じることもある．このような炎症症状に伴い，白血球浸潤期（第二期反応）へ移行する．この時期には多核白血球の血管外への浸潤，プロテアーゼなどの酵素放出，活性酸素の産生，単球・赤血球・血小板・リンパ球などの浸潤とともにサイトカインなどの放出がみられる．そして修復期あるいは慢性期へと進む．

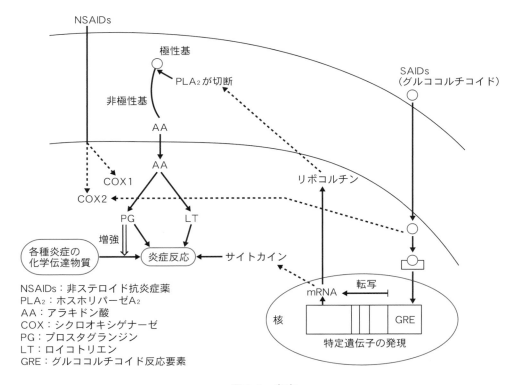

NSAIDs：非ステロイド抗炎症薬
PLA₂：ホスホリパーゼA₂
AA：アラキドン酸
COX：シクロオキシゲナーゼ
PG：プロスタグランジン
LT：ロイコトリエン
GRE：グルココルチコイド反応要素

図1-1　炎症

炎症の発症時期の経過（急性，慢性），広がりや部位の違いなどによって疾患名が異なる．さらに部位により起炎菌などに特異性がある場合がある．

炎症を媒介する化学伝達物質（chemical mediator）にはアミン類（ヒスタミン，セロトニン），プロテアーゼ（トリプシン，プロテアーゼ，キマーゼ，パパインなど），ペプチド（ブラディキニン，サブスタンスP，エンドルヒン，CGRPなど），サイトカイン，蛋白質〔補体（C 5 a，C 6 a），リソゾーム酵素，インターロイキン（IL）−1，IL−8，TNF−αなど〕，脂質〔PGE1，PGE2，PGI2，ロイコトリエン（LT）B$_4$，LTC$_4$，LTD$_4$など〕，血小板凝集因子（PAF）などがある．また，無機質（一酸化窒素，活性酸素など），化学伝達物質の放出時間，濃度により種々の徴候発現時間などに影響を及ぼす．

また，ステロイドはリポコルチンやパソコルチンといった蛋白質の合成を介して，二次的にIL，ヒスタミン，リンホカインなどの遊離を抑制する（**図1-1**）．

シクロオキシゲナーゼ（COX）には常在性のCOX-1，炎症反応や関節リウマチに関与するCOX-2がある．正常ではCOX-1は胃粘膜や腎に多く常在して，アラキドン酸からプロスタグランジン（PG）の生合成を生じる．PGE$_2$により胃では胃酸とペプシンの分泌抑制，炭酸イオンと粘液分泌の促進，血管拡張による胃の血液循環の促進，また腎では糸球体からの直細動脈の拡張により尿細管への酸素とエネルギー基質の供給を増加，食塩の再吸収の抑制，エネルギー消費の減少などにより胃や腎を保護する．また，トロンボキサン（TX）A$_2$は強い血小板凝集作用をもっている（**図1-2**）．

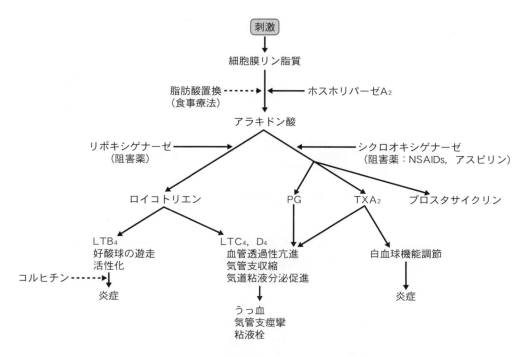

図1-2 LTC$_4$およびD$_4$，PG，TXA$_2$の薬理作用

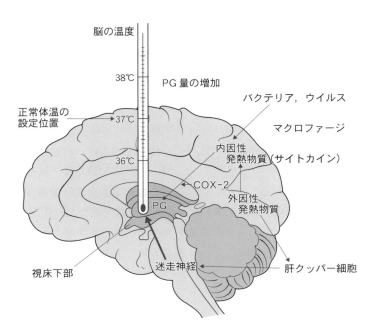

図 1-3　体温調節中枢による発熱の機序

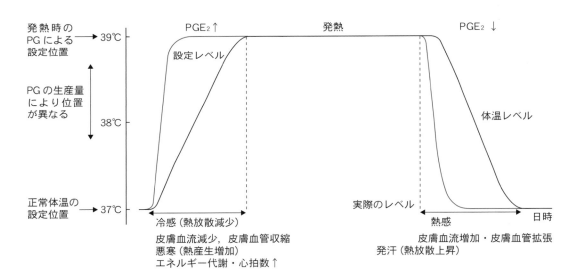

図 1-4　発熱時における症状の発現機序

　疼痛に対してモルヒネ塩酸塩水和物は中枢神経系に，非ステロイド性抗炎症薬（NSAIDs）は末梢の痛覚神経線維終末に作用点がある（p 54，図 6-7）.

　体温の発熱は IL-1 の作用により体温調節中枢付近に PGE_2 が産生されてセットポイントを上昇させる．急にセットポイントが上昇すると熱産生の指令がでるためにふるえが起こる．NSAIDs で PG 産生を抑制すると正常ポイントに戻るが脳の温度を下げるため，発汗の指令が出される．NSAIDs の解熱作用点は中枢神経系にある．また，正常体温は下降させない（**図 1-3，4**）.

副腎皮質ステロイドホルモン

核内受容体スーパーファミリーは糖質コルチコイド受容体，鉱質コルチコイド受容体，黄体ホルモン受容体，男性ホルモン受容体，卵胞ホルモン受容体，ビタミンD_3受容体，甲状腺ホルモン受容体，レチノイド受容体などがあり，種々の物質がおのおの特異的な受容体に結合して作用をする.

しかしながら，糖質コルチコイドの臨床応用についてはいまだ作用機序よりも経験的な方法で，多くの場合，呼吸器；気管支喘息，サルコイドーシス，腎；ネフローゼ症候群，糸球体腎炎，結合組織；関節リウマチ，リウマチ熱，全身性エリテマトーデス，多発性筋炎，消化器；潰瘍性大腸炎，重症肝炎，神経；脳浮腫，多発性硬化症，多発性神経炎. 血液；自己免疫性溶血性貧血，特発性血小板減少性紫斑病，急性リンパ性白血病，骨髄腫，再生不良性貧血，内分泌；アジソン病，先天性副腎性器症候群，急性副腎不全，副腎機能不全，アレルギー；薬物アレルギー，アナフィラキシーショック，炎症性アレルギー疾患，血清病，眼；ぶどう膜炎. 臓器移植；拒絶反応の予防，などの病気に適応されている.

副作用については74頁を参照.

Ⅰ 感染症

　感染症は微生物が体内に侵入すること（感染）により発症する．病原となる微生物（病原体）には細菌，真菌，ウイルスなどがあり，これら微生物の死滅や発育・増殖抑制作用をもつ薬物を抗感染症薬という．

抗感染症薬

　抗感染症薬は，化学療法薬の１つであり，作用を及ぼす微生物により抗菌薬（抗細菌薬），抗真菌薬，抗ウイルス薬などがある．以下，原因微生物ごとの感染症と薬物を記す．

細菌感染症 (bacterial infection)

■ 症　状

　細菌感染症は細菌感染によって起こる疾患で，症状として，赤く腫れて痛み，熱感を帯びるなど，多少形の違いはあってもこのような症状を呈し，そのため正常に機能していたものの働きが悪くなり機能障害を起こす．炎症においては，必ずしもこれらすべての症状を呈するわけではないが，感染症の原因は細菌であるので，原因療法を行えば，五大徴候（100頁）はなくなる．

抗菌薬（抗細菌薬）

薬物・薬理作用・作用機序

　抗菌薬は，病原細菌を死滅させる**殺菌作用**あるいは発育・増殖を抑制する**静菌作用**をもつ薬物である．このうち微生物によって産生されたものを**抗生物質**といい，化学合成によりつくられたものを**合成抗菌薬**という．

　抗生物質，合成抗菌薬の一部ではあるが，現在よく使用されている抗菌薬を分類し，下記にあげる．

　抗生物質

　ペニシリン系（アンピシリンナトリウム，アモキシシリン水和物，ピペラシリンナトリウム）

　セフェム系（セフォタキシムナトリウム，セフトリアキソンナトリウム水和物，セフタジジム水和物）

　カルバペネム系（イミペネム・シラスタチンナトリウム）

　アミノ配糖体系（ストレプトマイシン硫酸塩，ゲンタマイシン硫酸塩，ト

ブラマイシン）

　　マクロライド系（エリスロマイシン，クラリスロマイシン）

　　リンコマイシン系（クリンダマイシンリン酸エステル）

　　テトラサイクリン系（ドキシサイクリン塩酸塩水和物，ミノサイクリン塩酸塩）

　　クロラムフェニコール系（クロラムフェニコール）

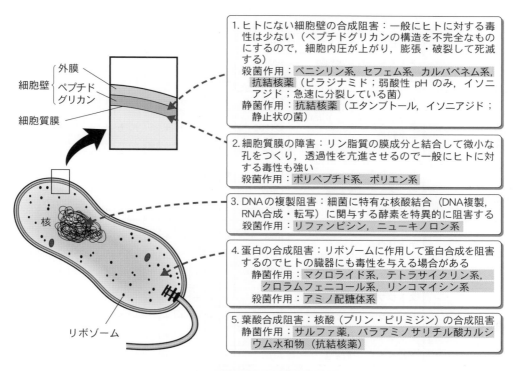

図 1-5　細菌細胞への薬物作用機序

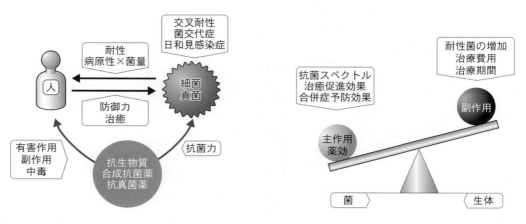

図 1-6　人・菌・薬物の関係　　　　　　　図 1-7　抗菌薬の選択

表1-1 抗菌スペクトル

分類	一般名	略語	グラム陽性菌（薄い細胞壁あり）球菌 ブドウ球菌	連鎖球菌	肺炎球菌	グラム陰性菌（厚い細胞壁あり）球菌 淋菌	髄膜炎菌	桿菌 クレブシエラ	インフルエンザ菌	大腸菌	サルモネラ桿菌	肺炎桿菌	エンテロバクター	緑膿菌	嫌気性菌 バクテロイデス	（細胞壁ない）マイコプラズマ	抗酸菌 肺結核菌	スピロヘータ 梅毒トレポネーマ	クラミジア クラミジア属
ペニシリン系（PCs系）	アンピシリンナトリウム	ABPC	+	+	+	+	+	+	+	+	+	+						+	
	アモキシシリン水和物	AMPC	+		+					+	+							+	
	ピペラシリンナトリウム	PIPC	+	+	+	+	+	+	+	+	+	+	+	+				+	
セフェム系（CEPs）（注射用）	セフォタキシムナトリウム	CTX	+	+	+	+	+	+	+	+	+	+	+	+				+	
	セフトリアキソンナトリウム水和物	CTRX	+	+	+	**+**	+	+	+	**+**	**+**	+	+	+					
	セフタジジム水和物	CAZ	+	+					+	+	+	+	+	+					
セフェム系（経口用）	セファレキシン	CEX	**+**	+	+													+	
	セフィキシム水和物	CFIX	+	+	+				+	+	+								
	セフジニル	CFDN	+	+	+				+	+									
カルバペネム系	イミペネム・シラスタチンナトリウム	IPM	+	+	+	+	+	+	+	+	+	+	+	+					
	パニペネム・ベタミプロン配合	PAPM	+	+	+	+	+	+	+	+	+	+	+	+					
アミノ配糖体系（AGs）	ストレプトマイシン硫酸塩	SM	+	+	+					+	+	+					+		
	ゲンタマイシン硫酸塩	GM	+	+	+					+	+	+		+			+		
	トブラマイシン	TOB	+	+	+					+	+	+		+			+		
	アルベカシン硫酸塩	ABK	+	+	+					+	+	+		+					
マクロライド系（MLs）	エリスロマイシン	EM	+	+	+	+	+	+							+	+		+	+
	クラリスロマイシン	CAM	**+**	+	+				+						+	+			+
	アジスロマイシン水和物	AZM	+	+					+							+			+
リンコマイシン系	クリンダマイシンリン酸エステル	CLDM	+	+	+										+				
テトラサイクリン系（TCs）	ドキシサイクリン塩酸塩水和物	DOXY	+	**+**	+	+	+	+	+	+	+	+	+	+	**+**	+	+	+	**+**
	ミノサイクリン塩酸塩	MINO	+	+	+	+	+	+	+	+	+	+	+	+	+	+		+	+
ニューキノロン系（NQ）	ノルフロキサシン	NFLX	+	+	+				+	**+**	**+**	+	+	+					
	オフロキサシン	OFLX	+	+					+	**+**	**+**	+	+	+					
その他	バンコマイシン塩酸塩	VCM	+	+	+			+											
	リファンピシン	RFP	+	+	+	+	+	+	+	+	+			+			+		+
	スルファメトキサゾール／トリメトプリム	ST合剤	+	**+**	+	+	+	+	**+**	+	**+**	+	+						

＋は抗菌力において特に重要，＋は感受性があるもの

表 1-2　抗生物質・合成抗菌薬の副作用，相互作用薬，使用上の注意

<table>
<tr><th colspan="2">薬物名</th><th>副作用</th><th>相互作用薬</th><th>使用上の注意，備考</th></tr>
<tr><td rowspan="8">抗生物質</td><td>ペニシリン系</td><td>過敏反応，間質性腎炎・肺炎，交叉反応，貧血，白血球減少，アナフィラキシー</td><td>ペニシリン系，セフェム系，イミペネム系過敏反応（交叉反応）</td><td>βラクタム系は GABA 受容体への結合を阻害して痙攣を起こす</td></tr>
<tr><td>セフェム系（セファロスポリン系，セファマイシン系など）</td><td>アナフィラキシー，下痢，腎毒性，間質性肺炎，白血球・血小板減少，貧血，ジスルフィラム様作用，注射部位の血管痛・静脈炎，胆泥貯留，顆粒球減少，出血，痙攣，過敏症，検査値異常</td><td>利尿薬，アミノ配糖体，鉄，制酸薬，ワルファリンカリウム</td><td>セフジトレンピボキシルはミルクアレルギーには禁忌．セファロスポリン系（セフェム系の一種）の服薬は空腹時が吸収されやすい．</td></tr>
<tr><td>カルバペネム系</td><td>アレルギー，間質性肺炎，貧血，白血球減少，痙攣，消化器障害，肺好酸球浸潤症候群（PIE 症候群），皮膚粘膜眼症候群（Stevens-Johnson 症候群）中毒性表皮壊死症（Lyell 症候群），過敏反応</td><td>バルプロ酸ナトリウム，ガンシクロビル，ファロペネムナトリウム水和物，プロベネシド</td><td>アナフィラキシーショックに注意（問診，救急処置の準備）</td></tr>
<tr><td>アミノ配糖体系</td><td>腎障害，第 8 脳神経障害（聴器障害，平衡障害），神経・筋接合部機能低下，肝障害，過敏症</td><td>ピペラシリンナトリウム，βラクタム系，デキストラン硫酸エステルナトリウムイオウ 18，フロセミド，バンコマイシン塩酸塩，アムホテリシン B，シスプラチン</td><td>ストレプトマイシン硫酸塩，ゲンタマイシン硫酸塩（主に前庭神経：悪心・嘔吐・平衡器障害），アミカシン（聴神経：高音の耳鳴り），トブラマイシン（上記両方の障害）</td></tr>
<tr><td>マクロライド系</td><td>悪心，腹痛：痙攣痛，肝機能障害，アレルギー：皮疹，好酸球増多，胆汁うっ滞，不整脈</td><td>テオフィリン，ワルファリンカリウム，ジゴキシン，シクロスポリン，カルバマゼピン，エルゴタミン配合，メチルプレドニゾロンコハク酸エステルナトリウム</td><td>エリスロマイシン：時間をかけて点滴静注．可逆性の難聴，重症筋無力症の報告がある</td></tr>
<tr><td>リンコマイシン系</td><td>偽膜性腸炎により下痢，発疹，肝機能障害</td><td>*Clostridium difficile*，エリスロマイシン，筋弛緩薬</td><td>静注で心停止を生じるので必ず 30 分以上かけて点滴静注する</td></tr>
<tr><td>テトラサイクリン系</td><td>肝・腎毒性，骨障害：歯牙黄染・エナメル質形成不全，日光過敏症，悪心</td><td>乳製品，ミルク，Ca，Mg，Al，Fe の含有薬，ワルファリンカリウム，スルホニル尿素薬，リファンピシン，カルバマゼピン，フェニトイン，バルビツール酸系薬，メトトレキサート，ジゴキシン，黄体・卵胞ホルモン，経口避妊薬</td><td>食道に停留すると潰瘍を起こしやすい．水で服用させ，特に就眠直前は注意</td></tr>
<tr><td>クロラムフェニコール系</td><td>骨髄抑制，再生不良性貧血</td><td>骨髄抑制を起こしやすい薬物，抗凝固薬，糖尿病治療薬，シクロスポリン</td><td>グレイ症候群</td></tr>
<tr><td rowspan="2">合成抗菌薬</td><td>ニューキノロン系</td><td>痙攣，日光過敏症，横紋筋融解症，アレルギー，臓器障害，低血糖，中枢性症状（傾眠，頭痛，不穏，めまい），消化器症状：悪心，発疹</td><td>テオフィリン，制酸薬，NSAIDs</td><td>ピリドンカルボン酸系薬ともいう</td></tr>
<tr><td>ST 合剤</td><td>骨髄抑制，胆汁うっ滞性黄疸，過敏反応：Stevens-Johnson 症候群，多形紅斑，消化器症状，血液異常所見</td><td>フェニトイン，ワルファリンカリウム，メトトレキサート，シクロスポリン，クロルプロパミド，ジゴキシン</td><td>遮光して保存</td></tr>
</table>

合成抗菌薬

ニューキノロン系（ノルフロキサシン，オフロキサシン）

サルファ薬（スルファジメトキシン）

その他〔スルファメトキサゾール/トリメトプリム（ST 合剤）〕

これら薬物の薬理作用の主作用は抗菌作用（殺菌作用と静菌作用）で，その作用機序を**図 1-5** に示す．

人，菌（細菌，真菌）と薬物は**図 1-6** のような関係にあり，人は感染菌の除去に努めるが，菌は子孫の繁栄に努力をするので，**図 1-6** の抗菌力と有害作用・副作用・中毒を考慮して治療しなければならない．そのためには**図 1-7** のシーソーの右上がりとなるよりよい薬物を用いて，より有益な治療を行わなければならない．

肺炎の予想される起炎菌を考えてみると，5〜40 歳の人ではウイルス，マイコプラズマ・ニューモニエ，クラミジア・ニューモニエ，肺炎球菌などで，40 歳以上では肺炎球菌，インフルエンザ菌，モラクセラ・カタラーリス，クラミジア・ニューモニエ，レジオネラ菌などであり，年齢によって起炎菌が異なる．また，炎症部位によっても起炎菌が異なるので，菌に感受性のある薬物を使用しなければならない．そのために主な疾病における起炎菌の抗菌スペクトルを**表 1-1** にあげる．

副作用・相互作用・使用上の注意

⬤交叉耐性 p. 29
⬤副作用（ペニシリン系など）
　p. 75

副作用としては**表 1-2** に示されたものをはじめ，交叉耐性（総論 4 章参照），菌交代症，日和見感染症などが発症する．また，他の薬物と併用することにより，抗菌作用が軽減されて耐性菌の発現を助長したり，抗菌作用の増強とともに副作用が発症しやすくなったりすることがある．他の薬物との

⬤相互作用 p. 60，61，68

相互作用を起こす薬物を**表 1-2** に示した．発症機序については総論 7 章に記載したので参照されたい．

⬤保管・管理 p. 80

保管・使用上の注意についてはその一部を**表 1-2** の使用上の注意，備考のところに記載しているが，総論 9 章「薬物の保管・管理」も参照されたい．

真菌症 (mycosis, mycotic disease)

■ 病因・症状

⬤表在性真菌症 p. 279

真菌または酵母によって起こる疾病の総称で，いろいろなかび〔表在性真菌症（水虫・しらくも，カンジダ症），深在性真菌症（放線菌症，クリプトコッカス症）〕によって起こり，細菌感染と同様な症状を生じる．

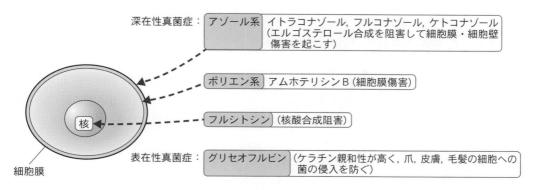

図 1-8　抗真菌薬（薬物名）と作用点

表 1-3　抗真菌薬と相互作用，使用上の注意

一般名	相互作用	使用上の注意，備考
アムホテリシン B	シスプラチン，アミノ配糖体，ペンタミジンイセチオン酸塩，副腎皮質ホルモン，ジギタリス	髄液への移行不良
フルシトシン	アムホテリシン B，テガフール	注射薬にて使用
ミコナゾール	フェニトイン，ワルファリンカリウム，シクロスポリン	耐性菌が出現しやすい
フルコナゾール	スタチン系脂質異常症薬	カプセルは食後，エリキシル
イトラコナゾール	ヒスタミン H_2 受容体拮抗薬，制酸薬，食物	薬は空腹時に吸収良

抗真菌薬

薬物・作用機序・副作用・相互作用

　　表在性真菌症と深在性真菌症に対する抗真菌薬の作用機序を図 1-8 に示した．

　　アムホテリシン B の主な副作用は腎毒性で，他に発熱・悪寒，悪心，頭痛や筋肉痛があり，電解質（K，Mg）の喪失にも注意しなければならない．特に他の腎毒性薬物との併用は避ける．フルシトシンでは骨髄抑制，血性下痢，肝機能障害を生じる．腎障害患者では投与量に注意が必要である．アゾール系薬は一般に悪心，下痢，発疹で，まれではあるが肝炎が重大な副作用となる．

　　アゾール系薬とアルプラゾラム，トリアゾラム，アトルバスタチンカルシウム水和物，カルバマゼピン，フェニトイン，シクロスポリン，ジダノシン，リン酸ジソピラミド，ヒスタミン H_2 受容体拮抗薬，ランソプラゾール，オメプラゾール，制酸薬，ワルファリンカリウム，シロスタゾールなどとの併用時には双方の血中薬物濃度が増減するので投与量の注意が必要である（表1-3）．

ウイルス感染症 （viral disease）

　　ウイルスは宿主細胞に依存している細胞内寄生性生物である．この感染症では，ウイルス複製のピークは臨床症状が発現するときあるいはその直後であるので，臨床的治療効果が最も顕著なのは初期治療である．

抗ウイルス薬

➡ヘルペス p. 282

　　抗ヘルペス薬（アシクロビル，バラシクロビル塩酸塩，ビダラビン，ガンシクロビル，ホスカルネットナトリウム水和物）

　　抗B型肝炎薬（ジドブジンラミブジン）

　　抗C型肝炎薬（リバビリン）

　　抗インフルエンザ薬（アマンタジン塩酸塩，ザナミビル水和物，オセルタミビルリン酸塩）

　　抗HIV薬

　　インターフェロン（侵入，脱殻，蛋白合成過程，ウイルス成熟・放出などの阻害）

　　核酸系逆転写酵素阻害薬（ジドブジン，ジダノシン，ジドブジンラミブジン，アバカビル硫酸塩，ザルシタビン，エムトリシタビン・テノホビル ジソプロキシルフマル酸塩，エムトリシタビン・テノホビル アラフェナミドフマル酸塩，テノホビル ジソプロキシルフマル酸塩）

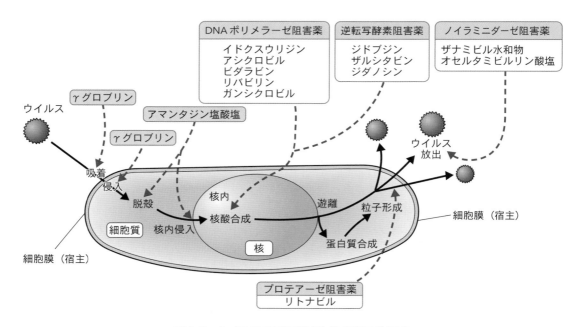

図1-9　ウイルスの増殖機序と治療薬の作用点

非核酸系逆転写酵素阻害薬（エファビレンツ，ネビラピン，エトラビリン，ドラビリン，リルピビリン，リルピビリン塩酸塩）

プロテアーゼ阻害薬（リトナビル，アンプレナビル，ロピナビル，アタザナビル硫酸塩，ダルナビルエタノール付加物，ホスアンプレナビルカルシウム水和物）

インテグラーゼ阻害薬（カボテグラビル，ドルテグラビルナトリウム，ラルテグラビルカリウム）

侵入阻止薬（マラビロク）

表1-4　抗ウイルス薬の副作用，相互作用を示す薬物

一般名			副作用	相互作用
抗ヘルペス薬		アシクロビル	副作用の発生頻度は低い．悪心，下痢，発疹，頭痛，アナフィラキシー，無顆粒球症，血小板減少性紫斑症状，脳症（せん妄，振戦，痙攣），DIC（播種性血管内凝固），可逆性結晶性腎障害	プロベネシド，シメチジン，テオフィリン
		ガンシクロビル	汎血球・好中球・血小板減少症，頭痛，痙攣，腎不全，膵炎，催奇形性	骨髄抑制のある薬物，プロベネシド，シクロスポリン
		ホスカルネットナトリウム水和物	腎機能障害，心不全，電解質（Ca，リン酸）異常，頭痛，幻覚，痙攣	腎毒性をもつ薬物
抗C型肝炎薬		リバビリン	血液障害（溶血性貧血，白血球減少，血小板減少）．ヘモグロビン減少，うつ病．妊婦には禁忌	
抗インフルエンザ薬		アマンタジン塩酸塩	浮腫，不眠，眠気，中枢神経系副作用	抗パーキンソン病薬，中枢興奮薬，チアジド系利尿薬
抗HIV薬	核酸系逆転写酵素阻害薬	ジドブジン	骨髄抑制（貧血，汎血球・白血球・好中球・血小板減少），消化器障害，頭痛，不眠，筋肉痛	他の抗ウイルス薬
		ジドブジンラミブジン	頭痛，倦怠感，下痢，嘔気，腹痛，発疹，血液障害，脂肪肝，乳酸アシドーシス，膵炎，横紋筋融解症，精神障害	ST合剤
		ジダノシン	膵炎，末梢神経障害，腎障害，肝障害，下痢，腹痛，しびれ感	テトラサイクリン系，ニューキノロン系，プロプラノロール塩酸塩，制酸薬
		アバカビル硫酸塩	皮疹，発熱，消化器系症状を伴う過敏症	エタノール
		ザルシタビン	末梢神経障害（用量依存的），膵炎，肝機能障害	制酸薬，クロラムフェニコール，イソニアジド
	非核酸系逆転写酵素阻害薬	エファビレンツ	皮疹，精神神経系症状（幻想，不穏当な行動）	プロテアーゼ阻害薬
		ネビラピン	ライエル症候群，スティーブンス・ジョンソン症候群，肝機能障害	CYP3A酵素阻害薬・誘導薬，プロテアーゼ阻害薬
	プロテアーゼ阻害薬		胃腸障害，脂質異常症，血友病患者で出血傾向，インスリン抵抗性，肝機能障害，体脂肪の再分布／蓄積（胸部・体幹部の脂肪増加，末梢部の脂肪減少，野牛肩）	CYP3A4酵素誘導・阻害薬
		アンプレナビル	悪心，下痢，口周囲感覚異常，鼓腸放屁，皮疹	HIV逆転写酵素阻害薬，リファンピシン，トリアゾラム

ウイルスは宿主細胞膜に吸着して細胞内へ侵入したあと，脱殻して核内に入る．そして核酸合成を行い，細胞質で合成された蛋白質によって増殖後，細胞質内に遊離してのち細胞質から放出される．γグロブリンはウイルスの細胞膜（宿主，ヒト）への吸着あるいは細胞質への侵入を防ぐ．アマンタジン塩酸塩はウイルスの細胞質での脱殻あるいは核内への侵入を阻止する．核内での核酸合成はDNAポリメラーゼ阻害薬や逆転写（核酸系，非核酸系）酵素阻害薬によって阻止され，増殖が阻止される．ザナミビル水和物，オセルタミビルリン酸塩は，細胞膜から増殖したウイルスの放出を抑制する．

ウイルスの増殖機序と治療薬の作用機序を図1-9に示す．抗ウイルス薬はウイルスの増殖を抑制するだけで，完全なウイルスの抑制や除去は宿主の免疫能によって行われる．

ウイルスは細菌とは異なり，増殖のための代謝系をもたず，感染した宿主細胞を利用してそこで増殖する．そのため，抗ウイルス薬を使用した場合，多少とも宿主細胞に影響を及ぼすことは避けられない．抗菌・抗生物質と同様にウイルスに対してのみ選択毒性をもつものは少ない．薬の副作用と併用時相互作用を示す薬物を表1-4に示した．

新興・再興感染症 (emerging, re-emerging disease)

近年，生活環境の変化すなわち交通機関・通信機関・環境条件・科学の進歩などにより感染症の発症原因の変化あるいは今までに知り得なかった感染症が出現している．

エボラ出血熱，大腸菌O 157，ノロウイルス感染のような感染症が新しく発見され，新興感染症とよばれている．最近でも東南アジアにおける重症急性呼吸器症候群（SARS）の大流行やトリ型インフルエンザウイルスの鳥獣をはじめ人への重症感染例が報告されている．また，2020年1月には新型コロナのパンデミックをWHOが宣言したが，わが国ではこの感染症を結核と同じ2類に分類して対策をした．WHOはSARSコロナウイルス型（SARS-CoV-2）感染症の正式名称をCorona Virus disease 19（COVID-19）と定めた．わが国の累計患者数は2021年12月31日に173万人，死者18,000人を超えた．ウイルスは子孫継承のため，次から次へと変異している．現在，α・β・γ・δ・オミクロン株が存在し，対症治療で逃げ切っている状態である．2023年5月5日にWHOが終了宣言をした．わが国も5月8日には季節性インフルエンザと同じ5類になった．一方，結核やマラリアのような一時は根絶されたかにみえたが再び流行した感染症もあり再興感染症とよばれている．

最近，海外旅行に出かける人の数が急激に増えているため，海外で性病・狂犬病・寄生虫に感染して，病原体を国内にもち込むケースもよくみられる．また，渡り鳥などを介してわが国にもち込まれる感染症もある．これら新興・再興感染症への取り組みは1つの国にとどまらず地球レベルで考えなければならないこともある．ここでは結核・梅毒などについて述べる．

結核

抗酸菌の結核菌が原因となって起こる特異的炎症性疾患を結核（症）という．全身のほとんどすべての器官や組織に感染するが，結核症の9割以上が肺結核である．肺結核は飛沫感染により経気道的に感染する．

1944年にストレプトマイシン硫酸塩が分離されて以後，死亡率は1950年人口10万対146.4，1975年9.5，1995年2.6，2000年2.1，2002～2008年は1.8と低下して不変である．また，1999年の新規発生患者は43,818人，罹患率は人口10万対34.6となり，再び増加した．その後，2005年には28,319人，22.2人となり毎年減少しているが，結核罹患率（人口10万対）は2020年10.1，2021年9.2％となり，わが国は結核低まん延（10％以下）国に仲間入りをした．なお，死亡率は両年とも変わりなく1.5であった．また，2021年の罹患率は年代別に70歳代13.7％，80歳代36.5％，90歳以上64.6％であり，年齢が高くなるほど多くなっている．

発病初期には微熱，食欲不振，盗汗，体重減少，疲労倦怠など非特異的な症状しか出ないことがある．また，咳，喀痰，血痰，喀血，胸痛，嗄声など呼吸器症状が出現する例もある．医療機関で診断される80％は自覚症状を訴えているが，残りの20％は無自覚症状である．

診断はツベルクリン反応，エックス線診断，排菌検査などである．

治療法は大気安静療法，栄養療法，化学療法（予防を目的にイソニアジド，感染が比較的新しい病者にはイソニアジドとリファンピシンの併用，陳旧性結核患者には薬剤感受性を考慮してストレプトマイシン硫酸塩，エタンブトール塩酸塩，ピラジナミドから2種を加えた4種併用）である．以下に各薬物の特徴を記す．

イソニアジドは服薬で吸収良好，抗菌力最強であるが，他の菌には抗菌力がなく，連用によるビタミンB_6の不足または肝障害の発症がみられる．リファンピシンは抗菌力非常に強力であるが，常在菌にも抗菌力がある．耐性菌が出現しやすく，肝障害を起こしやすい．酵素誘導を起こし，赤色化合物のために尿・便・涙・唾液の赤色化がみられる．ストレプトマイシン硫酸塩は筋肉内注射で連用し，第8脳神経障害（平衡機能障害のめまいが最強，高音部・高周波領域の難聴から始まる，耳鳴り），腎障害がみられる．エタンブトール塩酸塩は結核菌のみに抗菌力をもつ．視力障害（視力減退・視野狭窄・緑色盲），視神経炎．糖尿病患者には特に注意を要する．ピラジナミドはイソニアジド・リファンピシン耐性の結核に使用する．肝障害，尿酸排泄阻害による痛風発作の誘発，胃腸障害の副作用を生じる．

梅毒

性行為による皮膚・粘膜の小さな傷から梅毒トレポネーマが体内へ侵入することによって感染する．多彩な症状を発症する後天性梅毒が多く，先天性梅毒もある．

後天性梅毒の症状は第1期梅毒（感染後3カ月まで），第2期梅毒，第3期梅毒（感染後3～10年間で結節性梅毒，ゴム腫，結膜疹を発症），第4期梅毒（感染10年以降で梅毒性大動脈瘤，神経梅毒として脊髄癆，進行麻痺を発症）に分類され，特徴ある症状を呈する．第1期には感染3週目頃に侵入部位の局所に無痛性の初期硬結ができて，やがて丘疹，潰瘍となり，硬性下疳を生じる．また，所属リンパ節が腫れ，これを無痛性横痃とよぶ．これらは2～3週間以内に消失する．第2期には梅毒トレポネーマが血液中に入って増殖し，全身に撒布されて発熱・関節痛・全身倦怠感・全身リンパ節の腫脹を生じる．全身に多彩な発疹（無症候性の淡紅色斑の梅毒性バラ疹，暗赤色の丘疹性梅毒疹を多発し，掌蹠に鱗屑を伴う梅毒性乾癬）を発症するのが特徴である．扁平コンジローマ，脱毛症を発症する．第3期，第4期の発症は近年まれである．

治療は第一選択薬としてペニシリン系抗生物質の投与である．

アニサキス症

海外旅行によるグルメ・ゲテモノでなくても，身近なところでも海産魚類（クジラ，イルカ，サバ，タラ，スルメイカ，イワシ，ヒラメ，サケ，カジカ）の生食（刺身）によってアニサキス症に感染することがある．アニサキスが消化管壁に寄生・穿入・穿破することにより腹部症状（上腹部痛，悪心，嘔吐，腹部膨満感）を生じ，七転八倒することがある．治療は虫体の摘出，対症療法である．何よりも予防が大切で，幼虫は60℃以上の高温で数秒，－20℃の冷凍保存で24時間にて死滅する．新鮮なイカの皮と身の間にアニサキスが出てくるので，生身の料理で皮をはがすときに除去できる．また，消化管寄生条虫症はサケ，牛肉，豚肉，イワシなどの海産魚などの経口摂取によって人体内で成長する．駆虫薬（プラジカンテル）による下痢を催しても2時間ほど我慢して排便し，排出された虫体を確認する．

咬傷感染症

動物より伝搬される感染症（イヌ，ネコ，ウサギ，ネズミによる咬傷）．引掻きあるいは咬傷による部位での炎症症状が発症する．

狂犬病

狂犬病は咬傷感染症の一つで，罹患した動物（主にイヌ）の咬傷から狂犬病ウイルスが唾液とともに侵入する．潜伏期は一般的には1～2カ月であるが，年余に及ぶこともある．初期症状として咬傷による熱感と瘙痒，不安，頭痛，時に軽度の発熱と強いくしゃみ，末期には高熱を生じる．主要症状として興奮期には強直性痙攣，特に咽頭筋，呼吸筋，流涎，狂燥状，せん妄が1～3日起こる．のちに麻痺期になると顔面・四肢の弛緩性麻痺を生じ，6～18時間で死亡する．

　　治療は，咬傷を受けたら，イヌの観察とともに予防注射（18 日間）と咬傷部位の処置を行う．

Ⅱ　消毒薬

　　消毒薬とは病原微生物を死滅させるか，病原微生物の発育を抑制させる薬物をいう．病原微生物には毒性を発揮するが，宿主の人体には毒性がなく無影響である消毒薬が有益である．一般に消毒力は温度が高いほど強い（寒冷地では無効）．また薬物によって抗菌スペクトル（範囲）が異なる．

消毒力

　　菌に対する毒性すなわち消毒力を石炭酸係数（フェノール係数：Phenol Coefficient：P.C.）という数値によって表し，この数値が大きいほど消毒力が強い．フェノールは消毒薬の 1 つであり，この消毒薬の消毒力を基準にして，フェノール係数は以下の式によって求められる

$$\text{フェノール係数} = \frac{\text{同一細菌を殺す被検薬（消毒薬）の最大希釈倍数}}{\text{一定細菌を殺すフェノールの最大希釈倍数}}$$

　　たとえば，ある細菌を殺すフェノールの最大希釈倍数が 100 倍のとき，消毒薬 A はこの細菌を殺すのに 200 倍が最大希釈倍数であれば係数は 2 となり，消毒薬 B はこの細菌を殺すのに 300 倍が最大希釈倍数のとき係数は 3 となる．つまり消毒薬 B はより薄めた状態で同じ菌を殺すことができ，消毒力が消毒薬 A よりも強いということになる．

　　また，消毒力は，ある菌に対する最低発育阻止濃度（Minimum Inhibitory Concentration：MIC）でも表され，低濃度で抗菌作用がみられる薬物が消毒薬として好ましい．

毒性係数

　　一方，生体組織への毒性が強いものは使用できない．消毒力と組織毒性を組み合わせて評価するものに毒性係数（Toxicity Index：T.I.）がある．

$$\text{毒性係数} = \frac{\text{鶏胚を殺す濃度（g/mL）}}{\text{黄色ブドウ球菌を 10 分以内に殺す濃度（g/mL）}}$$

　　毒性係数が大きいほど組織への刺激性が少ない．毒性係数が大きく，さらに，吸収毒性が弱く，組織浸透性がよく，水に対する溶解性が高い性質があるものほど消毒薬に向く．図 1-10 に消毒力と組織毒性の関係を示した．表 1-5 に消毒薬の特徴を示す．

消毒薬使用の注意点

　　消毒薬を使用する場合，薬物の選択・使用濃度・適用物と消毒薬の接触時間の 3 つを考慮しなければならない．もし，どれか 2 つを同一にした場合，残りの 1 つ，たとえば薬物ではフェノール係数が大きいものを選択したとき，濃度が高いとき，接触時間が長いときに消毒力が強くなる．しかし，人体の

表 1-5 消毒薬の特徴

区分	成分	一般名	商品名・濃度（%）	適用物	対象微生物	副作用・禁忌	保管・注意
高度	グルタルアルデヒド	グルタラール	ステリハイド®（2%，20%）	医療器具	ほとんどの微生物に有効	人体には使用不可	遮光 取り扱い時にゴム手袋，マスクを装着しガス吸入を防ぐ
	ホルムアルデヒド（35〜38%）	ホルマリン	原液にクレゾールを加えて　ホルムアルデヒド1〜5%に浸潤，清拭して2時間以上放置する　ガス消毒法：目ばりした部屋にホルマリン15 mL（ホルムアルデヒド6 g）以上＋水40 mL/m³ を噴霧または蒸発させ7時間以上放置	歯科領域の感染根管の消毒　医療用具，部屋，家具，器具	ほとんどの微生物に有効	歯根膜炎，皮膚，目，鼻，のどへの付着に注意	遮光して保存 誤飲に注意
中度	次亜塩素酸Na		テキサント®	歯科領域の感染根管の消毒　手指，皮膚，医療器具	芽胞菌には無効	過敏症（炎症症状も含む）	遮光して冷所保存
	過酸化水素（3 W/V%）	オキシドール	オキシフル®	原液または2〜3倍希釈して塗布・洗浄・滴下する　2〜10倍希釈し，洗浄，噴霧，含嗽，洗口	ほとんどの微生物に効くが，効かない場合もある	創面のカタラーゼにより分解し，酵素を発生して薬効を現す　連用により口腔粘膜を刺激する	有機物があると薬効が減弱　遮光保存
	アルコール	エタノール　イソプロパノール	エタノール（ほぼ80%）　イソプロパノール®（50・70%）　イソプロピルアルコール®	手指，皮膚，医療用具	芽胞には無効	過敏症（炎症症状も含む）　腐食性がある	遮光して保存，火気厳禁
	アクリノール	アクリノール	アクリノール®（0.1%，0.2%）	化膿部位，術中・術後の消毒	グラム陰・陽性細菌に有効，陽イオン部分が呼吸酵素を阻害する　有機物があっても有効	過敏症（炎症症状も含む）	遮光して保存
	ヨウ素	ポビドンヨードヨードチンキ	イソジン®液（10%）手術用（7.5%）　ヨードチンキ®（5〜10倍希釈）	手指，皮膚，手術部位	ほとんどの微生物に有効	アナフィラキシー様症状，ヨード過敏症，重症熱症の副作用あり．妊婦や授乳中の婦人には使用を避ける　過敏症には禁忌	石鹸類は殺菌作用を弱める．有機物があると薬効減弱　遮光して保管．1日2〜3回塗布する
	フェノール（1.8〜2.3 W/V%）	フェノール	フェノール水（原液）	手指，皮膚，医療用具，部屋，器具，炎症部位，虫刺されの瘙痒感	芽胞，HIVウイルスには無効	過敏症（炎症症状を含む）　損傷部位には禁忌	
	クレゾール（50 V/V%）	クレゾール石けん	0.5〜1%　1.5%　0.1%	手指，皮膚，手術部位，医療用具，部屋，器具　排泄物　腟	芽胞，HIVウイルスには無効	過敏症（炎症症状を含む）　損傷部位には禁忌	遮光して保存
低度	ベンゼトニウム（10 W/V%）	塩化ベンゼトニウム	ハイアミン®液　0.05〜0.1%　0.01〜0.025%　0.01%　0.1%に10分間浸潤　0.05〜0.2%で塗布，清拭，噴霧　0.025%　0.05%	手指，皮膚　手術部位　感染皮膚面　医療用具　部屋，家具，器具　腟　結膜のう	芽胞，結核菌，HIVウイルスには無効	過敏症（炎症症状も含む）	遮光して保存，石鹸類は殺菌作用を弱める
	グルコン酸クロルヘキシジン50 mg/mL　非界面活性剤	クロルヘキシジングルコン酸塩	ヒビテン®液　0.1〜0.5%　0.1〜0.5%または0.5%エタノール　0.05%　0.05%以下　0.02%	手指，皮膚　手術部位（粘膜を除く），医療用具　手術部位　部屋，家具，器具創傷部位（粘膜を除く）　結膜のう　性器泌尿器の外陰部・外皮膚	芽胞，結核菌，HIVウイルスには無効	禁忌：クロルヘキシジン過敏症，脳，脊髄，耳，腟，膀胱，口腔などの粘膜面，眼などショック，過敏症	薬物過敏症，喘息などのアレルギー疾患，濃度に注意して使用

＊芽胞（がほう）とはある細菌（炭疽菌，破傷風菌，ボツリヌス菌など）の内部にできる円形あるいは楕円の構造で，抵抗性が強い
＊ w/v% は質量容積百分率（例：10 w/v% は 10 g の溶質が 100 mL に溶けている状態），v/v% は体積百分率　w/w% は質量百分率

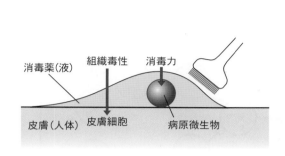

図 1-10　消毒薬の消毒力と組織毒性の関係

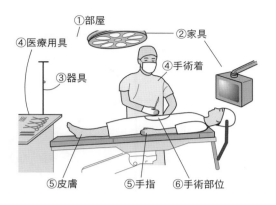

図 1-11　手術室における消毒部位
図中の番号が大きくなるほど消毒薬を薄めて使用する.

皮膚に対しても作用が現れるので, 考慮して消毒をしなければならない. 人体に接触しないものは人体への影響がみられないので, 高濃度の薬物が使用でき, 微生物を完全に殺菌できる. 一方, 人体の手術部位は切開するまでは健康な皮膚であるが, 切開により創面に微細な血管がみられるので, 手術部位あるいは粘膜は低濃度で消毒をする. たとえば手術を行う場合, 無菌の状態ですれば, 菌は人体に侵入しない. **図 1-11** に示したように, ①部屋, ②家具, ③器具, ④医療用具, 手術着, ⑤手指, 皮膚, ⑥手術部位, ⑦粘膜の順に消毒薬の濃度を低くして使用する.

Ⅲ　ワクチン・予防接種

ワクチンとは

　われわれの身体は, 絶えず体外からの機能傷害性異物 (病原体) の侵入によって脅かされている. 細菌・リケッチアやウイルス感染, 細菌がだす外毒素などによる傷害である. 身体はその感染性傷害を防ぐために, **"免疫"** 反応機構を駆使して疾病を治し, また予防を行っている. 病原体 (抗原: antigen) による初感染が起こると, 体内で病原体に特異的な抗体 (antibody) が形成されて病原体を中和 (抗原抗体反応: antigen-antibody reaction) する. この反応によって, 疾病から早期に回復でき, 以後の疾病の発症を防ぐことができる.

　ワクチンとは, 疾病を起こさない程度にまで弱毒化または不活化した病原体または毒素を, いまだ感染していない個体に接種して抗体を人為的に十分量産生させ, 今後起こるかもしれない感染から身を守るための薬物である. この感染症罹患に先だって感染症や毒物から積極的かつ能動的に身を守る手段を "能動免疫 (active immunity)" といい, また抗体が産生されない免疫

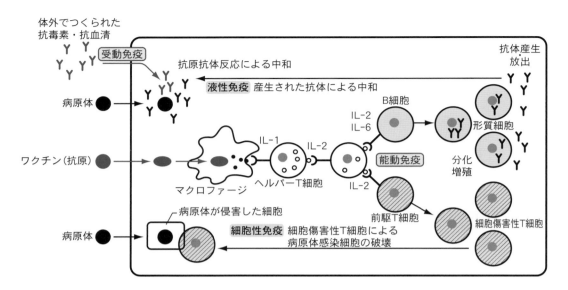

図1-12　ワクチンによる免疫獲得機構（能動免疫）と抗毒素・抗血清による病原体の中和機構（受動免疫）
IL-1, IL-2, IL-6はインターロイキンである．インターロイキンはマクロファージやヘルパーT細胞から産生され，細胞間のシグナル伝達をする働きをもつ．

　不全症や抗体が少ないために罹患した疾病に対して，宿主以外の動物またはヒトでつくられた抗体（抗毒素または抗血清）を用いて対処することを"受動免疫（passive immunity）"という．能動免疫の場合には疾病の予防（集団免疫状態）が，受動免疫の場合には疾病の治療と予防が図れる．ワクチン接種によって感染阻止率は70〜80％に，重症化は80％抑制できるとされる．

　ワクチンの種類には，生きた病原体を用いる弱毒生ワクチン，病原体をホルマリンなどで不活化した不活化ワクチン，感染にかかわる部分のみを培養細胞などを使って増やした成分ワクチン〔コンポーネントワクチン（組換えタンパク質ワクチン）〕，弱毒性のベクターウイルス（運び屋）に特定の抗原遺伝子を組み込んだ組換えウイルスベクターワクチン，抗原となる遺伝子核酸を接種して抗原を体内で産生させ免疫担当細胞にワクチンを産生させる核酸ワクチン（mRNAとDNAワクチンがある），細菌毒素をホルマリン処理して毒性をなくしたトキソイドの6種類がある．

　受動免疫としての抗毒素・抗血清にはウマに免疫を行って採取されたウマ抗毒素と，病原体に対する抗体が陽性となったヒトより採取された免疫グロブリン製剤とがある．ウマ抗毒素は異種蛋白であるために副作用の血清病が，ヒト免疫グロブリンにはショックやヒトパルボウイルスB19感染症の危険性がある．

　ワクチンによる免疫獲得機構（能動免疫）と抗毒素・抗血清による病原体の中和機構（受動免疫）を**図1-12**に，ワクチンと抗毒素・抗血清製剤のまとめを**表1-6**に示す．

表 1-6　ワクチンと抗毒素・抗血清製剤のまとめ
ワクチン・トキソイド：能動免疫

	接種の目的：疾病の予防	法的接種時期 (2023 年 7 月現在)	投与法	主な副作用	製剤保存 (遮光, 禁凍結)
弱毒生ワクチン	a．細菌 　BCG ワクチン 　（結核予防）	0～4 歳	経皮接種	全身播種性 BCG 感染症, 骨炎	10℃以下
	b．ウイルス 　麻しんワクチン	1～7 歳	皮下注	ショック, 急性血小板減少性紫斑病	5℃以下
	風しんワクチン	1～7 歳	皮下注	ショック, 急性血小板減少性紫斑病	5℃以下
	おたふくかぜワクチン 　　MR（麻しん, 風しん）混合ワクチン 　　MMR（麻しん, おたふくかぜ, 風しん）混合ワクチン		皮下注	ショック, 無菌性髄膜炎	5℃以下
	水痘ワクチン		皮下注	急性血小板減少性紫斑病, 発熱, 発疹	5℃以下
不活化ワクチン	a．細菌 　百日咳・ジフテリア・破傷風混合ワクチン	3 カ月～7 歳 11～12 歳	皮下注	ショック, 急性血小板減少性紫斑病	10℃以下
	肺炎球菌ワクチン		筋注, 皮下注	アナフィラキシー様症状, 知覚異常	8℃以下
	コレラワクチン		皮下注	接種部位の発赤, 発熱	10℃以下
	ヒブ（Hib）ワクチン 　〔Hib（インフルエンザ菌 b 型）髄膜炎の予防〕 　（Hib・破傷風トキソイド混合ワクチン）	2～11 カ月	皮下注	接種部位の発赤, 発熱	10℃以下
	b．スピロヘータ 　ワイル病・秋やみ混合ワクチン		皮下注	接種部位の発赤, 発熱	10℃以下
	c．ウイルス 　ポリオワクチン 　（急性灰白髄炎の予防） 　百日咳・ジフテリア・破傷風・ポリオ混合ワクチン	3～12 カ月	皮下注	ショック, 血小板減少性紫斑病	10℃以下
	日本脳炎ワクチン	6 カ月～7 歳	皮下注	ショック, 急性散在性脳脊髄炎（ADEM）	10℃以下
	インフルエンザ HA ワクチン	65 歳以上	皮下注	ショック, 急性散在性脳脊髄炎（ADEM）	10℃以下
	A 型肝炎ワクチン		皮下注	過敏症, 倦怠感	10℃以下
	B 型肝炎ワクチン		皮下注, 筋注	ショック, 多発性硬化症	10℃以下
	狂犬病ワクチン		皮下注	接種部位の発赤, 腫脹	10℃以下
	HPV〔ヒトパピローマ 16,18,（6,11）〕 　2 価, 4 価, 6 価（子宮頸癌予防）	小 6～高 1 の女性（推奨）男性および接種希望女性（任意）	筋注	ショック, 腫脹, 疼痛	10℃以下

表1-6　ワクチンと抗毒素・抗血清製剤のまとめ（つづき）
ワクチン・トキソイド：能動免疫

接種の目的：疾病の予防		法的接種時期	投与法	主な副作用	製剤保存 （遮光, 禁凍結）
組換え タンパク質 ワクチン	水痘ワクチン（帯状疱疹予防）		筋注	接種部位の発赤, 腫脹, ショック, アナフィラキシー	10℃以下
	新型コロナ（SARS-CoV-2） ワクチン		筋注	頭痛, 筋肉痛, 発熱, ショッ ク, アナフィラキシー	2～8℃
核酸 （mRNA） ワクチン	新型コロナ（SARS-CoV-2） ワクチン		筋注	頭痛, 筋肉痛, 発熱, ショッ ク, アナフィラキシー	2～8℃
トキソイド	a. 細菌毒素 　ジフテリアトキソイド		皮下注	接種部位の発赤, 発熱	10℃以下
	破傷風トキソイド		筋注, 皮下注	接種部位の発赤, 発熱	10℃以下
	ジフテリア・破傷風混合 　トキソイド		皮下注	ショック, 接種部位の発赤	10℃以下
	b. 蛇毒素 　ハブトキソイド		筋注, 皮下注	接種部位の発赤, 発熱	10℃以下

抗毒素・抗血清：受動免疫

投与の目的：疾患の治療と予防	投与法	主な副作用	製剤保存 （遮光, 禁凍結）
a. 抗細菌毒素			
ガス壊疽 ウマ抗毒素	筋注, 静注	血清病	10℃以下
破傷風 ウマ抗毒素	皮下注, 筋注	血清病	10℃以下
抗破傷風 ヒト免疫グロブリン	筋注	ショック, 過敏症	10℃以下
ボツリヌス ウマ抗毒素	筋注, 静注	血清病	10℃以下
b. 抗ヘビ毒			
マムシ ウマ抗毒素	静注	ショック, 過敏症	10℃以下
ハブ ウマ抗毒素	静注	ショック, 過敏症	10℃以下
c. 抗ウイルス			
ヒト免疫グロブリン（A型肝炎の予防）	筋注	ショック, 過敏症	10℃以下
抗HBs ヒト免疫グロブリン（B型肝炎の予防）	筋注	ショック, 過敏症	10℃以下

血清病：異種動物由来の血清成分に対するヒト生体反応で, 発熱, 発疹, 関節痛, 蛋白尿, リンパ節腫脹などの症状を起こす

ワクチン接種や抗毒素・抗血清投与時の注意点

　弱毒化, 不活化したワクチンは生体外異物であるので, 接種後に過敏反応が現れることがある. ワクチンに含まれる不純物（卵白）, 安定剤（ゼラチン）, 保存剤（チメロサール）などがショックや発熱などのアレルギー症状を起こす物質であるので, それらを含まない製剤が開発されつつある.

　一般的な接種時の注意としては, ①発熱者や栄養障害者, ②疾病の急性期や増悪期にある者, ③妊婦には接種が禁忌である. また, インフルエンザワクチンは受精鶏卵を用いてウイルスを増殖させて製剤化しているので, 卵白アレルギーがある者には注意が必要である.

　過敏反応の予防には, 既往歴の聴取が重要で, 必ずアレルギー体質の有無やこれまでの接種歴を尋ねて事故に備える必要がある. 抗毒素・抗血清投与

時に過敏反応が起こるかどうかが不確かな場合には，10倍希釈のウマ血清0.1 mLの皮内注射をして，少なくとも接種後15分間の観察を行い，無反応であることを確認する．

ワクチンの接種推奨時期

ワクチンには，予防接種法により接種が義務化されているもの（一類疾病：ジフテリア，百日咳，急性灰白髄炎，麻しん，風しん，日本脳炎，破傷風，結核）と，接種が推奨されているもの（65歳以上および免疫機能障害者での二類疾病のインフルエンザ），新型コロナ感染症（SARS-CoV-2），子宮頸癌予防のためのHPVワクチン（小1〜高1の女子）と，希望者が受ける任意接種のもの（おたふくかぜ，ワイル病，水痘，A型肝炎，Hib，インフルエンザHA，男性と推奨年齢以上の女性に対するHPV），母子衛生施策によるもの（B型肝炎）などがある．

百日咳・ジフテリア・破傷風ワクチンは，3〜12月齢の間に3〜8週間間隔で3回の初回免疫と，それより6カ月後の12〜18月齢時と11歳時に各1回の追加免疫が，急性灰白髄炎（ポリオ）ワクチンは3〜12月齢時に20日以上の間隔をおいて3回の接種が，麻しんワクチンは1〜2歳時に1回の接種が，風しんワクチンは1〜3歳時に1回の接種が，日本脳炎ワクチンは3〜5歳時に1〜4週間間隔で2回の初回免疫と以後1年ごとの追加免疫が望ましい．また，BCGワクチンは3〜12月齢時に1回の接種が望ましく，母子感染予防のためのB型肝炎ワクチンはHBs抗原陽性妊婦より生まれた乳児に対して2〜3月齢時に1回と初回注射後1カ月，3カ月後に各1回の接種が望ましい．

ワクチンによる能動免疫は初回接種よりほぼ1〜2カ月後に感染防御水準に達し，1〜2年間防御力が持続する．以後も効果を持続させるためには追加免疫が必要である．抗毒素・抗血清による受動免疫の場合には，注射後ただちに防御能が得られるが，体内で分解・排泄されてしまうために効果は1〜2カ月間のみである．

Ⅳ　自己免疫疾患

生体はさまざまな外来刺激から身を守るために，細胞性免疫と体液性免疫の防御機構を備えているが，その機構が生体にとって有害に作用することがある．これをアレルギーとよぶが，特に自己の成分に対してアレルギーを起こすことを自己アレルギーといい，それによって起こる病態を自己免疫疾患とよぶ．

自己免疫疾患は臓器非特異的自己免疫疾患の関節リウマチや全身性エリテマトーデス（SLE）などの疾患と，臓器特異的自己免疫疾患のシェーグレン症候群や特発性血小板減少性紫斑病（ITP）のような疾患とに分けられる．

A 臓器非特異的自己免疫疾患

関節リウマチ（RA：rheumatoid arthritis）

■ 病因・症状

　関節滑膜炎から軟骨・骨破壊に進む全身性の慢性関節炎で，男女比が1：4，好発年齢が30〜50歳，0.3〜0.5％の罹病率，HLA-DR4（ヒト組織適合性抗原の1つ）との関連性が高い多因子性遺伝性疾患である．軽症のまま緩徐に経過する症例と，高度に関節破壊が進行して身体障害に至る症例とがある．発病初期から強い炎症所見を示す症例は早期から積極的に治療を行う（**図1-13**）．

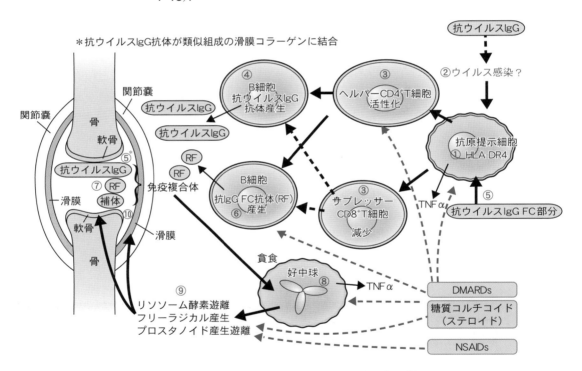

図1-13　関節リウマチの発症・進展機序（①→⑩）

RF：rheumatoid factor（リウマチ因子：抗 IgG FC 抗体，免疫グロブリンである IgG の FC 部分に対する自己抗体）
TNFα：tumor necrosis factor-α（腫瘍壊死因子α），強い発熱物質
プロスタノイド（プロスタン酸誘導体）：プロスタグランジン，トロンボキサンなど
関節リウマチの発症・進展機序概略
① HLA-DR4 陽性（抗原提示細胞）の遺伝素因→②ウイルス感染などの誘因→③ CD 4⁺ヘルパー T 細胞活性化，CD 8⁺サプレッサー T 細胞減少→④抗ウイルス IgG 抗体産生（B 細胞）→⑤ウイルス感染部位および抗原類似組織（滑膜）への IgG 抗体の結合，（IgG FC 部位による抗原提示細胞の活性化）→⑥抗 IgG FC 抗体（RF）の産生→⑦抗ウイルス IgG 抗体に RF や補体が結合（免疫複合体形成）して沈着（滑膜）→⑧滑膜部分で好中球活性化→⑨好中球からリソソーム酵素遊離，フリーラジカルや PGs の産生→⑩滑膜炎症，軟骨浸食の進展→関節腫脹，疼痛，変形→関節リウマチの発症・進展

■ 治　療

RA の真の原因が不明であるため，特異的な治療法はない．したがって，RA の治療は，①関節炎を抑制し，関節破壊の進展を防ぐ，②疼痛を軽減して日常生活動作（ADL）を確保し生活の質（QOL）を保つ，を目標にする．

基礎療法

全身性の炎症性疾患であるので，発熱，体重減少などの全身症状がある場合には安静にする．しかし，長期の安静は関節の可動域低下と筋肉の萎縮をきたすため，関節運動などのリハビリテーションを指導する．

薬物治療

QOL の低下を避けるため診断早期より抗リウマチ薬を使って積極的に薬物治療を行う．

関節リウマチに用いる薬物

薬物・薬理作用・作用機序・副作用・相互作用

⟳ NSAIDs
　作用機序
　総論　図 6-6 p. 50
　痛風 p. 158
　頭痛 p. 177

●非ステロイド性抗炎症薬（non-steroidal anti-inflammatory drugs：NSAIDs）（図 1-13，表 1-7）

ステロイドホルモン以外の抗炎症・解熱・鎮痛作用を有する薬物の総称である．シクロオキシゲナーゼ（COX）活性を阻害してアラキドン酸からプロスタグランジン（PGs）生合成を阻害する作用が主な薬効機序である．

COX には胃粘膜，腎臓，血小板に構成的に（常に合成され）存在して，それらの生理機能にあたっている COX-1 と，炎症時に誘導されて炎症反応を強める COX-2 とがある．消化器障害などの副作用が少ない NSAIDs としては COX-2 選択的阻害薬のほうが優れている．NSAIDs は血中でアルブミンなどの血漿蛋白と結合して存在するために，同様に結合する抗凝固薬のワルファリンカリウムや抗てんかん薬のフェニトインと併用した場合に遊離型薬物が増えて作用が増強される．妊娠中に服用すると，胎児の動脈管で産生される PGI_2（血管を拡張する働きをもつプロスタグランジンの一種）が低下して閉鎖症が起こる．塩基性薬物は抗炎症・鎮痛作用が弱いので，関節リウマチには酸性抗炎症薬を用いる．診断が明らかでない時期には対症療法として NSAIDs が抗炎症および疼痛緩和のために投薬される．

⟳ NSAIDs の相互作用
　総論　表 7-3 p. 63
　総論　図 7-6 p. 69

⟳ NSAIDs の副作用
　総論　表 8-1 p. 73
　総論　表 8-2 p. 74
　p. 181

●疾患修飾性抗リウマチ薬（disease modifying antirheumatic drugs：DMARDs）：抗リウマチ薬（図 1-13，表 1-8）

疾患活動性が高くて全身症状が強く，RF 強陽性で急速に病状が進行すると予想される場合に用いる．遅効性で緩解導入薬とされるものと，直接的な抗炎症作用を有する薬物がある．DMARDs は csDMARDs（従来型合成 DMARDs），bDMARDs（生物学的 DMARDs），tsDMARDs（分子標的型合成 DMARDs）に分類されるが，後 2 者は効果が高いものの，重大な感染

表 1-7　酸性の非ステロイド性抗炎症薬の特徴

薬物系		一般名	薬効の特徴	副作用
COX-2 非選択的阻害薬				
	サリチル酸系	サリチル酸ナトリウム アスピリン サリチルアミド	抗リウマチ作用の発揮には大量（3g以上）を要する	PGs 産生が抑制されてロイコトリエン産生が増え喘息発作（アスピリン喘息）が起こる．小児でライエル（Lyell）症候群を起こすことがある．大量で消化管出血，耳鳴，めまい，難聴
	フェナム系 （アントラニル系）	フルフェナム酸アルミニウム メフェナム酸	比較的強い鎮痛作用を示す	消化性潰瘍，肝・腎障害の副作用あり
	アリール酢酸系		一般に作用の発現が早く持続時間が短い傾向がある．プロドラッグは作用持続時間が長い	消化性潰瘍，肝・腎障害の副作用あり ジクロフェナクナトリウムとニューキノロン系抗菌薬を併用すると痙攣の副作用が起こる スリンダクは腎障害が少ない
	フェニル酢酸類	ジクロフェナクナトリウム，アルクロフェナク，ナブメトン		
	インドール酢酸類	インドメタシン，アセメタシン，インドメタシンファルネシル，プログルメタシンマレイン酸塩，スリンダク		
	プロピオン酸系	イブプロフェン，ケトプロフェン，ナプロキセン，プラノプロフェン，ロキソプロフェンナトリウム水和物	消炎・鎮痛・解熱作用を平均して有している	胃障害，腎障害などの副作用が比較的少ない
	ピリミジン系	ブコローム	高尿酸血症改善作用がある	ワルファリンカリウムとの併用で抗凝固作用増強あり
	オキシカム系	ピロキシカム，アンピロキシカム，ロルノキシカム，メロキシカム	血中半減期が長いので1日1回投与でよい	メロキシカムは COX-2 選択性が高いので胃腸障害の副作用が少ない
COX-2 選択的阻害薬		エトドラク	COX-2 を選択的に阻害する	胃腸に対する障害が小さい

注：下線はプロドラッグ（生体内で非活性体から活性体に変化する薬物）

症や過敏症の副作用に注意しなければならない．

参考　リポコルチン，アネキシン1はホスホリパーゼ A_2 を阻害する蛋白質
➡ステロイド性抗炎症薬
作用機序
総論　図 6-6 p. 50
悪性腫瘍 p. 129
SLE p. 125
気管支喘息（吸入用）p. 264
接触性皮膚炎（外用）p. 278

●ステロイド性抗炎症薬：糖質コルチコイド薬（副腎皮質ステロイド薬）（プレドニゾロン，メチルプレドニゾロンコハク酸エステルナトリウム）

リポコルチンやアネキシン1を誘導合成してホスホリパーゼ A_2 を抑制し，細胞膜から PGs の原料となるアラキドン酸の遊離を抑制する．また，COX-2 の誘導を抑制して炎症性 PGs の合成を抑制する．血管透過性の抑制，好中球遊走反応の抑制，原形質膜の保全，リソソーム膜の安定化などにより強い抗炎症作用とリンパ球の分化・増殖抑制を現す．T，B 両細胞系を抑制する．炎症や免疫反応の抑制は最も強いが，その効果は対症的で副作用も多い．関節リウマチの炎症が強く生命に危険が予測される場合や社会生活を送るうえで強い障害がある場合に短期間用いられる．抗炎症の目的を達したら，すみやかに減量や離脱を試みる．

表1-8　疾患修飾性抗リウマチ薬の特徴

薬剤分類	一般名	薬理作用・副作用
csDMARDs （conventional synthetic DMARDs：従来型合成 DMARDs）		
免疫抑制薬	メトトレキサート：葉酸代謝拮抗薬	増殖性細胞の DNA 合成抑制により，リンパ球増殖，血管新生，滑膜増生，好中球遊走が抑制される 2 日間投薬，5 日間休薬のサイクルで投薬する（抗腫瘍薬の項を参照）
	ミゾリビン：イミダゾール系プリン代謝拮抗薬	プリン代謝拮抗薬としてグアニル酸産生を低下させ，リンパ球の増殖を抑制して免疫抑制を図る 骨髄機能抑制，感染症増悪，間質性肺炎，急性腎不全などの重大な副作用がある
	タクロリムス水和物	FKBP（FK506 binding protein）と複合体を形成して NFAT 転写因子の脱リン酸化反応を阻害することにより IL-2 などのサイトカイン発現を抑制し，細胞性免疫・体液性免疫の両者を抑制する 消化管障害，腎障害，高血糖，発疹などの副作用がある
金製剤	金チオリンゴ酸ナトリウム（注射薬） オーラノフィン（経口薬）	多核白血球の貪食能抑制やリソソーム膜安定化を起こすと考えられ，効果発現に 2 カ月程度を要する 剥脱性皮膚炎，無顆粒球症，間質性肺炎，急性腎不全などの副作用がある
SH 化合物	D-ペニシラミン ブシラミン	分子内に所有する SH 基により RF（リウマチ因子）や免疫複合体の分子内 S-S 結合を解離して変性させる 汎血球減少，過敏性血管炎，間質性肺炎，急性腎不全などが重大な副作用である
免疫調節薬	ロベンザリットニナトリウム	急性の消炎・鎮痛作用はないが，サプレッサー T 細胞の活性低下を回復させて関節炎発症抑制を行う 効果発現には 2 カ月以上かかり，急性腎不全の副作用がある
	アクタリット	サプレッサー T 細胞の分化誘導，抑制性サイトカインの産生などにより抗リウマチ作用を現す ネフローゼ症候群や間質性肺炎の副作用がある
	サラゾスルファピリジン	T 細胞やマクロファージに作用してサイトカイン産生を抑制し，関節リウマチに特有な抗体産生を抑制する 再生不良性貧血，皮膚粘膜眼症候群（Stevens-Johnson 症候群），間質性肺炎などの副作用がある

●副腎皮質ステロイド薬の副作用 p.74

　重大な副作用に，感染症の誘発，消化性潰瘍，糖尿病，高血圧，骨粗鬆症，精神変調などがある．

全身性エリテマトーデス（systemic lupus erythematosus：SLE）

■ 病態・症状

　多臓器障害性の全身性炎症性自己免疫疾患で慢性に経過する．全身の血管および結合組織に広範な病変を起こし，顔面蝶形紅斑，紅斑様発疹，発熱，関節炎，腎障害，痙攣，うつ，心膜炎・心内膜炎・冠動脈硬化，胸膜炎など多彩である．抗核抗体を含む多彩な自己抗体がみられる．思春期および青年期の女性に多くみられ，遺伝的背景がある疾患であるが，原因は不明である．

　現象として①抗リンパ球抗体が産生されてリンパ球や白血球数が低下す

表1-8　疾患修飾性抗リウマチ薬の特徴（つづき）

薬剤分類	一般名	薬理作用・副作用
bDMARDs（biological DMARDs,：生物学的 DMARDs）		
生物学的製剤	インフリキシマブ アダリムマブ エタネルセプト ゴリムマブ セルトリズマブペゴル	抗ヒト TNFα（ヒト-マウス）キメラ型モノクローナル抗体 完全ヒト型抗 TNFα モノクローナル抗体 完全ヒト型可溶性 TNFα/LTα レセプター蛋白 ヒト型抗ヒト TNFα モノクローナル抗体 ペグヒト化抗ヒト TNFα モノクローナル抗体 Fab' 断片製剤 上記 TNFα 抗体または受容体製剤で，活動期に産生される TNFα を中和または受容体結合を阻害して炎症を抑える インフリキシマブはメトトレキサート投与3カ月でも効果が得られない場合に併用して点滴投与し，他の4者はメトトレキサートとの併用も可能で既存治療で効果不十分な場合に皮下投与される 敗血症，結核，真菌感染症を含む重篤な感染症，発熱などの副作用に注意する
	トシリズマブ サリルマブ アバタセプト	ヒト化抗 IL-6 受容体モノクローナル抗体（点滴静注） ヒト型抗ヒト IL-6 受容体モノクローナル抗体（皮下注） 関節破壊やパンヌス形成に関与する IL-6 作用を抑制して軽快させる 副作用は少ないが感染症には十分な注意が必要である 抗原提示細胞表面の CD80/86 に結合する副刺激分子の CTLA-4（細胞障害性 T リンパ球抗原4）と同構造のために，この薬物が CD80/86 に結合してその作用を阻害し T 細胞の活性化やサイトカイン産生を抑制する 従来の治療で効果が得られない場合に点滴静注投与を行う 敗血症や肺炎などの重篤な感染症，ショック，アナフィラキシーなどの重篤な過敏症，間質性肺炎などの副作用に注意する
tsDMARDs（target synthetic DMARDs：分子標的型合成 DMARDs）		
分子標的薬	トファシチニブクエン酸塩 　（JAK1〜3 阻害） バリシチニブ（JAK1,2 阻害） ペフィシチニブ臭化水素酸塩 　（JAK1〜3，TYK2 阻害） ウパダシチニブ水和物（JAK1阻害） フィルゴチニブマレイン酸塩 （JAK1 阻害）	ヤヌスキナーゼ（JAK）阻害薬で，経口投与が可能な分子標的免疫抑制薬である．JAKs の阻害により，炎症関連性サイトカイン受容体を介したシグナル伝達が遮断され免疫反応をさまざまな形で抑制する．メトトレキサート単独療法で効果が乏しい場合に併用するが，敗血症，肺炎，真菌感染症，結核などの重篤な感染症に留意する

る，②破壊された白血球より放出された核蛋白が抗体としてつくられた IgG と結合して複合体をつくる，③補体を含んだ複合体を多核白血球が貪食する（LE 細胞）が観察される．したがって，このような過程で自己の細胞が自己組織を傷害していくものと考えられる．

　中枢神経障害（CNS ループス）と腎障害が生命にかかわる重大な合併症である．

薬物治療

　①炎症の抑制，②免疫異常病態の矯正，③合併症の予防と治療を治療目標とする．①と②の目的で副腎皮質ステロイド薬，ついで免疫抑制薬のシクロホスファミド水和物，アザチオプリン，ヒドロキシクロロキン硫酸塩，ベリ

ムマブを用いる．最も多い死因は感染症であるので③に注意して薬物治療が行われる．

⬅副腎皮質ステロイド薬
RA p. 123

●副腎皮質ステロイド薬
関節リウマチの薬物治療を参照．

●免疫抑制薬
シクロホスファミド水和物

⬅シクロホスファミド
腫瘍，アルキル化薬 p. 132

リンパ球の DNA をアルキル化して複製を阻止し，増殖を抑制するため強力な免疫抑制作用が生じる．B 細胞系リンパ球のほうが感受性が高い（第2章「悪性腫瘍」参照）．

アザチオプリン
体内でチオイノシン酸となり，イノシン酸と拮抗してプリンヌクレオチドの生合成を阻害する．リンパ球の増殖が抑制されるが，T 細胞系リンパ球のほうが感受性が高い．副作用に顆粒球減少，貧血，悪寒，易感染症，間質性肺炎がある．

ヒドロキシクロロキン硫酸塩（免疫調整薬）
主にリソソーム内への蓄積による pH の変化とそれに伴うリソソーム内の種々の機能の抑制が抗 SLE 作用に関与しているものと推察される．視覚障害を含む眼障害，腎障害，肝障害の副作用がある．

ベリムマブ（完全ヒト型抗 BLyS モノクローナル抗体製剤）
B リンパ球刺激因子（BLyS）は B 細胞のアポトーシスを抑制し，形質細胞への分化を促進させる蛋白質であるが，可溶型 BLyS に対する遺伝子組換えヒト IgG1 モノクローナル抗体のベリムマブは可溶型 BLyS に結合して BLyS 誘発 B 細胞増殖を抑制して SLE に効果を示す．既存治療で効果不十分な SLE に点滴静注して用いる．

過敏症の発現や結核を含む感染のリスクを増大させる可能性がある．

B 臓器特異的自己免疫疾患

シェーグレン症候群（Sjögren syndrome）

40～60 歳代の女性に好発（男女比は1：14）する乾燥性角結膜炎・慢性唾液腺炎を主徴とする原因不明の自己免疫疾患である．涙腺や唾液腺周囲にリンパ球が浸潤して腺房の破壊や萎縮を起こし，主症状である乾燥症を起こす．外分泌腺のみに限局するものを腺型，外分泌腺以外に病変（関節痛，リンパ節腫脹，環状紅斑，紫斑，慢性甲状腺炎，間質性肺炎，遠位尿細管性アシドーシス，原発性胆汁性肝硬変など）が波及するものを腺外型とよぶ．

■ **治　療**

　予後は悪くないので，乾燥症状だけの腺型の場合は人工涙液や人工唾液などの対症療法だけでよい．腺外型の場合には，症状に応じて NSAIDs による鎮痛・抗炎症療法や，副腎皮質ホルモン，シクロホスファミド水和物による免疫抑制療法を行う．

　涙液減少症状に対しては，人工涙液点眼薬，ヒアルロン酸ナトリウム点眼薬，ムチン分泌促進（ジクアホソルナトリウム点眼薬，レバミピド点眼薬），自己血清などを点眼する．

　口腔乾燥症状に対しては，人工唾液，口腔乾燥症状改善薬のセビメリン塩酸塩水和物（M3 受容体発現細胞情報伝達系のイノシトールリン脂質代謝回転を促進させて，唾液分泌を促進）やピロカルピン塩酸塩（唾液腺細胞のムスカリン受容体に作用して唾液分泌を促進）を用いる．

特発性血小板減少性紫斑病
(idiopathic thrombocytopenic purpura：ITP)

　ウイルス感染などののちに急激に出血傾向や紫斑を伴って発症する後天性の自己免疫疾患である．急性型は 10 歳以下の小児に多く，通常は発症後 6 カ月以内に治癒する．何らかの障害により血小板に対する自己抗体が産生されて血小板が破壊され，さらに網内系細胞に貪食されて血小板減少が起こる．

■ **治　療**

●副腎皮質ステロイド薬
RA p. 123
副作用 p. 74

　血小板数が 3 万/μL 以上の場合には積極的な治療は必要ないが，3 万/μL 未満で紫斑，鼻出血，口腔内出血，消化管出血がある場合には，副腎皮質ステロイド薬の投与により血小板数の回復と維持を図り，重症の場合には，シクロホスファミド水和物，アザチオプリンなどの免疫抑制療法を実施する．慢性型の場合には治療効果の高い摘脾術も考慮する．

第2章 腫　瘍

●腫瘍とは：悪性腫瘍と良性腫瘍

　腫瘍は，正常組織細胞と異なる自律性で増殖する新生細胞群（腫瘍実質）とそれを支持する組織（腫瘍間質）とからできている．塊をなした充実性腫瘍（固形腫瘍）が主なものであるが，白血病（血液癌）のように血中で増殖したり臓器にびまん性に浸潤して腫瘍塊を形成したりしない細胞遊離型腫瘍もある．また腫瘍は良性腫瘍と悪性腫瘍とに二大別でき，悪性腫瘍は上皮性悪性腫瘍（癌または癌腫）と非上皮性悪性腫瘍（肉腫）に分類できる．悪性腫瘍細胞は，宿主の正常細胞が何らかの遺伝子変異を起こして異常増殖性を獲得し不死の状態に陥ったもので，際限なく増殖し続ける．

　良性腫瘍は一定の大きさになると成長が止まるので生命に影響することが少ないが，悪性腫瘍は放置すると宿主が生きているかぎり増大し続け，さらに大部分は他の臓器に転移して生命を脅かす．周囲組織に浸潤して増殖することを浸潤性増殖といい，転移には，①リンパ行性に近隣のリンパ節に転移する，②肝臓・肺・脳・骨髄などの臓器に血行性に転移する，③進行性胃癌の場合には播種といって腹腔全体に癌細胞が散布されて癌性腹膜炎を起こす，の3型がある（図2-1）．

悪性腫瘍（malignant tumor）

■ 分類・定義

癌と肉腫

　癌（癌腫）は腫瘍発生母体の臓器名から肺癌，肝癌，胃癌，結腸癌，乳癌，皮膚癌，膀胱癌などとよび，組織学的には腺癌，扁平上皮癌，移行上皮癌，未分化癌などと分類する．

　肉腫は非上皮性組織に起源をもつ悪性腫瘍の総称で，線維肉腫，粘液肉腫，脂肪肉腫，軟骨肉腫，骨肉腫，滑膜肉腫，ユーイング肉腫（骨髄原発性肉腫），平滑筋肉腫，横紋筋肉腫，血管肉腫，リンパ管肉腫などが含まれる．神経鞘細胞由来の悪性腫瘍も肉腫に入れることがある．肉腫は癌腫に比べて若年者に発生するものが多く，癌腫以上に悪性度が高い．一般には，癌腫も肉腫も悪性腫瘍であることから両者を"癌"とよんでいる．

■ 治　療

　悪性腫瘍は増殖に際限がなく，他臓器にも転移して宿主の命を奪うので，適切な治療が必要である．悪性腫瘍の治療法には，外科的摘出療法，放射線

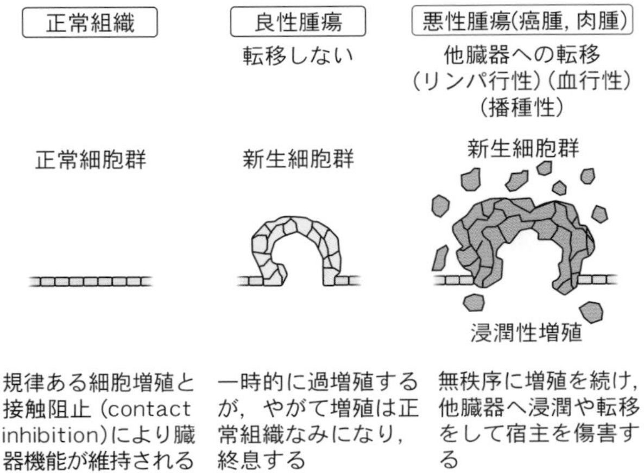

<table>
</table>

完治可能な腫瘍	抗腫瘍効果が期待できる腫瘍
急性リンパ芽球性白血病	直腸癌，膀胱癌
急性骨髄性白血病	乳癌
ユーイング肉腫	慢性リンパ性白血病
絨毛癌	慢性骨髄性白血病
ホジキン病	ヘアリーセル白血病
非ホジキンリンパ腫	頭頸部癌
横紋筋肉腫	肺小細胞癌
精巣癌	多発性骨髄腫
ウィルムス腫瘍	卵巣癌

表 2-1 抗癌薬で治療可能な悪性腫瘍

正常組織，良性腫瘍，悪性腫瘍の特性

図 2-1 正常組織，良性腫瘍，悪性腫瘍の特性

Slapak CA and Kufe DW : Principles of Cancer Therapy. In : Harrison's Principles of Internal Medicine, p. 525, Table 86-2, McGraw-Hill, New York, 1998 より引用

や温熱などによる物理学的療法，抗癌薬（抗悪性腫瘍薬）による化学療法がある．外科的摘出療法は他臓器に転移がなく腫瘍が特定の臓器に限局している場合に腫瘍とその周辺組織を摘出除去する方法で，最も治癒率が高い．放射線や温熱などによる物理学的療法は，物理学的療法に感受性が高い腫瘍や外科的に摘出困難な腫瘍の場合に実施する．抗癌薬による化学療法は，薬物のみで完治できる腫瘍（表 2-1）や，外科的療法や物理学的療法が不可能な腫瘍や，それらの療法と併用したほうがより高い治療成績が期待できる腫瘍に対して実施する．

抗癌薬の治療原理

マウス白血病による研究などから得た理論にもとづき治療を行う．診断時に 10^9 個（1 g）以上に増えた癌細胞を，正常細胞よりも発育速度が大きく抗癌薬に対して感受性が高まっていることを利用して腫瘍増殖抑制を図る．それは癌細胞数を最終的に "0" にすれば癌が治癒するとの基本原理（total cell kill theory）にもとづいている．なお，たとえ癌細胞が "0" にならなくとも，きわめて少数になれば宿主の免疫反応により癌細胞が身体より駆逐される．

細胞周期を考慮した薬物治療

細胞の一生は図 2-2 のように G_1 期（DNA 合成準備期），S 期（DNA 合成期），G_2 期（分裂準備期），M 期（分裂期）の 4 期に分けられ，細胞周期とよばれる．ほとんどの抗癌性物質は DNA または RNA 合成阻害により抗癌性を発揮するものなので，静止期である G_0 期以外の時期に投与するとより強い効果が得られる．G_0 期に投与した場合に効果がない薬物を細胞環特異性薬（cell cycle specific drugs：CCS 薬）とよび，代謝拮抗薬と細胞分裂停止薬がこれに含まれる．これらの薬物は投与期間を長くすると作用が強くなる．また，細胞の静止期である G_0 期でも作用が認められる薬物を細胞環非特異性薬（cell cycle nonspecific drugs：CCNS 薬）とよび，DNA に直接

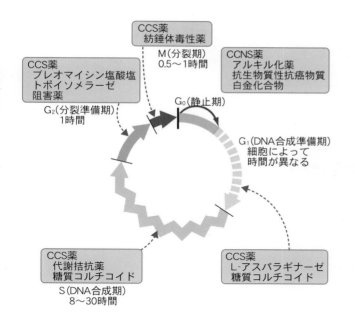

図 2-2　細胞周期と抗癌薬作用時期との関係

表 2-2　各抗癌薬に共通した副作用

a．細胞回転周期が短い器官における障害
　1）骨髄系：顆粒球減少→易感染症罹患
　　　　　　　血小板減少→皮下出血，脳出血
　　　　　　　赤血球減少→貧血
　2）皮膚：脱毛，色素沈着
　3）消化器：悪心，嘔吐，下痢，下血

b．実質臓器の障害
　1）肝障害：急性中毒性肝炎，脂肪肝
　2）腎障害：蛋白尿，血尿，腎不全

c．過敏症：皮疹，ショック

結合して DNA 合成を阻害する薬物がこれに含まれる．これらの薬物は投与濃度に依存して効果が強まる．

作用機序・副作用・薬剤耐性を考えた薬物投与法

抗癌薬は腫瘍細胞の増殖抑制を図る薬物であるため，大半は DNA の複製阻害に関与しているが，メッセンジャー RNA への転写阻止，必須栄養素枯渇による蛋白への翻訳阻止，有糸分裂阻害，増殖因子作用阻害，免疫機能賦活による癌細胞の排除などに関与する薬物もある．しかし，いずれの作用も腫瘍細胞に対して特異的でないために，それぞれに重大な副作用をもっている．したがって，抗腫瘍効果が高い薬物であっても単独使用での有効率は20〜50％の範囲のものが大部分である．一方，悪性腫瘍はさまざまな機序（細胞内への薬物輸送抑制，薬物不活化酵素の活性化，細胞外への薬物排出など）で薬剤耐性を獲得する．そこで通常，抗癌薬を用いて化学療法を行う場合には，薬物の相乗作用と副作用の軽減および薬剤耐性の遅延を期待して，治療対象とする癌腫に有効性が高く，しかも作用機序や副作用が異なる薬物を数種選んで組み合わせて用いる．この投与法を多剤併用療法といい，50〜90％以上の有効率を示している治療法もある．

抗癌薬の副作用

抗癌薬のほとんどは DNA または RNA 合成阻害作用により抗腫瘍作用を発揮するので，細胞周期が短い組織ほど障害を受けやすく，また抗癌薬の代謝を受けもつ肝臓・腎臓などの実質臓器も障害を受けやすい．抗癌薬に共通した副作用を表 2-2 に示す．なお，個々の薬物に特異的および重篤な副作用は以下の各論中に記す．

➡抗癌薬の副作用
　総論　表 8-1 p. 73
　総論　表 8-2 p. 74
　総論　図 10-1 p. 87
　総論　図 10-2 p. 88

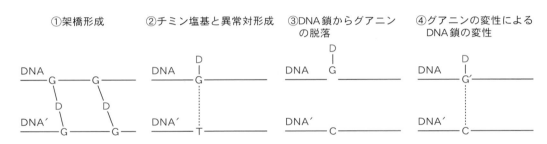

①架橋形成　　②チミン塩基と異常対形成　③DNA鎖からグアニン　④グアニンの変性による
　　　　　　　　　　　　　　　　　　　　　の脱落　　　　　　　DNA鎖の変性

図 2-3　アルキル化薬の DNA 傷害機序（考えられる 4 つのパターン）
アルキル化薬（D）は DNA 鎖中のグアニン（G）と結合して DNA 2 重鎖の複製を阻害する

抗癌薬

薬物・薬理作用・作用機序・副作用

●アルキル化薬

主として，2 本鎖 DNA 中にあるグアニン塩基間にアルキル基（$-C_nH_{2n+1}$）を介した結合で架橋をつくり，DNA の複製やメッセンジャー RNA の転写を阻止する（**図 2-3**）．この系の薬物としては，ナイトロジェンマスタード類（メルファラン，シクロホスファミド水和物，イホスファミド），エチレンイミン類（チオテパ），アルキルスルホン酸類（ブスルファン），ニトロソ尿素類（ニムスチン塩酸塩，ラニムスチン），トリアゼン類（ダカルバジン），メチルヒドラジン誘導体（プロカルバジン塩酸塩）がある．代表的な CCNS 薬で濃度依存性に効果を現す．

→シクロホスファミド水和物
　SLE，免疫抑制薬 p. 127

ナイトロジェンマスタード類はホジキン病，乳癌，多発性骨髄腫，卵巣癌などに，エチレンイミン類は慢性リンパ性白血病，慢性骨髄性白血病，肺癌，悪性リンパ腫などに，アルキルスルホン酸類は慢性骨髄性白血病，真性多血症などに，ニトロソ尿素類は消化器癌，肺癌，悪性リンパ腫，膠芽腫などに，トリアゼン類はホジキン病，悪性黒色腫，軟組織肉腫などに，メチルヒドラジン誘導体は星状細胞腫，ホジキン病などに他薬物との併用で用いられる．

副作用として骨髄機能抑制，間質性肺炎，肺線維症，肝・腎障害，脱毛があり，プロドラッグであるシクロホスファミド水和物やイホスファミドは体内で活性体に分解される際に生じるアクロレインにより出血性膀胱炎を起こす．アクロレインを結合して無毒化するメスナを併用するとそれが防げる．

●代謝拮抗薬

DNA または RNA 合成を阻害する核酸誘導体と，核酸合成に必要な葉酸代謝拮抗薬が代謝拮抗薬で，CCS 薬として時間依存性でその作用が現れる（**図 2-4**）．水に溶けて代謝され，すぐに排泄されてしまう薬物が多いので，有効性を高め副作用を軽減するために，体内で活性型に変わるプロドラッグにした薬物が多い．

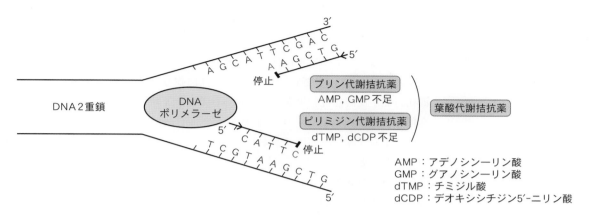

図 2-4　代謝拮抗薬の DNA 複製阻止機構

開裂した DNA 鎖は DNA ポリメラーゼによって 5′ 側より相補鎖の複製がなされるが，代謝拮抗薬によりヌクレオチドの供給が途絶したり，代謝物が DNA ポリメラーゼを阻害したりして複製が停止する．

プリン代謝拮抗薬

　細胞の DNA 複製期（S 期）にプリン体の供与反応を抑制して腫瘍細胞の増殖を抑制する．この系の薬物には，メルカプトプリン水和物（6-MP）がある．チオイノシン酸（TIMP）に変換され，イノシン酸（IMP）と競合拮抗して AMP や GMP の産生を抑制する．尿酸産生抑制薬のアロプリノールと併用した場合に本剤の代謝が阻害されて副作用が増強するので注意する．急性白血病や慢性骨髄性白血病に用いるが，肝・腎障害，潰瘍性口内炎，骨髄抑制などの副作用がある．

プリン作動薬

　ペントスタチンは，アデノシン化合物を分解するアデノシンデアミナーゼを強力に阻害してアデノシン誘導体（デオキシアデノシン，dATP など）を細胞内に蓄積する．その結果，核酸合成障害が生じて腫瘍細胞の DNA 複製障害が起こる．成人 T 細胞白血病リンパ腫やヘアリーセル白血病に用いるが，重大な肝・腎障害や免疫抑制作用が生じることがある．

ピリミジン代謝拮抗薬

　ピリミジン代謝経路のウラシルに対してフルオロウラシル（5-FU）が，シチジンに対してシタラビン（AraC）が基本的な阻害薬物である．5-FU 系薬はウラシルと同経路で代謝されて腫瘍細胞内でフルオロデオキシウリジル酸（FdUMP）に変換され，チミジル酸合成酵素を阻害することにより dUMP より dTMP への変換を妨げる．また RNA にも組み込まれ，リボソーム RNA 形成を阻害する．AraC はシチジンと同じように代謝されて腫瘍細胞内でデオキシシチジンキナーゼにより dAraCTP となり，DNA ポリメラーゼ活性を阻害する．

フルオロウラシル系薬

　この系の薬物にはフルオロウラシル（5-FU），テガフール（FTR），テガフール・ウラシル（UFT），テガフール・ギメラシル・オテラシルカリウム配合

薬（TS-1），ドキシフルリジン，カペシタビン，トリフルリジン・チピラシル塩酸塩配合薬などがある．すべての誘導体は 5-FU に分解されたあとに作用する．なお，トリフルリジン・チピラシル塩酸塩配合薬はトリフルオロチミン（FTY）に代謝されて作用する．経口投与できる利点があり，乳癌，消化器癌，皮膚悪性腫瘍などに用いられるが，下痢による脱水，出血や壊死を伴う腸炎，白質脳症，うっ血性心不全，間質性肺炎の副作用がみられる．特に，葉酸代謝拮抗薬のメトトレキサートとの併用で副作用が強く発現するので注意を要する．

シタラビン系薬

この系の薬物にはシタラビン（シトシンアラビノシド，AraC）およびプロドラッグのアンシタビン塩酸塩，エノシタビン，シタラビンオクホスファート水和物，ゲムシタビン塩酸塩がある．急性リンパ性白血病，急性骨髄性白血病，非ホジキンリンパ腫などに用いられる．また，他薬との併用で消化器癌や肺癌や膵癌の治療にも使われる．副作用としては骨髄障害，ショック，肝機能障害，間質性肺炎などがある．

葉酸代謝拮抗薬（メトトレキサート，レボホリナートカルシウム）

白血病細胞のような悪性腫瘍細胞は，チミジル酸合成に必要な大量のジヒドロ葉酸還元酵素が存在していて核酸回転率がきわめて高くなっている．メトトレキサート（MTX）は，葉酸の活性化に必要なジヒドロ葉酸還元酵素の働きを阻害してデオキシウリジル酸（dUMP）よりデオキシチミジル酸（dTMP）へのメチル基転移反応を阻止して dTTP を枯渇させるほか，ホルミル基転移が必要なプリン合成過程やアミノ酸代謝におけるメチル基転移反応をも阻害するので，強い制癌作用が発揮できる．過剰投与時には 4 時間以内に活性葉酸である N^5-ホルミル FH_4（ホリナート）を筋注して副作用を回避する．急性リンパ芽球性白血病，膀胱癌，乳癌，絨毛癌，頭頸部癌，非ホジキンリンパ腫，骨肉腫などの治療に用いる．

➡メトトレキサート
副作用
総論 表 8-1 p. 73
総論 表 8-2 p. 74
総論 図 10-1 p. 87
相互作用 p. 69

副作用にショック，重篤な骨髄抑制，肝細胞壊死，尿細管壊死，間質性肺炎，皮膚粘膜眼症候群（Stevens-Johnson 症候群）など致命的なものがある．

●紡錘体毒としての植物アルカロイド

細胞の分裂期（M 期）に赤道面上に並んだ染色体は，チューブリン蛋白が重合してできた紡錘体に誘導されて両極に移動し，染色体の二分が完了する．しかし，紡錘体毒である植物アルカロイドはこのチューブリン蛋白と結合して紡錘体形成を阻害し有糸分裂を停止させる（図 2-5）．

ビンカ（カサランサス）アルカロイド

キョウチクトウ科ニチニチ草から抽出されたアルカロイドで，チューブリン蛋白から紡錘体への重合を防いで細胞分裂を停止させる．ビンクリスチン硫酸塩，ビンブラスチン硫酸塩，ビンデシン硫酸塩などがあるが，対象腫瘍スペクトルが少し異なる．ビンクリスチン硫酸塩は急性リンパ芽球性白血病や悪性リンパ腫に，ビンブラスチン硫酸塩は膀胱癌，乳癌，悪性リンパ腫，

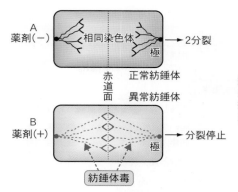

A
薬剤（−）　相同染色体　　　→ 2分裂
　　　　　　　　　　　　　極

赤道面　　正常紡錘体
　　　　　異常紡錘体

B
薬剤（＋）　　　　　　　　→ 分裂停止
　　　　　　　　　　　　　極

紡錘体毒

紡錘体毒が作用しないAでは，正常に有糸分裂が行えるが，紡錘体に紡錘体毒が結合したBでは，有糸分裂ができず，細胞分裂が停止する

図 2-5　紡錘体毒による有糸分裂阻止機構

肺癌，精巣腫瘍に，ビンデシン硫酸塩は急性白血病，悪性リンパ腫，肺癌，食道癌に効果がある．

　副作用として，高度な ADH（抗利尿ホルモン）分泌のために意識障害をも伴う水中毒・低 Na 血症：SIADH（抗利尿ホルモン不適合分泌症候群），末梢神経障害（腸管麻痺，視神経萎縮，知覚低下），気管支痙攣，間質性肺炎，脱毛がある．

タキソイド系アルカロイド（ドセタキセル水和物）

　セイヨウイチイのアルカロイドをもとに半合成されたタキソイドで，チューブリン蛋白の重合を過度に促進して紡錘体形成を阻害する．乳癌，卵巣癌，非小細胞肺癌が適応腫瘍で，副作用として著しい骨髄抑制，アナフィラキシー様反応，間質性肺炎，肝不全，急性腎不全，播種性血管内凝固症候群（DIC）がある．

●抗生物質性抗癌物質

　放線菌が産生する抗生物質または半合成抗生物質で，直接腫瘍細胞の DNA または RNA と結合して複製または合成を阻害し，強い抗腫瘍作用を現す（CCNS 薬）．**表 2-3** に抗生物質性抗癌物質の作用機序，適応腫瘍，各薬物の特異的な副作用を示す．

●酵素製剤（L-アスパラギナーゼ）

　大腸菌改良株培養濾液から分離精製された酵素で，血中の L-アスパラギンをアスパラギン酸とアンモニアに分解することにより，L-アスパラギンを必須アミノ酸としているリンパ系腫瘍細胞内でのアスパラギン濃度を低下させて抗腫瘍効果を現す．急性リンパ芽球性白血病が適応腫瘍で，ショック，フィブリノーゲン・プロトロンビン産生低下による脳出血，急性膵炎および膵ランゲルハンス島壊死による糖尿病，高アンモニア血症による意識障害などの副作用がある．

表 2-3 抗生物質性抗癌物質一覧

抗癌薬	作用機序	適応腫瘍	特異的副作用
マイトマイシン C	DNA 合成阻害	乳癌，結腸癌	微小血管症性溶血性貧血
アントラサイクリン系	DNA/RNA 合成阻害		心筋障害
ダウノルビシン塩酸塩		急性リンパ芽球性白血病，急性骨髄性白血病	
ドキソルビシン		膀胱癌，乳癌，胃癌，肝細胞癌，ホジキン病肺癌，非ホジキンリンパ腫，骨肉腫，軟組織肉腫	
ピラルビシン		頭頸部癌，乳癌	
アクラルビシン塩酸塩		胃癌，肺癌	
イダルビシン塩酸塩		急性骨髄性白血病，非ホジキンリンパ腫	
アントラキノン系ミトキサントロン塩酸塩	DNA/RNA 合成阻害	急性骨髄性白血病，乳癌，非ホジキンリンパ腫	うっ血性心不全
アクチノマイシン D	RNA 合成阻害	絨毛癌	肝・腎障害
クロモマイシン A3	RNA 合成阻害	肺癌，消化器癌	肝・腎障害
ブレオマイシン系ブレオマイシン塩酸塩ペプロマイシン硫酸塩	DNA 合成阻害	ホジキン病，非ホジキンリンパ腫，精巣腫瘍，皮膚癌	間質性肺炎，肺線維症
ネオカルチノスタチン	DNA 合成阻害	急性白血病，消化器癌，肝細胞癌	ショック

●白金化合物（シスプラチン，カルボプラチン，ネダプラチン，オキサリプラチン）

　白金元素を含んだ化合物で，アルキル化薬様に腫瘍細胞 DNA のグアニンと結合して架橋形成を行い，DNA 合成を阻害する（CCNS 薬）．膀胱癌，食道癌，頭頸部癌，肺癌，骨肉腫，卵巣癌，精巣腫瘍，子宮頸癌の治療に用いられる．抗腫瘍効果は大きいが副作用も強く，特に腎毒性を軽減するためには大量輸液による利尿が必要である．高音域の聴力低下，球後視神経炎，低 Mg 血症，テタニーなどの副作用もある．

●トポイソメラーゼに作用する植物アルカロイド

　DNA トポイソメラーゼは DNA 複製中にらせん構造で交差した DNA を切断して再結合するのに必要な酵素で，それを活性化または阻害すると DNA の複製が不可能になる．

　①エトポシドはマンダラゲ（チョウセンアサガオ）の抽出物からつくられた半合成薬品で，急性骨髄性白血病，肺癌，非ホジキンリンパ腫，卵巣癌，精巣腫瘍の治療に用いられる．脱毛や心電図異常の副作用がある．

　②イリノテカン塩酸塩水和物は中国原産の"喜樹"に含まれているカンプトテシン誘導体で，小細胞肺癌，非小細胞肺癌，子宮頸癌，卵巣癌の治療に用いられる．高度な骨髄抑制，下痢，アナフィラキシーショックなどの副作用がある．

③ソブゾキサンはビスジオキソピペラジン ICRF-154 の誘導体で，悪性リンパ腫，成人 T 細胞白血病リンパ腫の治療に用いられるが，著しい骨髄機能抑制と肝・腎障害の副作用がある．

● 糖アルコール誘導体（ミトブロニトール）

糖アルコール誘導体で，アルキル化薬に類似した作用機序で抗腫瘍作用を現す．慢性骨髄性白血病，真性多血症の治療に有効であるが，骨髄機能抑制により消化管出血などの副作用がある．

● ステロイド合成阻害薬（ミトタン）

殺虫剤の DDT 中に少量含まれる o,p′ 異性体で，副腎皮質ミトコンドリアに選択的に作用してステロイド合成を阻害する．副腎癌や手術適応とならないクッシング症候群の治療に用いられる．脳の機能障害や女性化乳房が特異的な副作用である．

● 分子標的治療薬（イマチニブメシル酸塩，ゲフィチニブ）

従来の抗癌薬とは異なり，腫瘍細胞に高濃度に発現した増殖因子受容体や増殖機転部位に選択的に作用する薬物（シグナル伝達阻害薬，血管新生阻害薬，細胞周期調節薬など）のため，副作用が軽減できると考えられる．低分子化合物のイマチニブメシル酸塩やゲフィチニブが経口薬として先に開発されて臨床適用されたが，腫瘍選択的な抗腫瘍効果が期待できるため，**表 2-4** にあるように多くの薬物が開発された．今後もこの種の薬物が多く開発されるものと思われる．分子標的治療薬には，経口投与できる低分子医薬と，観血的に投与する抗体医薬がある．低分子医薬には骨髄抑制，下痢，皮膚炎，間質性肺炎などの，また抗体医薬にはインフルエンザ様症状，血球数減少，致命的出血，易感染症，アレルギー，ショックなどの副作用がある．

● 癌免疫療法

① 免疫機構賦活化による免疫療法

癌細胞を異物として排除する免疫本来の仕組みを賦活化して癌を治療する方法であるが，後述するように癌細胞がその機構を阻止する仕組みをもつために効果が現れにくい．現在，効果が明らかにされて診療ガイドラインに記載されている治療方法（薬物）を**表 2-5** に記す．

② 免疫チェックポイント阻害薬（ニボルマブ，ペムブロリズマブ，イピリムマブ，デュルバルマブ，アテゾリズマブ，アベルマブ）

宿主から発生した癌細胞は，免疫系による排除機構から生き延びるために，免疫チェックポイント分子による免疫抑制機能を活用していることが明らかになってきた．免疫チェックポイント阻害薬は，免疫チェックポイント分子もしくはそのリガンドに結合して免疫抑制シグナルの伝達を阻害することにより，T 細胞の活性化抑制を解除して，免疫系による癌細胞の発育抑制や排

表2-4 分子標的治療薬一覧

作用分類または性状	薬物名	作用点または成分	適応腫瘍
低分子性治療薬：低分子化合物で成長促進性受容体や作用点を阻害する			
チロシンキナーゼ阻害薬	イマチニブメシル酸塩	Bcr-Abl と KIT チロシンキナーゼ阻害作用	慢性骨髄性白血病（CML），消化管間質腫瘍（GIST）
	ダサチニブ水和物 ニロチニブ塩酸塩水和物	Bcr-Abl チロシンキナーゼ阻害作用	イマチニブ抵抗性慢性骨髄性白血病（CML）
	ゲフィチニブ エルロチニブ塩酸塩	上皮成長因子受容体（EGFR）チロシンキナーゼ阻害作用	非小細胞肺癌
	スニチニブリンゴ酸塩	血小板由来増殖因子受容体（PDGFR），血管内皮細胞増殖因子受容体（VEGFR），KIT キナーゼ阻害作用	GIST や腎癌
	ラパチニブトシル酸塩水和物	上皮成長因子受容体（EGFR），HER 2/neu チロシンキナーゼ阻害作用	HER 2 過剰発現乳癌
Raf キナーゼ阻害薬	ソラフェニブトシル酸塩	Raf，血小板由来増殖因子受容体（PDGFR），血管内皮細胞増殖因子受容体（VEGFR），KIT キナーゼ阻害作用	腎癌や肝細胞癌
プロテアソーム阻害薬	ボルテゾミブ	選択的かつ可逆的なプロテアソーム阻害作用	多発性骨髄腫
モノクローナル抗体薬：免疫グロブリン製剤で，抗原抗体反応を利用して特定の分子の機能を阻害する			
	リツキシマブ	抗 CD 20 抗体	B 細胞性非ホジキンリンパ腫，B 細胞性白血病
	セツキシマブ	抗上皮成長因子受容体（EGFR）抗体	大腸癌，頭頸部癌
	トラスツズマブ	抗 HER 2 抗体	乳癌
	ベバシズマブ	抗血管内皮細胞増殖因子（VEGF）抗体	大腸癌，非小細胞肺癌，乳癌
	ゲムツズマブ-オゾガマイシン	抗 CD 33 抗体＋抗腫瘍抗生物質カリケアマイシン誘導体	CD 33 陽性急性骨髄性白血病
	パニツムマブ	ヒト型抗 EGFR モノクローナル抗体	大腸癌・直腸癌
	オファツムマブ	ヒト化抗 CD 20 抗体	B 細胞性慢性リンパ性白血病
	イピリムマブ	CTLA-4（細胞傷害性 T リンパ球関連抗原 4）ヒト化抗体	悪性黒色腫

表2-5 免疫賦活作用を介しての癌治療薬（保険診療対象腫瘍）

サイトカイン療法	インターフェロンアルファ	腎癌
	インターフェロンガンマ	菌状息肉症，セザリー症候群
	インターロイキン 2	腎癌
その他	BCG	膀胱癌

備考：インターフェロンには，間質性肺炎，自殺企図を伴う重篤なうつ状態，発熱，ショック，見当識障害など，インターロイキン 2 には発熱，悪寒などのインフルエンザ様症状，好酸球増多，血圧低下，うっ血性心不全などの，BCG には皮膚発赤，リンパ節腫脹などの副作用がある

表 2-6　免疫チェックポイント阻害薬の種類と対象腫瘍

作用機構	薬品名	保険診療対象腫瘍
CTLA-4 阻害薬	イピリムマブ	悪性黒色腫
PD-1 阻害薬	ニボルマブ	悪性黒色腫，非小細胞肺癌，腎細胞癌，ホジキンリンパ腫，頭頚部癌，胃癌，悪性胸膜中皮腫
	ペムブロリズマブ	悪性黒色腫，非小細胞性肺癌，ホジキンリンパ腫，尿路上皮癌
PD-L1 阻害薬	デュルバブマブ	非小細胞肺癌
	アテゾリズマブ	非小細胞肺癌
	アベルマブ	メルケル細胞癌

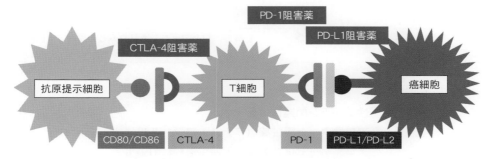

図 2-6　免疫チェックポイント阻害薬による抗癌作用機序

①抗原提示細胞からの抗原シグナル伝達を T 細胞に発現した CTLA-4 が阻害して，T 細胞の活性化が抑制される．

②活性化 T 細胞の癌細胞への攻撃を癌細胞に発現した PD-L1/PD-L2 が阻害して，癌細胞攻撃が抑制される．

　抗 CTLA-4 抗体は①の過程を，抗 PD-1 または抗 PD-L1 抗体は②の過程を抑制して T 細胞による癌細胞攻撃を賦活化する．

除を行う（**図 2-6**）ので，癌腫に関係なく作用することや，寛解も可能なことから，手術療法，化学療法，放射線療法と並ぶ新しい癌治療法（癌免疫療法）と評価されるに至った．主な免疫チェックポイント阻害薬には，CTLA-4 阻害薬，PD-1 阻害薬，PD-L1 阻害薬などがある（**表 2-6**）．

●ホルモン

　性ホルモンと糖質コルチコイドが抗癌性薬物として用いられる．性ホルモンは性ホルモン依存性腫瘍に対してその拮抗作動薬が用いられ，副腎皮質ステロイド薬はその強い抗リンパ球作用と視床下部-下垂体-副腎系のネガティブフィードバックを介した抑制作用を抗腫瘍効果として利用する．

　性ホルモン

①**性ホルモン療法**

　性ホルモン薬と適応腫瘍との関連を**表 2-7** に示す．

参考

ステロイド

├─ コレステロール
│　胆汁酸など
└─ ステロイドホルモン
　├─ 性ホルモン
　│　├─ アンドロゲン
　│　│　（男性ホルモン）
　│　├─ エストロゲン
　│　│　（卵胞ホルモン）
　│　└─ プロゲステロン
　│　　　（黄体ホルモン）
　└─ 副腎皮質ホルモン
　　　（コルチコステロイド）
　　├─ 鉱質コルチコイド
　　└─ 糖質コルチコイド

表 2-7　性ホルモン療法適応腫瘍と副作用

ホルモン作用	適応腫瘍	副作用
卵胞ホルモン作用薬 　ホスフェストロール 　エチニルエストラジオール 　エストラムスチンリン酸エステルナトリウム水和物	前立腺癌 （末期乳癌にも）	心筋梗塞，脳梗塞，肺血栓症，肝障害，女性化乳房
抗卵胞ホルモン作用薬 　タモキシフェンクエン酸塩 　トレミフェンクエン酸塩	乳癌	高 Ca 血症，視覚障害，静脈炎・血栓症
黄体ホルモン作用薬 　メドロキシプロゲステロン酢酸エステル 　クロルマジノン酢酸エステル	乳癌，子宮体癌 前立腺癌	アナフィラキシー様症状，血栓性疾患，視覚障害，耐糖能異常，肝障害
抗アンドロゲン作用薬 　フルタミド	前立腺癌	肝障害，ワルファリンカリウムとの併用で凝固能の低下

②性ホルモン関連作用薬

アロマターゼ阻害薬（アナストロゾール）

　アロマターゼはステロイド産生過程においてアンドロゲンよりエストロゲンへの変換を触媒する酵素で，その阻害によりエストロゲン依存性癌細胞の増殖が抑制される．閉経後における乳癌の治療に用いられるが，血小板減少，貧血，白血球減少，肝・腎障害，電解質異常（血清 Na, Cl の低下，K の上昇），性器出血などの副作用がある．

LH-RH 製剤（ゴセレリン酢酸塩）

　視床下部ホルモンである黄体形成ホルモン放出ホルモン（LH-RH）のアナログで，天然の LH-RH より 50～100 倍強力に作用する．継続的刺激によりゴナドトロピン分泌の脱感作が起こり，それにより精巣からのテストステロン分泌が抑制される．前立腺癌に対して抗腫瘍効果があるが，乳房腫脹，性欲減退，排尿困難などの副作用がある．

糖質コルチコイド（プレドニゾロン，メチルプレドニゾロンコハク酸エステルナトリウム）

○糖質コルチコイド
RA p. 123

　リンパ系細胞の分化・増殖を抑制して細胞融解を起こすので，リンパ球由来の腫瘍（白血病，悪性リンパ腫）に抗腫瘍効果がある．また，前立腺癌にはフィードバック機構を介してアンドロゲン分泌が抑制されるため，腫瘍発育が遅延する．乳癌には高 Ca 血症や貧血状態を改善するために用いられる．感染症の誘発，内分泌系障害，消化性潰瘍など，副腎皮質ホルモンが有する副作用がある．

○副腎皮質ホルモン
副腎皮質ステロイド薬の
副作用 p. 74

●分化誘導性薬物（トレチノイン）

　ビタミン A の活性代謝物で，急性前骨髄球性白血病（APL）細胞を前骨髄球以降に分化させて正常化させる．副作用としてレチノイン酸症候群（ビ

タミン A 過剰症：発熱，呼吸困難，胸水貯留，間質性肺炎，肺うっ血，低酸素血症），白血球増多症などがある．

●宿主機能賦活薬（biological response modifier：BRM）

宿主がもつ免疫応答や，細胞傷害性リンホカインによる抗腫瘍機構活性化を利用して抗腫瘍を図る．

①動物性 BRM のインターフェロンは，リンパ芽球由来の α 型が腎癌，多発性骨髄腫の治療に，線維芽細胞由来の β 型が膠芽腫，皮膚悪性黒色腫の治療に，T リンパ球由来の γ 型が菌状息肉症，腎癌の治療に用いられている．間質性肺炎，自殺企図を伴う重篤なうつ状態，発熱，ショック，見当識障害が主な副作用である．

②インターロイキン 2 は血管肉腫の治療に用いられるが，発熱，悪寒などのインフルエンザ様症状，好酸球増多，血圧低下，うっ血性心不全などの副作用がある．

③菌類性 BRM のクレスチン，レンチナン，シゾフィランはキノコ類の蛋白多糖体で，消化器癌，肺癌，乳癌，子宮頸癌に対して他の抗腫瘍薬や放射線療法と併用して用いられる．発熱，発疹などの副作用がある．

④放線菌が産生するジペプチドのウベニメクスはアミノペプチダーゼ阻害作用をもち，成人急性非リンパ性白血病の維持強化療法で他剤と併用される．副作用として肝臓障害や発疹が報告されている．

⑤細菌性 BRM のピシバニールは溶連菌 Su 株の乾燥菌体製剤で，消化器癌，頭頸部癌，甲状腺癌などの発育抑制に有効である．発熱や，薬物に含まれているペニシリンによりショックの副作用がある．

●放射性物質〔ヨウ化ナトリウム（Na^{131}I）〕

β 線と γ 線を放射する放射性ヨウ素の Na^{131}I を甲状腺癌に使用すると，癌細胞に高濃度に集積して癌細胞が破壊される．甲状腺機能低下症や白血球減少が副作用で，また生殖年齢期間中の患者には使用できない欠点がある．

●その他の腫瘍干渉物質

放射線増感薬（ブロクスウリジン）

脳腫瘍，頭頸部腫瘍に使用すると，腫瘍細胞内にチミジンの代わりに取り込まれて放射線や紫外線照射に対する腫瘍細胞の感受性が高まる．下痢や粘膜皮膚炎などの副作用がある．

光感受性増感薬（ポルフィマーナトリウム）

腫瘍細胞に選択的に取り込まれた薬物がレーザー光照射によって励起され，活性酸素を産生して抗腫瘍効果を現す．機能温存が必要な早期肺癌，表在型早期胃癌，表在型食道癌，子宮頸部初期癌患者に用いるが，光線過敏症，発疹，肝機能異常が現れることがある．

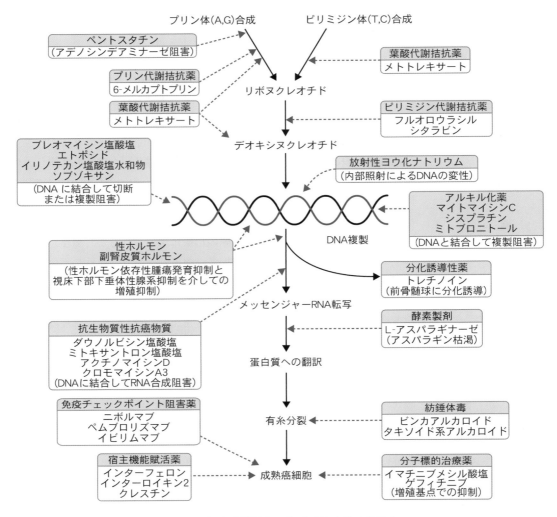

プリン体(A,G)合成　　　ピリミジン体(T,C)合成

ペントスタチン
(アデノシンデアミナーゼ阻害)

葉酸代謝拮抗薬
メトトレキサート

プリン代謝拮抗薬
6-メルカプトプリン

リボヌクレオチド

葉酸代謝拮抗薬
メトトレキサート

ピリミジン代謝拮抗薬
フルオロウラシル
シタラビン

デオキシヌクレオチド

ブレオマイシン塩酸塩
エトポシド
イリノテカン塩酸塩水和物
ソブゾキサン
(DNA に結合して切断
または複製阻害)

放射性ヨウ化ナトリウム
(内部照射によるDNAの変性)

アルキル化薬
マイトマイシンC
シスプラチン
ミトブロニトール
(DNAと結合して複製阻害)

DNA複製

性ホルモン
副腎皮質ホルモン
(性ホルモン依存性腫瘍発育抑制と
視床下部下垂体性腺系抑制を介しての
増殖抑制)

分化誘導性薬
トレチノイン
(前骨髄球に分化誘導)

メッセンジャーRNA転写

抗生物質性抗癌物質
ダウノルビシン塩酸塩
ミトキサントロン塩酸塩
アクチノマイシンD
クロモマイシンA3
(DNAに結合してRNA合成阻害)

酵素製剤
L-アスパラギナーゼ
(アスパラギン枯渇)

蛋白質への翻訳

免疫チェックポイント阻害薬
ニボルマブ
ペムブロリズマブ
イピリムマブ

有糸分裂

紡錘体毒
ビンカアルカロイド
タキソイド系アルカロイド

宿主機能賦活薬
インターフェロン
インターロイキン2
クレスチン

成熟癌細胞

分子標的治療薬
イマチニブメシル酸塩
ゲフィチニブ
(増殖基点での抑制)

図 2-7　細胞増殖過程における抗癌薬の作用点

腫瘍再発抑制薬（アセグラトン）

　膀胱内での発癌物質の再活性化を抑制して腫瘍再発を予防する．膀胱癌の術後再発抑制の目的で使用されるが，食欲不振や下痢などの副作用がある．

制癌効果増強薬〔デキストラン硫酸エステルナトリウムイオウ 18（DSS）〕

　この物質にはまったく制癌作用はないが，消化器癌や肺癌の癌化学療法時に DSS を併用すると，抗癌薬の癌細胞への透過性を高め，癌細胞の転移反応が抑制される．過敏症（ショック）や抗凝固作用などの副作用がある．

薬物のまとめ

　抗癌薬の作用点について図 2-7 に示す．

■ 癌化学療法の実際

　致死率が高く罹病率の高い癌腫は以下の３つである（厚労省統計資料

2019 ～ 2022 年）．年間の癌罹患者数は 980,856 人で，癌腫のなかでの致死率（男・女）/癌種のなかでの罹患率は，大腸癌（結腸癌と直腸癌を含む：7.26・6.31 ％/15.5 ％），肺癌（13.96・5.85 ％/12.5 ％），胃癌（7.28・3.81 ％/12.8 ％）であった．それらに実施されている標準一次化学療法（略字で表現）を例示して癌化学療法の理解を深めたい．

①大腸癌

a．FOLFOX ＋セツキシマブ療法

フルオロウラシル（5-FU）（ピリミジン代謝拮抗薬），レボホリナートカルシウム（葉酸代謝拮抗薬），オキサリプラチン（白金化合物）＋セツキシマブ（抗 EGRF 抗体製剤）

b．XELOX ＋ベバシズマブ療法

カペシタビン（Xeloda）（ピリミジン代謝拮抗薬），オキサリプラチン（白金化合物）＋ベバシズマブ（抗 VEGF 抗体製剤）

②肺癌

シスプラチンまたはカルボプラチン（白金化合物）に，第三世代の抗癌薬である．エトポシドまたはイリノテカン塩酸塩水和物（トポイソメラーゼ阻害薬）や，ニボルマブまたはデュルバブマブ（免疫チェックポイント阻害薬）を加えた併用療法．

③胃癌

胃癌は，細胞増殖遺伝子（HER2）発現の有無によって治療薬が異なる．

a．HER2 陰性腫瘍

a-1．S-1（ピリミジン代謝拮抗薬）＋ CDDP（シスプラチン（白金化合物））の併用療法

a-2．Cape〔カペシタビン（ピリミジン代謝拮抗薬）〕＋ OHP〔オキサリプラチン（白金化合物）〕の併用療法

b．HER2 陽性腫瘍

Cape（カペシタビン）または TS-1（ピリミジン代謝拮抗薬）＋ CDDP〔シスプラチン（白金化合物）〕＋ T-mab〔トラスツズマブ（抗 HER2 抗体製剤）〕の併用療法

良性腫瘍 (benign tumor)

良性腫瘍の主なものに，脳腫瘍（髄膜腫，神経鞘腫，下垂体腫瘍），乳腺良性腫瘍（線維腺腫，乳腺症，葉状腫瘍，のう胞，乳管内乳頭腫，脂肪壊死，異物性肉芽腫），肝良性腫瘍（肝のう胞，肝血管腫，肝細胞腺腫，限局性結節性過形成），腎良性腫瘍（腎のう胞，腎血管筋脂肪腫，腎オンコサイトーマ，cortical adenoma），卵巣腫瘍（腺腫，線維腫），良性軟部腫瘍（デスモイド，脂肪腫，血管腫，リンパ管腫，腱鞘巨細胞腫），良性骨芽細胞腫，良性軟骨芽細胞腫などがあげられる．放置すると全身状態に影響したり生命に危険が

及んだりする脳腫瘍や内分泌性腫瘍は，外科的治療法や放射線療法により腫瘍を取り除く必要があるが，他の部位のほとんどの腫瘍は悪性腫瘍でないと診断できれば経過観察のみでよい.

第3章 代謝・内分泌の異常による疾患

糖尿病 (diabetes)

■ 病態・症状・診断

　糖尿病とは，インスリン作用不足により慢性の高血糖状態となって種々の代謝異常を引き起こす代謝性疾患である．遺伝の影響が大きいが，機械化による運動量の減少や飽食習慣により日本人の 10 人に 1 人以上が高血糖者で，現在では 20 人に 1 人が治療を受けている状況で国民病となっている．

　糖尿病の分類：糖尿病には 1 次性の 2 つの型と 2 次性のものとがあるが，そのほとんどは中年以降に発症する 1 次性の 2 型糖尿病（NIDDM，インスリン非依存型糖尿病）である（**表 3-1**）．

　糖尿病の主な症状：糖尿病になると高血糖に起因した諸症状が起こる（**図 3-1**）．

　糖尿病の診断：糖尿病の診断は以下の基準による．

　①空腹時血糖値≧126 mg/dL，75 g ブドウ糖経口負荷試験（OGTT）2 時

表 3-1　糖尿病の分類

糖尿病の病型	病型の特徴
1 型糖尿病〔インスリン依存型糖尿病（insulin dependent diabetes mellitus：IDDM）〕	20 歳以下に多い 糖尿病全体の 5％以下 自己免疫疾患 生命の維持にインスリン投与が必要 容易にケトーシスになる
2 型糖尿病〔インスリン非依存型糖尿病（non-insulin dependent diabetes mellitus：NIDDM）〕	40 歳以上に多い 糖尿病の 90％以上 遺伝性疾患 過食，肥満，運動不足，ストレスが誘因
その他の糖尿病	2 次性糖尿病（膵炎・膵癌などの膵疾患，先端巨大症，クッシング症候群などの内分泌疾患）ステロイドなどによる薬剤性糖尿病など

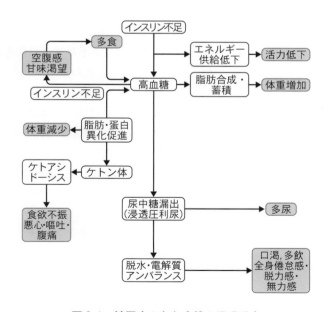

図 3-1　糖尿病の主な症状の発現理由

表 3-2　糖尿病の急性および慢性合併症

1．急性合併症
　　a．ケトアシドーシス性昏睡：極端なインスリン不足により脂肪組織より脂肪酸が動員されてケトン体が増え，それが血中に蓄積して血液は酸性となり，脱水や電解質低下も加わって昏睡となる．
　　b．高血糖高浸透圧症候群（非ケトン性高浸透圧性昏睡）：少量のインスリンが分泌されている場合に，異常な高血糖状態となり著しい脱水を起こして昏睡状態になる．
　　c．乳酸アシドーシス：嫌気性解糖を促進するビグアナイド剤の過量投与により，乳酸産生を促して予後不良の乳酸アシドーシス（倦怠感，悪心・嘔吐，腹痛，昏睡）状態となる．
　　d．低血糖：インスリンや経口血糖降下薬の過量投与で低血糖（強い空腹感，手や指のふるえ，冷や汗，動悸，脱力感，昏睡）を起こす．
2．慢性合併症
　　a．糖尿病性網膜症：糖代謝異常から糖尿病性細小血管症のために増殖型網膜症となり，網膜剥離や硝子体出血を起こして視力が急速に低下する．
　　b．糖尿病性腎症：糖尿病性細小血管症が腎に起こると糸球体硬化症となる．現在では血液透析患者の半数以上が糖尿病性腎症から続発した腎不全患者である．
　　c．糖尿病性神経障害：ポリオール系の代謝が亢進して水に溶けにくいソルビトールやフルクトースが神経細胞内に蓄積する結果，四肢末梢および中枢・自律神経系に神経障害が起こる．
　　d．動脈硬化性血管障害：糖代謝異常により全身の中小動脈および大動脈に動脈硬化症が早期に進展し，脳梗塞・脳出血，心筋梗塞・狭心症，閉塞性動脈硬化症が起こる．
　　e．感染症：高血糖のために易感染性となり呼吸器，尿路系，胆道系，皮膚に感染症が起こる．

間値≧200 mg/dL，随時血糖値≧200 mg/dL のいずれかが別の日に2回以上確認できる場合か，

　②1回の血糖検査値異常と，糖尿病の典型的症状，HbA1c≧6.5 %，確実な糖尿病性網膜症，

のいずれかの条件が満たされた場合に糖尿病と診断する．

糖尿病の合併症：糖尿病は急性および慢性の種々の合併症を引き起こす（**表3-2**）.

■ 治　　療

　インスリン不足による代謝異常を正し，合併症の進展を予防することにより，健常者と変わらない社会生活を営むことができるよう以下の治療を行う．

食事療法：食事療法は糖尿病治療の基本で，肥満型の2型糖尿病では適切な食事療法により代謝異常がかなり改善される．その基本は，①適正なエネルギー量の摂取，②各栄養素（蛋白，糖質，脂質，ビタミン，ミネラル，食物繊維）の適正配分補給，③規則正しい食事摂取と適正な日内食事配分である．患者の年齢，性，標準体重，生活活動強度に応じたエネルギー量摂取を指導する．

運動療法：適度の運動はエネルギー消費を促し，インスリンの組織感受性を高めて糖代謝を改善する．歩行，体操，なわとび，ジョギングなどの中等度の運動を食後に合計約1時間/日実施するよう指導する．

薬物治療：1型糖尿病および食事療法と運動療法をしても糖代謝が改善できない2型糖尿病には，薬物治療を行う（**図3-2**）.

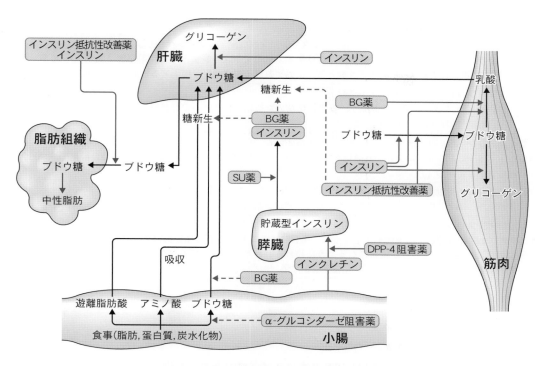

図 3-2 糖尿病治療に用いられる薬物の作用点
BG 薬：ビグアナイド薬，SU 薬：スルホニル尿素薬
（実線は刺激，点線は抑制作用を示す）

糖尿病治療薬

薬物・薬理作用・作用機序・副作用

●インスリン

インスリン療法は，①糖尿病性昏睡のとき，②1型糖尿病，③重症の感染症，大手術，中等度以上の肝・腎障害，妊娠時，および経口薬でコントロールできない2型糖尿病患者に適応となる．

インスリンは，①細胞内への糖取り込み，②解糖系活性化による糖分解と，③グリコーゲン合成促進により糖の貯蔵を促進して血糖値を急速に低下させる．また，インスリンには，蛋白合成促進，脂質合成促進作用のほか，成長・分化促進作用もある．

インスリン製剤の種類

インスリン製剤は遺伝子工学手法でヒト型を目的別に遺伝子改変して製薬されている．冷蔵保存するが，ペン型のもので使用し始めたものは室温状態で用いる（**表3-3**）．

インスリン投与法

➡日内変動 p.13

作用時間に差があるインスリン製剤を組み合わせ，血糖値の日内変動を指標にして毎日2〜4回の皮下注射（10〜40単位）を行う．

表 3-3 インスリン製剤の種類と特徴

超速効型インスリン：インスリンアスパルト，インスリンリスプロ，インスリングルリジン 一部のアミノ酸を遺伝子組み換えして単量体になりやすくしたインスリン製剤で，作用発現時間が 10〜20 分，作用持続時間が 3〜5 時間なので毎食直前に皮下注射する．持効型遊離インスリンと併用すると血糖値を安定維持できる．
速効型インスリン（R）：レギュラーインスリン 構造的に内因性インスリンと同一であるが，安定性保持のために亜鉛イオンが添加されている．食事 30 分前の皮下注射によって，食事性の血糖値上昇を抑える．
中間型インスリン（N）：NPH（neutral protamine Hagedorn）インスリン 速効型インスリン（R）にプロタミン硫酸塩を添加してインスリンの血中への吸収時間を延長した製剤で，単独ではなくRと混合または併用して用いる．
混合型インスリン：速効型インスリン（R）と中間型（N）インスリンを混合したもの 多くはRが 30％，Nが 70％の割合で混合されたものを朝夕 2 回食前に皮下注射する．
持効型溶解インスリン：インスリングラルギン，インスリンデテミル，インスリンデグルデク 前者は中性の pH 領域で低い溶解性を示すように，中者はインスリンB鎖に脂肪酸側鎖を結合させてアルブミンと親和性を保つように，後者は 6 量体が鎖状になるように設計されたインスリンアナログで，約 18〜24 時間インスリンを安定的に血中に遊離する．就寝前または早朝に皮下注射する．

インスリンの副作用

低血糖（後述）

インスリンアレルギー：インスリンの抗原性により起こり，皮膚の発疹と瘙痒感をきたす．ヒト型インスリンではほとんど起こらない．

インスリンリポアトロフィー：インスリン注射部位において脂肪組織の萎縮が免疫機序を介して起こる．

●インクレチン

インクレチン（GLP-1 アナログ）（リラグルチド，エキセナチドほか）

インクレチンは十二指腸や小腸から分泌されるホルモンで，膵臓に働きかけてインスリン分泌を促しグルカゴン分泌を抑える．つまり，血糖値が上がり始めると下げるように作用し，また下がりすぎないように血糖値をコントロールしている．インクレチンには GLP-1（glucagon-like peptide-1）と GIP（glucose-dependent insulinotropic polypeptide）があるが，DPP-4 に分解されにくくした GLP-1 アナログが治療に用いられる．定量を 1 日 1 回または 2 回食前に皮下注射する．副作用に一過性の胃腸障害（吐気，下痢，便秘）がある．

●経口血糖降下薬

インクレチン関連薬（DPP-4 阻害薬）（アログリプチン安息香酸塩，シタグリプチンリン酸塩水和物，ビルダグリプチンほか）

インクレチンは体内で DPP-4（dipeptidyl peptidase-4）ですぐに分解されるが，その分解を防ぐことによってインクレチン作用を発揮させる．1 日 1 回または 2 回経口投与する．副作用として下痢・便秘・吐気，他薬との併用で低血糖などがある．

表 3-4　スルホニル尿素（SU）薬と速効型インスリン分泌促進薬

$$R1-\langle\bigcirc\rangle-SO_2-NH-\underset{O}{\overset{||}{C}}-NH-R_2$$

薬物名	常用量/日（mg/日）	最大効果発現時間（時間）	生物学的半減期（時間）
スルホニル尿素薬			
グリクロピラミド	125〜500	1	4
アセトヘキサミド	250〜1,000	約3	4〜6
グリベンクラミド	1.25〜10	2	約5〜7
グリクラジド	40〜160	3	8.6
グリメピリド	0.5〜6	1.33	1.47
速効型インスリン分泌促進薬			
ナテグリニド	270〜360	0.9〜1.8	1.1〜1.3
ミチグリニドカルシウム水和物	30	0.23〜0.28	1.19〜1.24

　スルホニル尿素（SU）薬

　食事療法や運動療法が適切に行われているにもかかわらず，十分な血糖コントロールが得られない 2 型糖尿病（NIDDM）患者に用いる（表3-4）．

作用機序：主な血糖降下メカニズムは膵臓からのインスリン分泌促進作用（膵作用）である．SU 薬が膵 β 細胞の ATP 感受性 K$^+$ チャネルにカップリングした受容体へ結合すると，K$^+$（カリウムイオン）の膜透過性が低下して K$^+$ が細胞内に蓄積し脱分極が起こる．その際，Ca^{2+} チャネルを介して流入した Ca^{2+}（カルシウムイオン）により細胞内に蓄えられていたインスリン顆粒が開口分泌により細胞外に放出される．放出されたインスリンにより血糖降下が起こる．

投与法：通常，朝食前または後に投与するが，朝・夕食前（後）の 2 回投与法も血糖値を参考にして行われる．

副作用：不適当な投与は低血糖発作を起こす．発疹，肝障害，胃腸障害，白血球減少，貧血などの副作用もある．

　速効型インスリン分泌促進薬（ナテグリニド，ミチグリニドカルシウム水和物）

　SU 薬と同様に膵臓からのインスリン分泌を促進して血糖を低下させるが，速効型のため毎食前に投与する必要がある．副作用は SU 薬に類似する．

　ビグアナイド（BG）薬（ブホルミン塩酸塩，メトホルミン塩酸塩）

　1 型・2 型糖尿病の双方に用いられる．嫌気性解糖促進によるブドウ糖の消費，腸管からの糖・アミノ酸そのほか栄養素の吸収阻害，肝臓での糖新生抑制などにより血糖上昇が抑制される．過量に投与すると乳酸アシドーシス（乳酸酸血症）の重篤な副作用が起こることと，胃腸障害（食欲不振，悪心，嘔吐，下痢），白血球減少，貧血などの副作用がある．

食後過血糖改善（α-グルコシダーゼ阻害）薬（アカルボース，ボグリボース，ミグリトール）

　小腸での二糖類からブドウ糖への分解・吸収を行う酵素であるα-グルコシダーゼを阻害することによって食後の高血糖を防ぐ．食前に服用するが，腸管内で吸収されない糖分が細菌により分解発酵を受けるためにガスが発生し，消化器症状（腹部膨満，放屁増加，下痢，腹鳴，腹痛，便秘，食欲不振，悪心，嘔吐）や，過敏症（発疹，瘙痒），肝障害，頭痛などの副作用が起こる．

インスリン抵抗性改善薬（ピオグリタゾン塩酸塩）

　インスリン作用を増強して末梢の筋肉や脂肪組織に糖を吸収してグリコーゲンや脂質に変換して貯蔵する．また肝臓での糖新生を抑制して糖代謝やインスリン抵抗性を改善する．強い肝障害，心不全の悪化，浮腫，低血糖などの副作用がある．

SGLT2阻害薬（イプラグリフロジンL-プロリン，ダパグリフロジンプロピレングリコール水和物，ルセオグリフロジン水和物，トホグリフロジン水和物，カナグリフロジン水和物，エンパグリフロジン）

　近位尿細管で原尿中にある糖を血管内に再吸収しているSGLT2（sodium glucose cotransporter 2）を阻害することによって，尿中に糖を積極的に排泄して高血糖を是正する薬物で，インスリン分泌と関係なく高血糖を防いで腎症，網膜症，神経障害の発症，心不全などの進展を防ぐ効果があるとされる．ただし，尿糖が陽性になるので，膀胱炎などの泌尿・性器感染症や脱水症発症の危険性が高まる．

糖尿病性合併症 (diabetic complication)

糖尿病性合併症とその予防

急性合併症：ケトアシドーシス性昏睡や高血糖高浸透圧症候群

　インスリンの投与と適当な輸液を行い，高血糖，脱水・高浸透圧・電解質異常を緊急是正する．

慢性合併症：アルドース還元酵素阻害薬（エパルレスタット）

　慢性合併症の細小血管症や動脈硬化症および神経障害の発症に，ポリオール代謝経路亢進の関与が示されている．ポリオール代謝経路では，グルコースにアルドース還元酵素が作用してソルビトールなどを産生する．これらが細胞に蓄積し，浸透圧上昇や水分貯留が起こり，細胞傷害が起こる．

　そこで，ポリオール代謝経路亢進の元凶であるアルドース還元酵素を阻害するエパルレスタットを用いて，神経，赤血球，網膜内のソルビトール濃度上昇を抑制し，神経障害や細小血管症などの合併症を抑制する．副作用に過敏症（紅斑，水疱），肝障害，腎障害，下痢がある．

低血糖 (hypoglycemia)

低血糖時の症状と病因およびその対処法

　低血糖時（60〜70 mg/dL 以下）には，交感神経興奮により冷汗，振戦，心悸亢進，不安，空腹感が，また中枢神経機能障害の結果，立ちくらみ，頭痛，視力低下，精神活動の低下，錯乱，異常行動，痙攣，意識消失が起こる．胃切除後，インスリノーマ，膵外腫瘍，下垂体副腎皮質不全や，血糖降下薬による医原性の低血糖症がある．意識障害がある場合には，ブドウ糖液の静注を行い，軽症の場合にはブドウ糖またはショ糖の経口投与を行う．救急処置としてグルカゴンを併用してもよい．

甲状腺機能異常症 (thyroid dysfunction)

　甲状腺は気管の前方で第 2-3 軟骨輪部にあり，重量は 10〜20 g である．下垂体前葉から分泌される TSH（甲状腺刺激ホルモン）の刺激により，甲状腺濾胞上皮細胞の濾胞内にあるサイログロブリンのチロシン基がヨード化されてサイロキシン（T_4）やトリヨードサイロニン（T_3）がつくられ，分泌される．

甲状腺ホルモンの生理作用

　甲状腺ホルモンには，①酸化的リン酸化促進による基礎代謝の上昇作用（カロリー産生作用），②成長発育の促進作用（蛋白・核酸合成の促進），③糖代謝活性化作用（血糖上昇），④脂質代謝活性化作用（コレステロール低下，中性脂肪分解，遊離脂肪酸増加）があり，カテコールアミンや成長ホルモンにより作用が増強される．これらの作用は，生理的量では同化的に，薬理的・中毒量では異化的に現れる．

　甲状腺機能異常症には血中の甲状腺ホルモンが低値を示す甲状腺機能低下症と，高値を示す甲状腺中毒症（甲状腺機能亢進症，甲状腺炎）がある．以下，これらについて述べる．

甲状腺機能低下症 (hypothyroidism)

■ 病態・症状

クレチン症

　新生児期からの慢性的な甲状腺ホルモン不足で起こる．身長矮小，四肢短小，頭部大，扁平鼻，知能低下，骨年齢遅延，大泉門閉鎖遅延，骨端発育不全，精神発育障害，粘液水腫症状などの身体的特徴や発育障害がみられる．

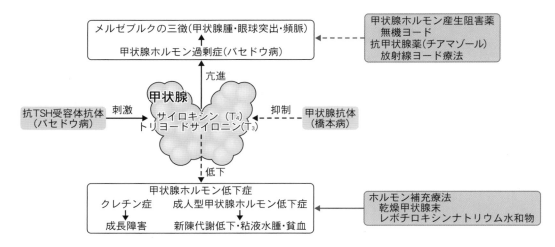

図 3-3　甲状腺ホルモン分泌異常症の治療

成人型甲状腺機能低下症

　原発性（慢性甲状腺炎：橋本病の終極），続発性〔下垂体性（シーハン Sheehan 症候群，色素嫌性腺腫，頭蓋咽頭腫），視床下部性〕，甲状腺ホルモン不応症：レフェトフ（Refetoff）症候群で起こる．

　①新陳代謝の低下（体温低下，寒冷耐性低下，動作緩慢），②粘液水腫性浸潤（皮膚乾燥，浮腫状腫脹，角化，巨大舌，心肥大：粘液水腫心），③貧血，便秘，精神活動の低下などが起こる．

薬物治療

　甲状腺ホルモン薬

　甲状腺ホルモン分泌量が少ないのでホルモン補充療法を行う．クレチン症には乾燥甲状腺末を，成人型甲状腺機能低下症にはレボチロキシンナトリウム水和物（T_4）2 μg/kg 体重を投与する．

副作用：甲状腺ホルモン過剰症状：頻脈，手足の振戦，体重減少，易疲労，副腎不全の誘発，狭心症や心不全の発症，甲状腺クリーゼ（高熱，発汗，頻脈，腹痛，下痢）が起こることがあるので，投与量に細心の注意が必要である．

禁忌：新鮮な心筋梗塞がある患者（基礎代謝の亢進により心負荷が増大して病態が悪化することがある）

甲状腺機能亢進症 (hyperthyroidism)

■ 病態・症状

　甲状腺機能亢進症には，バセドウ病とプランマー病があるが，ほとんどがバセドウ病であり，プランマー病はまれである．

バセドウ病

TSH 受容体に対する甲状腺刺激性自己抗体が産生されることにより，甲状腺機能亢進が起こる．症状として，メルゼブルク（Merseburg）の三徴（甲状腺腫，眼球突出，頻脈）が主なものであるが，眼症状（眼裂拡大，眼球突出，眼光鋭利），発汗，振戦，体重減少，食欲亢進，神経質，湿潤した温かい皮膚，軟便，下痢，微熱，女性では月経不順などが現れる．

治　療

プランマー病では腺腫の摘出を行う．以下バセドウ病の治療について述べる．治療法には薬物治療，放射線ヨード療法，外科的療法がある．

(1) 薬物治療

心身の安静を図るための対症療法として β 受容体遮断薬，精神安定薬，睡眠薬などを投与する．

ヨード薬

無機ヨード療法がある．ヨードイオンにより甲状腺組織で無機ヨードの有機化やヨードチロシンの甲状腺ホルモンへの縮合が阻害されて，甲状腺ホルモンの産生量が低下する．

抗甲状腺薬（チアマゾール，プロピルチオウラシル）

➡抗甲状腺薬の副作用
総論　図 10-1 p. 87

抗甲状腺剤療法としてはチアマゾールまたはプロピルチオウラシルを初回量を 30 mg/日として漸減し，5～10 mg/日の維持量を 1 年以上経口投与する．甲状腺内で無機ヨードの有機化やヨードチロシンの縮合が抑制され，また血中・組織中では T_4 より T_3 への転換が抑制されて血中 T_3 や T_4 値が低下する．副作用として，白血球減少，無顆粒細胞症，再生不良性貧血，低プロトロンビン血症，第Ⅶ因子欠乏症，血小板減少性紫斑病，発熱，発疹，肝障害などがある．

適応：16 歳以下の若年者，妊娠時，甲状腺腫の小さなもの

(2) 放射性ヨード療法

ヨードイオンが甲状腺に集積する性質を利用する．β 線を放出する ^{131}I を投与して内部照射により甲状腺濾胞上皮を破壊する．30 歳以上で中等度以上の症状がある症例に適応がある．催奇形性や発癌性のため，妊娠や授乳中の婦人，20 歳以下の若年者には禁忌である．

(3) 外科的療法

甲状腺腫が大きいものや，短期間の治療を望む症例に甲状腺亜全摘術の適応があり寛解率も高いが，手術痕が残るため美容上の問題がある．

甲状腺炎 (thyroiditis)

慢性甲状腺炎（橋本病）

リンパ腫性甲状腺腫で，臓器特異性自己免疫疾患の 1 つである．中年の女性に多く，嗄声となり，表面が凹凸でゴム様硬度の甲状腺腫を示す．高度の

低下症や甲状腺腫の大きな症例に対して T_4 製剤を投与してその補充を行うほか，ネガティブフィードバックによって TSH を低下させることにより甲状腺腫脹を抑制するが，原則的には経過観察または対症療法でよい．

亜急性甲状腺炎

ウイルス感染によると思われる疾患で，発熱，有痛性結節性甲状腺腫脹，T_3，T_4 放出に伴う心悸亢進，手指振戦，体重減少，発汗異常の症状を呈する．軽症には消炎鎮痛薬を，中等症以上では副腎皮質ホルモンを用いて消炎する．

急性甲状腺炎

細菌または真菌感染による化膿性炎症である．発熱を伴う前頸部の発赤，疼痛，波動を認める急性炎症所見，末梢白血球数増多を示す．抗生物質の投与を行うが，膿瘍形成の明らかなものは外科的に切開排膿する．

●副腎皮質ホルモン
RA p. 123
副作用 p. 74

脂質異常症 (dyslipidemia)

■ 病態・症状

血中の脂質が基準範囲を超えている状態を脂質異常症という．血中の脂質としては，コレステロール，トリグリセリド（中性脂肪），リン脂質，遊離脂肪酸があるが，遊離脂肪酸を除いた他の脂質は血清蛋白の1つであるアポ蛋白と結合して脂質-蛋白結合体，すなわちリポ蛋白として水になじみやすい小粒子の形で血漿中に分散している．

脂質異常症とは，空腹時に測定した血清の LDL（低比重リポ蛋白）コレステロール値が 140 mg/dL 以上，HDL（高比重リポ蛋白）コレステロール値が 40 mg/dL 未満，トリグリセリド値が 150 mg/dL 以上のいずれか，または 2〜3 値が基準値を超えるものをいう．

脂質異常症には，コレステロールが高値を示すタイプ（IIa 型），トリグリセリドが高値となるタイプ（I，IV，V 型），両者が高値を示すタイプ（IIb，III 型）がある．発症原因として遺伝素質があるが，生活習慣がからんだ生活習慣病でもある．脂質異常症を表現型で分類した6型からなる WHO 分類を**表 3-5** に示す．

コレステロール，トリグリセリド，リン脂質，遊離脂肪酸はそれぞれ身体になくてはならない構成成分または栄養素であるが，高値の状態が持続するとさまざまな致死的合併症を起こす．高コレステロール血症は動脈硬化促進因子に，高トリグリセリド血症は膵炎や脳や心臓の梗塞症発症因子に，高遊離脂肪酸血症やリン脂質血症は中性脂肪やコレステロール合成因子になる．動脈硬化症の代表的なリスクファクター（危険因子）として，高血圧，脂質異常症，喫煙，糖尿病，肥満，痛風があげられ，それらの集積・持続が致命的な合併症の発症となる．

コレステロールの代謝

血清コレステロールは食事性に腸管から吸収されたもの以外に，肝臓や腸

表 3-5　脂質異常症（高脂血症）の WHO 分類

型	呼称	高カイロミクロン（トリグリセリド）	高 LDL（コレステロール）	高 VLDL（トリグリセリド）	高 IDL（コレステロール＋トリグリセリド）
Ⅰ	外因性高トリグリセリド血症	＋			
Ⅱa	高コレステロール血症		＋		
Ⅱb	複合型高脂血症		＋	＋	
Ⅲ	Broad β 病				＋
Ⅳ	内因性高トリグリセリド血症			＋	
Ⅴ	外因性・内因性高トリグリセリド血症	＋		＋	

LDL：低比重リポ蛋白質，VLDL：超低比重リポ蛋白質，IDL：中間比重リポ蛋白質

粘膜でアセチル CoA を原料にして合成されて供給されるが，他方，肝臓ではコレステロールから胆汁酸がつくられて腸肝循環をし，また腸管内で中性ステロールに変換されて糞便中に排泄される．その結果，正常状態では血清総コレステロール値は 130～250 mg/dL の濃度に保たれる．コレステロールは細胞膜の構成要素として，また脂肪酸と結合してコレステロールエステルとして脂肪組織に貯蔵され，肝臓では脂肪の消化吸収に必要な胆汁酸合成の原料となり，さらに副腎皮質ホルモン，性ホルモンやビタミン D 合成の原料として利用される重要な栄養素である．

肝臓から末梢へのコレステロール輸送は LDL が，末梢組織から肝臓への逆輸送は HDL が担当するため，LDL コレステロールは動脈硬化発症促進因子として「悪玉コレステロール」，HDL コレステロールは動脈硬化発症抑制因子として「善玉コレステロール」とよばれる．両値間には，LDL コレステロール値（mg/dL）＝総コレステロール値－HDL コレステロール値－（中性脂肪値/5）の関係がある．

トリグリセリドの代謝

血清トリグリセリドは，食事性に腸管からリンパ管を経て吸収されたカイロミクロンと，肝臓において遊離脂肪酸と糖質から由来したグリセロールが結合したのち血中に放出された超低比重リポ蛋白（VLDL）中のトリグリセリドとの総和である．血清トリグリセリドは組織に存在するリポ蛋白リパーゼ（LPL）で脂肪酸とグリセロールに分解されて脂肪組織に取り込まれ，再びトリグリセリドに再合成されて貯蔵される．脂肪組織のトリグリセリドはアドレナリンなどによって活性化されたホルモン感受性リパーゼによって分解され，生じた遊離脂肪酸は筋肉運動のエネルギーとして利用される．トリグリセリドは持続的な筋肉運動の高エネルギー源として重要な栄養素である．血清トリグリセリドの基準値は 35～130 mg/dL である．

■ 治　療

コレステロールやトリグリセリドは身体の構成成分やエネルギー源となる重要な栄養素であるが，前述したように血清中での過剰な濃度持続は心筋梗

塞など致死的な障害を引き起こすので，以下のような治療を行う．表現型で
分類した WHO 分類ごとに治療法を選択すると理解しやすい．

食事療法

　脂質異常症治療の基本は食事療法である．その骨子は，①総摂取エネルギー
量の制限，②コレステロール摂取制限，③トリグリセリド含有および合成食
材摂取制限である．

　①総摂取エネルギー量の制限としては，1 日の総摂取エネルギー量を 25〜
30（kcal/kg）× 標準体重（kg）＝1,200〜1,600 kcal 程度にして蓄積している
脂肪を運動エネルギーとして消費し，また余分な脂肪を蓄積しないようにす
る．すべての型の脂質異常症に適用できる．

　②コレステロール摂取制限としては，コレステロール含量の多いイカや卵
黄やレバーなどを多食せず，飽和脂肪酸を多く含みコレステロール合成を促
進する動物性脂肪摂取も制限する．IIa，IIb，III 型脂質異常症に適用する．

　③トリグリセリド含有および合成食材摂取の制限としては，すべての油脂
類の摂取を制限し，トリグリセリド合成基質の糖質摂取も制限する．I，IV，
V 型脂質異常症に適用する．

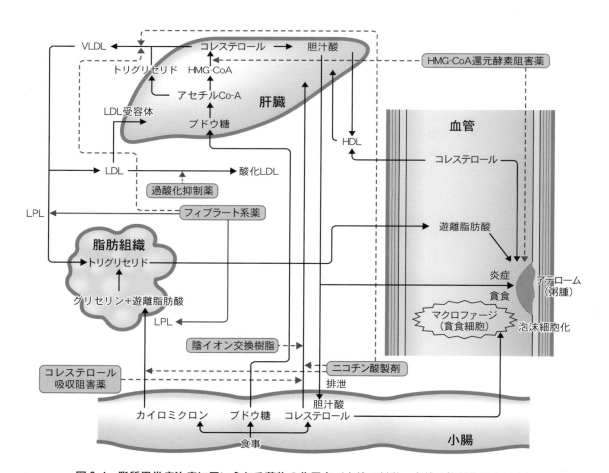

図 3-4　脂質異常症治療に用いられる薬物の作用点（実線は刺激，点線は抑制作用を示す）

運動療法

歩行（できれば速歩），ジョギング，ランニングなどの有酸素運動を，最大運動強度の50％の負荷（心拍数80〜110/分）で30分以上（200〜300 kcal），週に3〜4回，合計で約1,000 kcal程度行い，皮下脂肪のトリグリセリドを分解して運動エネルギーとして利用する．すべての型の脂質異常症に適用できるが，虚血性心疾患がすでにある場合には，はじめから強い負荷をかけないようにする．

薬物治療（図3-4）

食事療法と運動療法で脂質異常症が改善できないときには，薬物治療を行う．「日本動脈硬化学会：動脈硬化症疾患予防ガイドライン（2022年）」に則って，主要な動脈硬化危険因子がない場合には，治療の目標値をLDLコレステロール値を160 mg/dL未満，HDLコレステロール値を40 mg/dL以上，トリグリセリド値を150 mg/dL未満とする．

脂質異常症治療薬

薬物・薬理作用・作用機序

●コレステロール低下薬

HMG-CoA還元酵素阻害薬（プラバスタチンナトリウム，シンバスタチン，フルバスタチンナトリウム，アトルバスタチンカルシウム水和物，ロスバスタチンカルシウム，ピタバスタチンカルシウム水和物）

スタチン系薬ともよばれるが，体内でのコレステロール合成過程でHMG-CoA（ヒドロキシメチルグルタリルコエンザイムA）からメバロン酸に変換するHMG-CoA還元酵素を阻害するので，強力で確実なコレステロール低下作用がある．動脈硬化巣の粥腫（プラーク）安定化作用もあり，いくつかの大規模介入試験で冠動脈疾患の一次および二次予防に有用であることが示されている．

重大な副作用として，横紋筋融解症，肝障害，ミオパシー，末梢神経障害，免疫系過敏症状がある．

コレステロール吸収阻害薬（エゼチミブ）

小腸の上皮細胞管腔側に発現するNPC1L1（Niemann-Pick C1 Like 1）を阻害し，コレステロールおよび植物ステロールの吸収を抑制する．小腸コレステロールトランスポーター阻害薬ともいう．作用増強のためHMG-CoA還元酵素阻害薬と併用することがある．副作用はほとんどない．

陰イオン交換樹脂（コレスチラミン，コレスチミド）

腸管内でコレステロールより異化されて産生された胆汁酸と結合して糞便中に排泄されるため，血中コレステロールが低下する．結果として肝臓でコレステロール合成が亢進するためにHMG-CoA還元酵素阻害薬と併用すると効果が上がる．副作用に便秘があり，また胆道の完全閉塞患者では効果は

ない.

過酸化抑制薬（プロブコール）

保有する抗酸化作用により LDL コレステロールの酸化を防いで代謝を受けやすくし，胆汁中への異化排泄を促進する．また，コレステロール合成初期段階を抑制するとも考えられている．重大な副作用として，心室性不整脈，消化管出血，末梢神経炎，横紋筋融解症がある.

●トリグリセリド低下薬

フィブラート系薬（クロフィブラート，クリノフィブラート，ベザフィブラート，フェノフィブラート，ペマフィブラート）

作用機序は未解明であるが，肝臓でトリグリセリドを多量に含む VLDL 産生の抑制，血中での VLDL から IDL への異化促進などが考えられる．コレステロール値も低下する．重大な副作用として，横紋筋融解症（スタチン系薬との併用で頻発）や無顆粒球症がある.

ニコチン酸製剤（ニコモール，ニセリトロール）

消化管からのトリグリセリドやコレステロールの吸収を抑制するほか，肝臓での VLDL 合成を抑制してトリグリセリド低下作用を示す．皮膚発疹・瘙痒などの過敏症，胃部不快感，スタチン系薬との併用による横紋筋融解症などが副作用である.

薬物治療のまとめ

IIa 型を含む高コレステロール血症には，HMG-CoA 還元酵素阻害薬，コレステロール吸収阻害薬，プロブコール，陰イオン交換樹脂を用いる.

IV 型を含む高トリグリセリド血症には，フィブラート系薬やニコチン酸製剤を用いる.

IIb 型や III 型を含む高コレステロール血症と高トリグリセリド血症合併型には，HMG-CoA 還元酵素阻害薬やコレステロール吸収阻害薬やプロブコールにフィブラート系薬やニコチン酸製剤を併用して用いる.

痛　風 (gout)

■ 病態・症状

痛風とは血液中の尿酸濃度が飽和濃度を超えて上昇し，その結果組織内に尿酸結晶が析出して急性痛風性関節炎，痛風結節，尿路結石，心血管障害などを起こす疾患である.

①急性痛風性関節炎は主として足の小関節に起こり，拇趾の中足趾関節に発生することが多い．突然局所の発赤・発熱・腫脹・激痛で始まる.

②痛風結節は尿酸が耳翼，肘関節外側，足趾根関節近傍に粟粒大〜大豆大で沈着したもので，潰瘍や病的骨折をきたす．腎臓にできると腎濃縮率・糸

球体濾過率・腎血流量の低下（腎障害）をきたす．

③尿路結石は腎盂に排泄された尿酸が結晶化して結石となったもので，痛風患者の 20〜40％の症例でみられる．

④痛風患者は動脈硬化症，冠動脈硬化症，心筋障害などの心血管障害を合併しやすい．

アデニンやグアニンはプリンヌクレオチドとして遺伝子 DNA を形づくっているが，不必要になったプリン体は尿酸として腎臓より尿中に排泄される．尿酸は水に溶けにくいので（溶解度 7 mg/dL 以下），飽和濃度以上の高尿酸血症が持続すると痛風が発症する．1 日尿中排泄量は 0.2〜1.0 g，体内でつくられる内因性尿酸は 0.3〜0.5 g で，その差分は食物からとられている（外因性尿酸）．治療は激痛を伴う急性痛風性関節炎対策と，その原因である高尿酸血症対策に分けて行う．

急性痛風性関節炎 (gouty arthritis)

■ 治　療

痛風発作治療薬

コルヒチン

急性痛風発作に伴う初期炎症を抑制して疼痛を劇的に和らげる．微小管蛋白のチューブリンに結合して重合を阻害し，有糸細胞分裂に必要な紡錘体形成を抑制する．その結果，好中球の遊走抑制，貪食能の低下，ライソゾーム脱顆粒の抑制が起こり，肥満細胞からのヒスタミン遊離も抑制される．副作用として，細胞回転の早い消化管上皮細胞や毛根細胞に作用して悪心・下痢・腹痛などの消化器症状や脱毛が起こる．そのほか肝機能障害，神経障害，骨髄障害などがある．

非ステロイド性抗炎症薬（インドメタシン，ナプロキセン，ジクロフェナクナトリウム，ロキソプロフェンナトリウム水和物など）

● NSAIDs
RA p. 123

非ステロイド性抗炎症薬の十分量を数回にわたって投与して炎症と疼痛を抑制する．コルヒチンが使えない症例や炎症が強い場合の第一選択薬である．副作用として，胃痛・潰瘍などの消化器系障害や腎機能障害による浮腫，気管支喘息の誘発，出血傾向などがある．

高尿酸血症 (hyperuricemia)

■ 治　療
食事療法

獣肉，鶏肉，魚肉，大豆製品，ビールなどの高プリン食を多食しない．しかし，食事制限をしても血清尿酸値は 1〜2 mg/dL しか低下しないので，あ

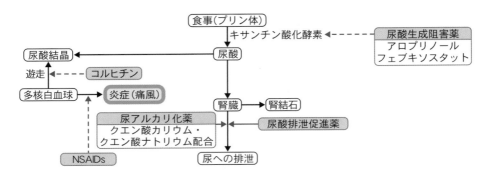

図 3-5　高尿酸血症・痛風の薬物治療

まりこだわらないほうがいい．十分量の水（2 L/日程度）を飲み，尿中に尿酸を排泄するように心がけ結石の発生を防止する．アルコールを多飲すると食事摂取量が増え，また代謝物の乳酸が尿中への尿酸排泄を抑制して高尿酸血症を助長するので多飲は避ける．

薬物治療（図 3-5）

高尿酸血症治療薬には尿酸生成阻害薬，尿酸排泄促進薬，尿アルカリ化薬がある．

高尿酸血症治療薬

薬物・薬理作用・作用機序・副作用

尿酸生成阻害薬（アロプリノール，フェブキソスタット，トピロキソスタット）

アロプリノールからキサンチン酸化酵素によって変化したアロキサンチンが，プリン代謝物であるヒポキサンチンやキサンチンから尿酸に変換するキサンチン酸化酵素の活性を強力に阻害する（自殺基質という）ので，尿酸値が確実に低下する．尿酸産生過剰型では効果が大きく現れる．重大な副作用として，スティーブンス・ジョンソン（Stevens-Johnson）症候群，ライエル（Lyell）症候群，剝脱性皮膚炎，ショック，再生不良性貧血，肝・腎障害などがある．

抗癌薬や免疫抑制薬として使われるプリン代謝拮抗薬のメルカプトプリン水和物やアザチオプリンと併用すると，それらの薬物の代謝が抑制されるので副作用としての骨髄抑制が強くなる．また，抗凝固薬のワルファリンカリウム，気管支拡張薬のテオフィリン，免疫抑制薬のシクロスポリンなどの代謝を抑制して作用が増強するので注意する．

フェブキソスタットは非プリン型の選択的キサンチンオキシダーゼ阻害薬で，腎臓以外の排泄経路を有していることから軽度〜中等症の腎機能低下例においても，用量調節せずに投与可能である．副作用として肝機能障害や過敏症がある．

尿酸排泄促進薬（ベンズブロマロン，プロベネシド）

　腎尿細管で尿酸の再吸収を阻害して排泄を促進し，血清尿酸値を低下させる．尿酸排泄低下型で効果が大きい．ベンズブロマロンは他薬との相互作用が少ない薬物であるが劇症肝炎の副作用がある．プロベネシドは溶血性貧血，再生不良性貧血，アナフィラキシー様症状，肝臓壊死，ネフローゼ症候群の副作用があり，サリチル酸系薬や経口糖尿病薬，ワルファリンカリウムなどの作用を増強する．ただ，抗菌薬のペニシリンやパラアミノサリチル酸カルシウム水和物（PAS）の尿中排泄を抑制するため，この薬物の少量投与で高い血中濃度が保てる．

○プロベネシドの相互作用
　総論 図7-6 p.69

尿アルカリ化薬（クエン酸カリウム・クエン酸ナトリウム配合）

　代謝産物の重炭酸塩（HCO_3^-）が尿をアルカリ化して尿酸排泄を効率化する．高カリウム血症や肝障害が副作用として認められる．

卵巣機能低下症（無排卵症）(anovulation)

　無排卵症は種々の月経異常を呈し，無排卵性子宮出血，無排卵周期症，無月経の3症候に分けられる．病因別には，ゴナドトロピン放出ホルモン（GnRH）分泌不全が原因となる視床下部障害，ゴナドトロピン（FSH：卵胞刺激ホルモン，LH：黄体化ホルモン）分泌不全が原因となる下垂体性障害，排卵そのものが不可能になる卵巣性障害，その他，無月経・乳汁分泌症候群，甲状腺・副腎系障害によるものに分類され，内分泌的および器質的な障害により排卵が起こらない状態をいう．視床下部-下垂体-卵巣間のホルモンフィードバック機構を利用したホルモン負荷試験により障害部位を推定することが可能である．その例として無月経の場合の簡易鑑別診断法としてのプロゲスチン負荷試験を図3-6に示す．

1）視床下部障害

神経性食欲不振症：精神的な背景のうえに食欲不振からやせ，無月経となる思春期の女子に多い疾患で，GnRH分泌不全やACTH放出ホルモン（CRF）反応低下の結果と考えられる．治療としてはカウンセリングを主とした精神療法や，向精神薬のスルピリドやクロルプロマジン塩酸塩の投与，食欲増進作用がある抗ヒスタミン薬のシプロヘプタジン塩酸塩水和物投与などの薬物治療を行う．

頭蓋咽頭腫：下垂体憩室由来の上皮巣から発生した腫瘍で，視床下部を侵し複数の下垂体前葉ホルモン欠損症を起こす．飽満中枢が障害されて肥満となる症例が多い．腫瘍を外科的に摘出する．

下垂体性小人症：視床下部と下垂体間の連絡路の障害が発育期にあり，GH（成長ホルモン），ゴナドトロピン，ACTH，TSHなどの下垂体前葉ホルモン欠損を起こし成長障害を生じる．成長早期よりGHやGnRH，FSH，LH

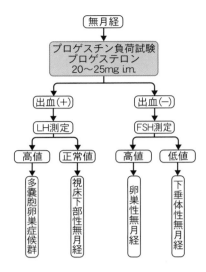

図 3-6　プロゲスチン負荷試験による無月経の簡易鑑別診断

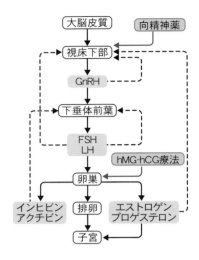

図 3-7　視床下部-下垂体-卵巣系調節機構と卵巣機能低下症の治療

などのホルモン補充療法を行う.

2）下垂体性障害

下垂体腫瘍：下垂体腺腫や転移性腫瘍によりゴナドトロピンを含む数種の下垂体前葉ホルモン分泌が障害されるが，単独ゴナドトロピン欠損症もある．腫瘍を外科的に摘出し，ホルモン補充療法を行う．

シーハン（Sheehan）症候群：分娩時に大出血をきたすと下垂体の虚血が起こり下垂体機能低下症が生じる．妊娠を望む場合にはゴナドトロピン（hMG-hCG）療法を行う．

注：**ゴナドトロピン療法**：FSH を多量に含む hMG（更年期婦人尿由来ゴナドトロピン）75〜150 IU を消退出血 3〜5 日目より 5〜10 日間連続皮下または筋肉内注射して卵胞を発育させておき，ついで LH と同様の作用を有する hCG（胎盤性ゴナドトロピン）3,000〜5,000 U を筋注して排卵に導く療法である．多胎妊娠や卵巣過剰刺激症候群（卵巣腫大，下腹部痛など）が生じることがある．

3）卵巣性障害

　卵巣のホルモン産生腫瘍：顆粒膜細胞や莢膜細胞から発生したエストロゲン産生腫瘍，門細胞から発生したアンドロゲン産生腫瘍などがあり，それらが視床下部-下垂体-卵巣系の調節環を障害して無排卵症になる．腫瘍を外科的に摘出する．

性腺形成不全症候群（Turner 症候群）：そのほとんどは染色体が 45，X で性的幼児症，翼状頸，外反肘を呈し，性腺形成不全がみられる．ホルモン補充療法を行うが妊娠は望めない．

多嚢胞卵巣症候群：アンドロゲンが過剰産生されて卵胞閉鎖が起こり無排卵

となる．無月経，多毛，肥満に多嚢胞性卵巣を伴う．GnRH 分泌を刺激するクロミフェンクエン酸塩経口投与，GnRH のパルス投与，ゴナドトロピン療法を行う．

4）その他の原因による場合

無月経・乳汁分泌症候群：プロラクチンの分泌が亢進して排卵が抑制され無月経になる．下垂体性プロラクチン産生腫瘍の場合もあるが，異所性プロラクチン産生腫瘍，視床下部でのプロラクチン放出抑制因子（PIF）産生減少，甲状腺機能低下症，分娩後，クロルプロマジン塩酸塩などのドパミン阻害薬投与などによって起こる．原因療法を先行して行うが，プロラクチン分泌を抑制するドパミン作動薬のブロモクリプチンメシル酸塩を投与する．

甲状腺・副腎系障害：甲状腺機能低下症や副腎皮質機能低下症で，無排卵・無月経となることがある．原因療法を行う．

➥ブロモクリプチンメシル酸塩
不妊 各論 図 3-8 p. 164
パーキンソン病 p. 181

不　妊 (sterility)

　　成人の男女カップルが妊娠を希望して 2 年以上性生活をおくっても妊娠しない状態を不妊という．わが国では 10％の夫婦が該当する．一度も妊娠しない場合を原発性不妊，過去に妊娠したことがある場合には続発性不妊といい，流産や早産を繰り返して生児が得られない場合を不育症（習慣性流産）として広義の不妊症に入れることもある．原因別には女性不妊と男性不妊に分けられる．

1）女性不妊

①卵巣因子（排卵障害，黄体機能不全など）

➥各論 3 章「卵巣機能低下症」
p. 161

　　一般排卵障害には GnRH 分泌を刺激して排卵させるクロミフェンクエン酸塩を月経周期の 5 日目から 5 日間投与する．また，多胎妊娠の発生を避けるために慎重にゴナドトロピン療法を実施する方法も考慮する．黄体機能不全にはクロミフェンクエン酸塩投与や黄体ホルモンまたは hCG 投与を行って排卵および卵巣機能を促進する．

②卵管因子（卵管閉塞，卵管癒着など）

　　卵管因子と子宮内膜症による不妊は女性側不妊因子の 30〜40％を占め最も多い．卵管閉塞や癒着は子宮卵管造影や腹腔鏡検査を行って原因を確かめ，腹腔鏡下手術や顕微鏡下手術を行って卵管を開通させる．

③子宮内膜症

　　子宮内膜に類似した組織が骨盤腔や卵巣などの子宮外で発生して増殖する病態をいう．月経困難症を特徴とし，骨盤内臓器の癒着により不妊となる．薬物治療で奏効しない場合には外科的に癒着を取り除く．

ⓐ GnRH アナログ療法：GnRH 誘導体のブセレリン酢酸塩を数カ月間鼻腔

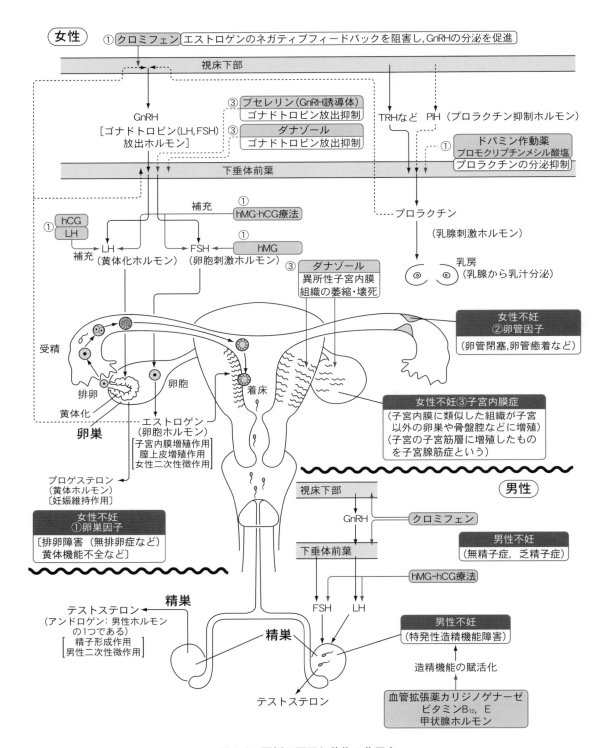

図 3-8　不妊の要因と薬物の作用点
（女性不妊の場合は対応する番号の薬物が使用される）

内投与することにより GnRH 受容体を脱感作して，ゴナドトロピンや性ホルモン分泌を抑制して子宮内膜症を縮小・消失させる．呼吸困難などのアナフィラキシー様症状，更年期障害様のうつ状態，凝固因子産生増加による心筋梗塞・脳梗塞などの副作用がある．

ⓑダナゾール投与：アンドロゲン製剤で，下垂体からのゴナドトロピン分泌を抑制し，卵巣でのエストロゲン産生を阻止して子宮内膜病巣の萎縮・壊死を図る．月経周期 2〜5 日より 4 カ月間連続投与する．凝固能亢進による血栓症，劇症肝炎，心筋梗塞，間質性肺炎などの副作用に注意する．

ⓒ器質的子宮疾患（子宮平滑筋腫，子宮奇形，子宮内膜炎など）：子宮平滑筋腫や子宮奇形による不妊は外科的治療を行って妊娠可能な状態にする．筋腫に対する薬物療法では GnRH アナログ療法を実施して筋腫の縮小を図る．子宮内膜炎は感染症であるので，適当な抗菌薬を使って治療する．

ⓓ免疫学的因子（抗精子抗体など）：抗精子抗体価が高くて受精が困難な場合には，長期ステロイド投与によって抗体価を低下させるか，配偶者間人工受精や体外受精・胚移植を行う．

2）男性不妊

無精子症，乏精子症：正常精液所見を精液量 2 mL，精子濃度 20×10^6/mL，精子運動率 50％以上，精子奇形率 50％未満として，WHO の基準に従って行った 3 回の精液検査で 3 回とも異常が認められた場合を無精子症，乏精子症，精子無力症，または奇形精子症と診断する．無精子症や乏精子症で精管閉塞や精索静脈瘤の場合には，精管精巣上体管吻合術や内精索静脈結紮術を行う．薬物治療としては，クロミフェンクエン酸塩投与やゴナドトロピン療法を行う．

正常精子不妊症：精子には見かけ上問題がないが妊娠しない場合で，種々の試みをしても妊娠しないときには配偶者間人工受精（AIH）を行う．

逆行性射精：膀胱内に逆行性に射精が起こる場合で，膀胱内精子を採取して AIH を行う．

特発性造精機能障害：男性不妊の 70〜80％を占め，原因が不明のものである．治療としては血管拡張薬のカリジノゲナーゼ，ビタミン剤の B_{12} や E のような非内分泌療法や，ゴナドトロピン（hMG-hCG）療法，クロミフェンクエン酸塩，甲状腺ホルモンなどの内分泌療法を行って造精機能を賦活する．

アルコール性肝障害 (alcoholic hepatopathy)

■ 病態・症状

長期過剰の飲酒により，肝臓では肝細胞傷害と肝線維増生が起こり，脂肪肝，肝線維症，アルコール性肝炎，肝硬変となる（**図 3-9**）．高濃度のエタノールおよび代謝物のアセトアルデヒドの毒性により肝細胞が傷害される．個人

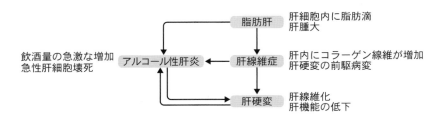

図 3-9　アルコール性肝障害の進展過程

差があるが，週 4 日以上の頻度で 1 日あたりエタノール換算で 60 g 以上〔日本酒で 3 合以上，ビール大瓶（633 mL）3 本以上，ウイスキーダブル（60 mL）で 3 杯以上〕を飲酒し続けると発症する．

脂肪肝：肝細胞内脂肪合成亢進とリポ蛋白分泌障害により肝細胞内に脂肪滴が蓄積して代謝障害を起こしたもので，30〜50％の肝腫大があっても無症状であることが多いが，圧痛を伴うこともある．

肝線維症：肝内でのコラーゲン線維産生亢進と異化低下により線維が増加した病態で肝硬変の前駆病変である．

アルコール性肝炎：大酒家で飲酒量が急激に増加・持続したときに急性肝細胞壊死を起こして発症する．発熱，白血球増加，腹水，黄疸と時に意識障害を伴う．集中治療室での全身管理が必要である．

肝硬変：肝腫大が著明で，脂肪肝を伴う．浮腫，腹水，低アルブミン血症，肝性脳症がある場合には，ウイルス性肝硬変と同様の治療を行う．

■ 治　　療

禁酒：禁酒が基本である．禁酒が継続できない場合には精神科的指導が必要となる．

食事療法：不摂生な食事や吸収障害があると思われるので，高蛋白（75〜100 g/日）と高ビタミン食摂取を指導する（2,000 kcal/日）．ただし，肥満者では摂取エネルギー量を制限し，肝性脳症の場合には蛋白制限を行う．

薬物治療：特効薬はない．

薬物治療

　　肝障害による栄養吸収障害を消化薬投与により，代謝機能低下をビタミンB 群（B_1，B_2，B_6）やプロトポルフィリンニナトリウムの補給により，肝炎鎮静化をステロイド投与やグルカゴン・インスリン療法により，低アルブミン血症による浮腫や腹水に対してはフロセミドやスピロノラクトンなどの利尿薬と分岐鎖アミノ酸製剤を投与することにより改善する．

注：グルカゴン・インスリン療法：黄疸を認める肝炎にステロイドと併用して，速効性インスリン 10 単位とグルカゴン 1 mg を添加した 5〜10％ブドウ糖液 500 mL を 1〜2回/日点滴静注し，糖利用を高めて鎮静化させる．

骨粗鬆症 (osteoporosis)

■ 骨粗鬆症の定義

　骨強度の低下を特徴とし，骨折のリスクが増大しやすくなる骨疾患で，骨密度が若年成人平均値（Young Adults Mean：YAM）の 70％未満の場合を骨粗鬆症（70～80％は骨量減少症）という．50 歳以上の男性で 3.2％，女性で 24％が罹患し，寝たきり老人の約 10％を占める大腿骨頸部骨折と脊椎椎体骨折の原因疾患となる．

■ 骨粗鬆症の病因

　骨は，22％の I 型コラーゲン線維（支持組織）と，70％のリン酸カルシウムからなるヒドロキシアパタイト（骨量成分）で構成されている．骨では常に骨改築（リモデリング）が行われており，破骨細胞による骨吸収（500 mg Ca^{2+}／日）と造骨細胞による骨形成（500 mg Ca^{2+}／日）が釣り合った状態で，一改築単位の改築時間は 90～200 日間で身体全体として恒常性が保たれている．しかしながら，

　①女性ホルモン（エストロゲン）は，骨芽細胞活性化と破骨細胞活性抑制作用により，また男性ホルモン（アンドロゲン）は蛋白同化作用により，ともに骨形成を促進しているが，女性では閉経期から，男性では 70 歳頃から性ホルモン分泌が低下するので，退行期骨粗鬆症が発症するようになる．

　②日本人はもともとカルシウムを多く含む乳製品の摂取量が少なく，また，造骨に寄与する骨に圧力をかけて筋肉を強く保つための運動量が加齢により少なくなるので，骨粗鬆症が発症するようになる（図 3-10）．

■ 骨粗鬆症の病型分類

原発性骨粗鬆症（退行期骨粗鬆症）

　エストロゲン分泌低下による骨吸収亢進が主因の女性での閉経後骨粗鬆症と，加齢による蛋白同化作用物質としてのアンドロゲン分泌低下やビタミン D 代謝異常のために造骨が低下した男性における骨粗鬆症とがある．

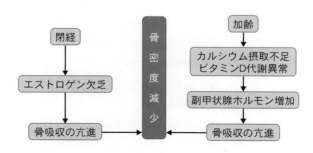

図 3-10　原発性骨粗鬆症の主な原因

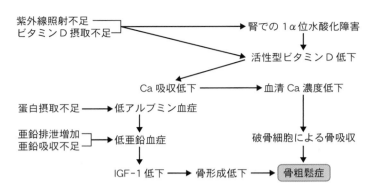

図 3-11　骨粗鬆症を起こす種々の成因

続発性骨粗鬆症

　副腎皮質機能亢進，関節リウマチ，糖尿病，甲状腺機能亢進症，運動減少，胃切除後摂食量減少，性腺系機能低下症による性ホルモン分泌低下などの疾患により骨量の減少が起こるタイプで，原疾患の治療が必要である．

■ 骨粗鬆症の診断

　骨粗鬆症の疑いがある場合に，脆弱性骨折の有無，腰椎または大腿骨，橈骨，第 2 中手骨，踵骨の骨密度を DXA（Dual energy X-ray Absorptiometry）法，SXA（Single energy X-ray Absorptiometry）法，CXD（Computed X-ray Densitometry）法などで測定し，①骨密度が YAM の 70％以下の場合，②骨密度が YAM の 70〜80％で脆弱性骨折がある場合，③骨密度が YAM の 70〜80％と低く，脊椎 X 線写真で骨粗鬆症化の疑いがある場合に骨粗鬆症と診断する．

■ 治療の基本

　　①好ましい薬物治療の選択と継続
　　②骨強度を維持・増加するための栄養摂取，運動など生活習慣の改善
　　③骨折危険因子を回避するためのライフスタイルの見直しと対策
備考：骨折の危険因子〔低骨密度，骨折の既往，高齢，家族歴（大腿骨頸部骨折），喫煙習慣，過剰なアルコール摂取，ステロイドの使用，関節リウマチの罹患〕

■ 骨粗鬆症の生活療法

　骨粗鬆症における生活療法には，Ⅰ．生活による疾病の予防と治療に必要な生活維持，Ⅱ．骨粗鬆症に特有な骨折予防がある．①栄養・食生活（Ca，ビタミンD・K，日光浴不足の解消，食事の不均衡によるカロリーあるいは蛋白摂取，リン・食塩の過剰摂取を改善），②運動（毎日 1 時間歩行：10 分間にはおおむね 1,000 歩の歩行をしていることを説明，屋内での足踏みの励行，膝・腰の疼痛・変形がある人にはプール歩行による関節への加重軽減），

③心身の安らぎ（休養の保持，治療への努力の称賛，同意しながら愚痴を聞く，一方，自分自身が解決法を見つけ，己に自信をもち，明るく前向きに考えるように導くこと），④喫煙（骨量の減少，大腿骨頸部や腰椎の骨折のリスクが増加するので，禁煙指導と受動喫煙の影響を説明），⑤酒（純アルコールで 1 日平均 60 g 以上の大量飲酒は骨粗鬆症と骨粗鬆症性骨折のリスクファクター，他方，1 日平均 20 g 弱の飲酒は死亡率が最も低い），⑥歯（健康な歯は食事が美味い），⑦自分自身による健康管理，⑧日光浴（最低 1 日 10～15 分，1 週間で 1～2 時間，外出・窓際での日光浴），⑨転倒予防（脊椎の伸展訓練，背筋の強化，足先・股を上げる，椅子からの立ち上がり・しゃがみ込み，片足立ち，平地歩行，階段昇降など）など運動指導を行う場合には，安全・継続・楽しく行うことである．

　下記に Ca，ビタミン D・K，蛋白質の含有量の多い食べ物と目標量をあげる．

栄養素（目標量）：含有食物

カルシウム（800 mg/日）：牛乳，ヨーグルト，干し海老，豆腐，納豆，シシャモ，小松菜

ビタミン D（400～800 IU）：きくらげ，サケ，うなぎの蒲焼，サンマ，ヒラメ，イサキ，タチウオ，カレイ

ビタミン K（250～300 μg）：納豆，卵，ほうれん草，にら，キャベツ，ブロッコリー，サニーレタス，のり

蛋白質（女性；50 g，男性；60 g）：肉，魚介類，大豆製品，チーズ，牛乳

骨粗鬆症治療薬

　骨粗鬆症の病因と骨折危険因子を考慮して薬物治療を行う．国内外のメタアナリシスの結果，鎮痛・骨密度増加・骨折予防に対して効果があると評価されたグレード A（強く勧められる薬物）は，ビスホスホネート製剤，ラロキシフェン塩酸塩水和物（選択的エストロゲン受容体モジュレーター）で，グレード B（勧められる薬物）は活性型ビタミン D_3 製剤，ビタミン K_2 製剤，カルシトニン製剤であった．

ビスホスホネート製剤

　骨形成には影響しないものの骨吸収を抑制するため骨密度が増加する．生体で骨溶解抑制作用物質として機能している PPi（ピロリン酸）骨格構造（P-O-P）を化学的に安定な（P-C-P）構造に変換した有機化リン酸化合物である．骨吸収抑制作用は確かであるが，服薬に伴う逆流性食道炎の副作用と，食べた物との反応で作用がなくなるために服薬後 30 分以上の臥床回避および食物摂取回避が必要である．

　副作用として，消化性潰瘍，腹部不快感，下痢，顎骨壊死，発疹，頭痛などがある．

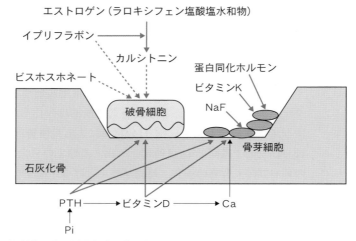

骨吸収抑制作用薬（破骨細胞に作用）
　　1）エストロゲン製剤（ラロキシフェン塩酸塩水和物）　　2）ビスホスホネート
　　3）カルシトニン（CT）　　　　　　　　　　　　　　　　4）イプリフラボン
骨形成促進薬（骨芽細胞に作用）
　　1）蛋白同化ホルモン　　2）ビタミンK　　　　3）NaF
骨活性化薬（破骨細胞と骨芽細胞の双方に作用）
　　1）活性化ビタミンD　　　　　2）無機リン剤，カルシウム製剤
　　3）副甲状腺ホルモン（PTH）　　4）TGF-β，BMP

図 3-12　骨粗鬆症に用いられる薬物の作用点のまとめ
（実線は促進，破線は抑制を示す）

　経口薬（毎日，週ごと，月ごと服用製剤あり）として，アレンドロン酸ナ
トリウム水和物，リセドロン酸ナトリウム水和物，エチドロン酸二ナトリウ
ム，ミノドロン酸水和物があり，点滴静注製剤（月ごと注射）としてアレン
ドロン酸ナトリウム水和物，イバンドロン酸ナトリウム水和物，年1回投与
製剤としてゾレドロン酸水和物がある．また，悪性腫瘍による高Ca血症治
療にアレンドロン酸ナトリウム水和物，ゾレドロン酸水和物，パミドロン酸
ナトリウム水和物などの静注製剤がある．

　　選択的エストロゲン受容体モジュレーター（ラロキシフェン塩酸塩水和物）

　骨などのエストロゲン受容体を介してエストロゲン様作用（骨芽細胞活性
化，ビタミンD活性化，カルシトニン分泌促進による破骨細胞抑制など）
を発揮するが，乳房や子宮では作用しない．弱いながら乳癌の抑制などの骨
外作用も期待できるが，深部静脈血栓のある患者や長期臥床者には不適であ
る．

　　活性型ビタミンD$_3$製剤（カルシトリオール）

　肝で25位の水酸化により活性化される$1\alpha OH\text{-}D_3$，またはすでに2重に
水酸化された$1\alpha,25\text{-}(OH)_2\text{-}D_3$の活性型ビタミンD$_3$は，小腸ではカルシウ
ムやリンの吸収を促進し，腎ではカルシウムの再吸収を高めて副甲状腺ホル
モン（PTH）の合成・分泌を抑制し，骨で石灰化を促して造骨と骨折抑制
を促す．

副作用は，食欲不振，悪心，頭痛など軽微であるが，高 Ca 血症（筋力低下，倦怠感，食欲不振，嘔吐，便秘，消化性潰瘍など）にならないよう過剰投与に注意する．

ビタミン K_2

造骨に関与するオステオカルシンを Gla 化して，Ca^{2+} を骨のヒドロキシアパタイト部分に結合させて骨質を改善する．血栓症予防のためにビタミン K 拮抗薬のワルファリンカリウムを服用している場合には併用禁忌である．

副作用は，胃部不快感，発疹，頭痛などである．

カルシトニン製剤（エルカトニン）：1〜2 回/週，筋注

カルシトニンは，生理的には血清 Ca^{2+} の上昇により甲状腺 C 細胞から分泌されている．破骨細胞や前破骨細胞のカルシトニン受容体に作用してサイクリック AMP 濃度を増加させ，破骨細胞機能を抑制して骨量の低下を防ぐ．また，中枢性に働いて鎮痛作用を示す．哺乳類よりもウナギやサケなどの魚類のカルシトニンのほうが活性が高く持続性があるので，それらを注射剤として用いる．

副作用としてショック，テタニー，喘息発作，過敏症があるので投薬に注意する．

副甲状腺ホルモン（PTH）（テリパラチド）

ヒト副甲状腺ホルモン（PTH）の活性部分である N 端側 34 個アミノ酸製剤で，前駆細胞からの骨芽細胞への分化促進とアポトーシス抑制により，骨梁ならびに皮質骨の内膜と外膜面において，骨芽細胞の機能を活性化して骨新生を促進する．第一選択薬ではないため骨折の危険性が高い骨粗鬆症に対して，1 日 1 回皮下注射する．主な副作用は，頭痛，悪心，ALP 上昇，筋痙縮，高尿酸血症，食欲不振などである．

エストロゲン製剤

選択的エストロゲン受容体モジュレーター薬以上の骨強化作用があるが，性腺と骨のエストロゲン受容体に選択性がないため，性腺系刺激作用が現れる．

副作用として，アナフィラキシー様症状，静脈血栓塞栓症，血栓性静脈炎，不正出血，乳房痛などがあり，血栓性静脈炎や肺塞栓症には投与禁忌である．

カルシウム製剤（塩化カルシウム水和物，グリセロリン酸カルシウム，グルコン酸カルシウム水和物，リン酸水素カルシウム水和物，乳酸カルシウム水和物，L-アスパラギン酸カルシウム水和物）

骨に利用されるカルシウムを補給するとともに，副甲状腺ホルモン分泌を抑制して骨吸収を防ぐ．

過剰投与の副作用として，高 Ca 血症，アシドーシスなどがある．

イプリフラボン

植物に含まれるフラボン化合物で，直接的な骨吸収抑制作用とエストロゲンによるカルシトニン分泌促進作用増強により，骨吸収抑制作用を示す．

副作用として，消化性潰瘍，胃腸出血，過敏症などがある．

第4章 脳・神経の疾患

A 機能性神経疾患

てんかん（epilepsy）

■ 病態・症状

てんかんは，大脳神経細胞の突発性過剰放電に由来する反復性発作症状を主徴とした慢性脳疾患である．臨床所見としては，痙攣発作のほか意識，運動・知覚・自律神経，精神機能などの障害を伴う．通常，この病態は，脳波検査で特有な棘波（スパイク）が検出される．

現在，てんかん発作型の分類としては，国際抗てんかん連盟（International League Against Epilepsy：ILAE）による臨床的・脳波学的分類が最も一般的である（表4-1）．また，抗てんかん薬を選択するためのてんかんの病型分類として以下のものも採用されている．

①大発作

意識消失とともに強直間代痙攣発作が起こり，痙攣後睡眠に入る．発作時および発作間脳波に高振幅棘徐波あるいは棘波が現れる．

②小発作

痙攣を伴わない数秒間の意識障害発作で，顔面や四肢の異常運動や無動を伴う．脳波は3Hz棘徐波複合を示し，この特徴は発作が発現していないときでも認められる．

③皮質焦点発作

意識障害を伴わない部分発作で，皮質障害部位（焦点）に限定された運動・

参考 棘波は脳波（脳電図）上でとげ（棘）のように表示されるものである．

参考 強直間代けいれんとは，全身の随意筋が強直状態を示し，ついで強直と弛緩が繰り返されるものである．

表4-1　ILAE によるてんかん発作型の国際分類

1. 部分（焦点・局所）発作	2. 全般発作（痙攣性・非痙攣性）	3. 未分類のてんかん発作
A　単純部分発作（意識の消失はない） 　　運動性，知覚性，自律神経性，精神性	A-1　欠神発作（意識の消失はない）	
B　複雑部分発作（意識障害を伴う）	A-2　非定型欠神	
C　部分発作から二次的に全般発作に進展	B　ミオクローヌス発作	
	C　間代発作	
	D　強直発作	
	E　強直間代発作	
	F　脱力発作（失立）	

上記の表は1981年の国際分類を簡略化したものである．2017年に新しい分類が発表されたが，日本神経学会の「てんかん診療ガイドライン2018」では，1981年の分類が採用されている．

表 4-2　抗てんかん薬の種類・適応・副作用

一般名	適応	副作用
電位依存性 Na$^+$チャネル遮断薬		
フェニトイン	強直間代発作，焦点発作，自律神経発作，精神運動発作	**重大**：皮膚粘膜眼症候群，過敏症症候群，SLE 様症状，再生不良性貧血，劇症肝炎など **その他**：過敏症，視覚障害，歯肉増殖，くる病，多毛など
カルバマゼピン	精神運動発作，てんかん性格およびてんかんに伴う精神障害，強直間代発作	**重大**：フェニトイン参照 **その他**：肝機能障害，眠気，めまい，発疹，視覚障害など
バルビツール酸系薬		
プリミドン	強直間代発作，焦点発作，精神運動発作，小型（運動）発作	**重大**：皮膚粘膜眼症候群，再生不良性貧血，中毒性表皮壊死症，剥脱性皮膚炎，依存性 **その他**：巨赤芽球性貧血，眠気，複視，悪心・嘔吐，くる病など
ベンゾジアゼピン系薬		
ジアゼパム	てんかん様重積状態	**重大**：薬物依存，離脱症状，刺激興奮，錯乱，呼吸抑制 **その他**：眠気，ふらつき，意識障害，悪心・嘔吐，倦怠感など
クロナゼパム	小型（運動）発作，精神運動発作，自律神経発作	ジアゼパム参照
GABA トランスアミナーゼ阻害薬		
バルプロ酸ナトリウム	各種てんかん（小発作・焦点発作・精神運動発作ならびに混合発作），てんかんに伴う性格行動障害（不機嫌，易怒性など）	**重大**：劇症肝炎などの重篤な肝障害，高アンモニウム血症を伴う意識障害，溶血性貧血，急性膵炎，中毒性表皮壊死融解症など **その他**：貧血，傾眠，悪心・嘔吐，肝機能障害，倦怠感など
電位依存性 T 型 Ca^{2+}チャネル遮断薬		
エトスクシミド	定型欠神発作（小発作），小型（運動）発作	**重大**：皮膚粘膜眼症候群，SLE 様症状，再生不良性貧血，汎血球減少 **その他**：過敏症，白血球減少，眠気，悪心・嘔吐，食欲不振など
トリメタジオン	定型欠神発作（小発作），小型（運動）発作	エトスクシミド参照
グルタミン酸遊離抑制薬		
ガバペンチン	他の抗てんかん薬で十分な効果が認められない部分発作（二次性全般化発作を含む）に対する抗てんかん薬との併用療法	**重大**：急性腎障害，皮膚粘膜眼症候群，薬剤性過敏症症候群，肝炎，横紋筋融解症など **その他**：傾眠，複視，CK 増加，サイロキシン減少，抗核因子陽性など
ラモトリギン	部分発作（二次性全般化発作を含む），強直間代発作および定型欠神発作に対する単剤療法 他の抗てんかん薬で十分な効果が認められない部分発作（二次性全般化発作を含む），強直間代発作および Lennox-Gastaut 症候群における全般発作に対する抗てんかん薬との併用療法	**重大**：皮膚粘膜眼症候群，薬剤性過敏症症候群，再生不良性貧血，肝炎，無菌性髄膜炎など **その他**：発疹，傾眠，めまい，胃腸障害，肝機能異常など
レベチラセタム	部分発作（二次性全般化発作を含む）に対する単剤療法 他の抗てんかん薬で十分な効果が認められない強直間代発作に対する抗てんかん薬との併用療法	**重大**：皮膚粘膜眼症候群，薬剤性過敏症症候群，重篤な血液障害，肝不全，膵炎など **その他**：浮動性めまい，頭痛，傾眠，好中球数減少，鼻腔頭炎など

表 4-2　抗てんかん薬の種類・適応・副作用（つづき）

一般名	適応	副作用
その他の抗てんかん薬		
トピラマート	他の抗てんかん薬で十分な効果が認められない部分発作（二次性全般化発作を含む）に対する抗てんかん薬との併用療法	**重大**：続発性閉塞隅角緑内障，腎・尿路結石，代謝性アシドーシス，乏汗症 **その他**：傾眠，めまい，電解質異常，肝機能異常，体重減少など
スチリペントール	クロバザムおよびバルプロ酸ナトリウムで十分な効果が認められない Dravet 症候群患者における間代発作または強直間代発作に対するクロバザムおよびバルプロ酸ナトリウムとの併用療法	**重大**：好中球減少症，血小板減少症 **その他**：傾眠，運動失調，振戦，食欲減退，肝機能異常など
ルフィナミド	他の抗てんかん薬で十分な効果が認められない Lennox-Gastaut 症候群における強直発作および脱力発作に対する抗てんかん薬との併用療法	**重大**：薬剤性過敏症症候群，皮膚粘膜眼症候群 **その他**：食欲減退，嘔吐，便秘，傾眠，体重減少など
ラコサミド	部分発作（二次性全般化発作を含む）に対する単剤療法 他の抗てんかん薬で十分な効果が認められないてんかん患者の強直間代発作に対する抗てんかん薬との併用療法	**重大**：房室ブロック，中毒性表皮壊死融解症，皮膚粘膜眼症候群，薬剤性過敏症症候群，無顆粒球症など **その他**：浮動性めまい，頭痛，傾眠，悪心・嘔吐，疲労など
ビガバトリン	点頭てんかん	**重大**：視野障害，視神経萎縮，てんかん重積状態，呼吸障害，脳症症など **その他**：不眠症，傾眠，浮遊性めまい，食欲減退，ALT 減少など
ペランパネル水和物	部分発作（二次性全般化発作を含む）に対する単剤療法 他の抗てんかん薬で十分な効果が認められないてんかん患者の強直間代発作に対する抗てんかん薬との併用療法	**重大**：攻撃性などの精神症状 **その他**：浮動性めまい，傾眠，悪心・嘔吐，複視，疲労など

知覚・自律神経および精神症状が起こる．脳波は反対側機能に対応する大脳皮質の一定領域から始まる局所発射で，棘波と徐波が認められる．

④**精神運動発作**

1〜2分の意識障害で，認知障害，感情障害，精神症状，精神運動症状などを伴う場合もある．脳波は広汎性または側頭葉に異常があり，4 Hz ほどの高振幅徐波と多棘波が認められる．

抗てんかん薬

各抗てんかん薬の適応の詳細を**表 4-2** に示した．

てんかんの発症と密接に関連する過剰興奮を引き起こす神経系機構についてはいまだ不明な点が多いが，中枢神経系の異常な興奮の発生や広がりを抑制あるいは防止することが現在の治療戦略である．具体的な手段としては，電位依存性 Na^+ チャネルの抑制，抑制性 γ-アミノ酪酸（γ-aminobutyric acid：GABA）神経刺激の増強，興奮性 Ca^{2+} チャネルの抑制など，興奮性

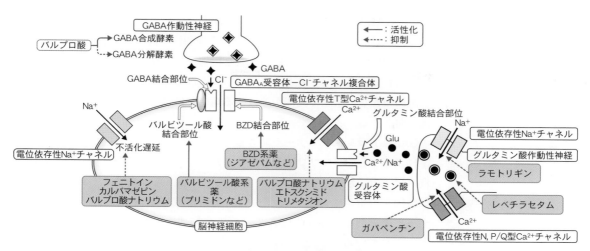

図 4-1　抗てんかん薬の作用機序
GABA：γ-アミノ酪酸，BZD：ベンゾジアゼピン，Glu：グルタミン酸

グルタミン酸神経刺激の抑制などがあげられる（**図 4-1**）.

薬物・薬理作用・作用機序

電位依存性 Na$^+$チャネル遮断薬

　代表薬としては，フェニトインやカルバマゼピンがあげられる. これらの薬物は，電位依存性 Na$^+$チャネルに作用して興奮後の不応期を延長する. この作用により，てんかん発作の焦点から周囲の正常神経への興奮伝達を抑制すると考えられている. 全般または部分発作，複雑部分発作と多種の病型に有効である. 特に，カルバマゼピンは，多くの専門医が部分発作の第一選択薬と考えている.

　体内動態の特徴として，フェニトインは治療濃度域で代謝が飽和するため治療域付近での投与量増量に対応する血中濃度の増加が大きく，治療量の設定は慎重に行うべきである. また，カルバマゼピンは，慢性投与により代謝酵素を誘導してクリアランスが倍増するため，約 1 カ月の投与で投与量の見直しが必要となる.

バルビツール酸系薬

➡バルビツール酸系薬
　睡眠薬 p. 56
　不安神経症 p. 205

　代表薬としてプリミドンがある. この系統の薬物は，GABA$_A$ 受容体-Cl$^-$チャネル複合体においてピクロトキシン/バルビツール酸結合部位に作用し，GABA$_A$ 受容体刺激による Cl$^-$チャネルの開口を延長させる. その結果，神経細胞内へ Cl$^-$が流入することにより神経の過分極が引き起こされ，興奮性が抑制される. かつては部分および全般発作ともに用いられたが，治療域での鎮静効果が強いために使用頻度は減少している. しかし，熱性痙攣の予防では使用されることがある.

ベンゾジアゼピン系薬

➡ベンゾジアゼピン系薬
　睡眠薬 p. 56
　不安神経症 p. 205

　代表薬としては，ジアゼパムやクロナゼパムがあげられる. この系統の薬

物は，$GABA_A$ 受容体-Cl^- チャネル複合体のベンゾジアゼピン結合部位に作用し，$GABA_A$ 受容体の GABA に対する親和性を高めることにより Cl^- チャネルの開口を延長させ，神経の興奮を抑制する．部分および全般発作ともに用いられる．また，てんかん重積症（てんかん発作が 30 分以上持続したり，意識回復がない状態で発作が連続する病態）に対しては，ジアゼパムが第一選択薬となる．

GABA トランスアミナーゼ阻害薬

代表薬としてバルプロ酸ナトリウムがある．バルプロ酸ナトリウムの作用機序は十分に解明されていないが，現在，GABA 合成酵素であるグルタミン酸脱炭酸酵素の増強および GABA 分解酵素である GABA トランスアミナーゼの抑制により，GABA の神経細胞抑制作用を増強するためであると考えられている．また，バルプロ酸ナトリウムは，電位依存性 Na^+ チャネルの不応期を遅延させる作用や，電位依存性 T 型 Ca^{2+} チャネルを抑制する作用も有していることから，これらの作用も抗てんかん作用と関係している可能性が示唆されている．全般発作の第一選択薬であり，欠神発作，ミオクローヌス発作，強直間代性発作と多種の発作型に有効である．治療域では鎮静作用，認知機能への影響がほとんどないのが特徴である．

電位依存性 T 型 Ca^{2+} チャネル遮断薬

代表薬としては，エトスクシミドやトリメタジオンがある．作用機序は，視床ニューロンの電位依存性 T 型 Ca^{2+} チャネルを抑制することにより，興奮伝達が抑制されるものと考えられている．かつては欠神発作の第一選択薬として用いられてきた．バルプロ酸ナトリウムの登場以後も欠神発作の治療に広く用いられている．

グルタミン酸遊離抑制薬

代表薬としては，ガバペンチン，ラモトリギンおよびレベチラセタムがあげられる．ガバペンチンは電位依存性 Ca^{2+} チャネルの $\alpha_2\delta$ サブユニットに結合することにより，ラモトリギンは電位依存性 Na^+ チャネルを遮断することにより，レベチラセタムはシナプス小胞 2A（SV2A）に結合することにより，グルタミン酸の遊離を抑制すると考えられている．

その他の抗てんかん薬

その他の抗てんかん薬については表 4-2 を参照のこと．いずれの薬物も，主に他の抗てんかん薬では効果が不十分な症例に対して，併用療法の補助薬として用いる．

副作用・相互作用

❱抗てんかん薬の相互作用
　総論　表 7-5 p. 66

抗てんかん薬の主な副作用には，神経症状（眠気，ふらつき，複視），皮膚症状（発疹，皮膚粘膜眼症候群），血液障害（白血球減少，再生不良性貧血），精神症状（抑うつ，感情不安定）などがあり，種々の臓器障害も起こる可能性があるため，必ず定期的な診断と検査を行う必要がある．各薬物の副作用の詳細は表 4-2 を参照．

頭　痛 (headache)

■ 病態・症状

　頭痛とは，頭頸部に限局する痛みのことであり，日常で最もありふれた臨床症状の 1 つである．頭痛の病態生理的機構についてはいまだ十分に解明されていないが，脳実質そのものでは痛みを感じないことから，頭痛の発現は頭蓋内外の組織に存在する侵害受容器の刺激によるものであると考えられている．侵害受容器は，頭蓋内では脳硬膜や動脈血管（特に中硬膜動脈）に分布しており，これら器官の偏位や拡張などで痛覚刺激を感じる．また頭蓋外では，頭皮，頭部の筋肉，三叉神経，大小後頭神経などが痛覚刺激に対して敏感である．

　頭痛は，器質性疾患によるものと，器質的変化に由来しない機能的頭痛に大別される．国際頭痛学会において，**表 4-3** のような頭痛の分類がなされている．以下にその代表的なものについて概説する．

①片頭痛

　発作性のズキンズキンとした拍動性の痛みが周期的に繰り返し起こる．通常は片側性であるが，時には両側性に引き起こされることもある．比較的若い女性に多く，家族歴を有することが多い．発作の前兆として，視覚異常や四肢のしびれ感などが現れることがある．

　病態は，脳血管の反応性の異常と考えられており，ストレスや求心的な感覚刺激，その他不明な原因により中枢動脈の攣縮（れんしゅく）が引き起こされ（この時点で生じる局所的な脳組織虚血状態が前兆症状の発現に関係する），その後，血管が拡張する際に三叉神経が刺激され拍動性の痛みを感じるものと想像されている（血管説）．また，三叉神経が刺激されると神経原性炎症が起こり，痛みの伝達が亢進することも考えられる（三叉神経説）．動脈の攣縮および拡張に関与する主な内因性物質としては，それぞれセロトニンおよびカルシ

表 4-3　頭痛の国際分類

1. 片頭痛
2. 緊張型頭痛
3. 三叉神経・自律神経性頭痛（TACs）
4. その他の一次性頭痛疾患
5. 頭頸部外傷・傷害による頭痛
6. 頭頸部血管障害による頭痛
7. 非血管性頭蓋内疾患による頭痛
8. 物質またはその離脱による頭痛
9. 感染症による頭痛
10. ホメオスターシス障害による頭痛
11. 頭蓋骨，頸，眼，耳，鼻，副鼻腔，歯，口あるいはその他の顔面・頸部の構成組織の障害による頭痛または顔面痛
12. 精神疾患による頭痛
13. 脳神経の有痛性病変およびその他の顔面痛
14. その他の頭痛性疾患

トニン遺伝子関連ペプチド（CGRP）があげられる．

②緊張型頭痛

　頭部全体や後頭部から後頸部両側にかけての持続的な鈍痛や圧迫感を主訴とする非拍動性の慢性頭痛で，肩こりを伴うことが多い．頭頸部の筋肉の持続的な収縮に関連して発現する頭痛で，別名，筋収縮性頭痛ともよばれる．精神的なストレスがリスクファクターであると考えられている．

③群発頭痛

　一側性に眼球や眼の奥などの眼窩周辺に激痛が引き起こされる．一般に男性に多く，夜間睡眠中の発現頻度が高い．一回の症状は1時間程度で終息するが，何度も群発することがこの病名の由来である．同側の眼充血，流涙，鼻閉，鼻汁分泌，発汗などを伴う．病態としては，片頭痛と同様の血管攣縮が関与するとの所見もあるが，関与する血管収縮物質については不明である．

④三叉神経痛

　三叉神経の支配領域で引き起こされる発作性の刺すような電撃的疼痛で，1～2分以内の短い痛みが繰り返される．特定の神経支配領域のみが痛むのが特徴で，咀嚼やあくびなどの運動に伴って誘発される．

頭痛治療薬

薬物・薬理作用・作用機序

　現在，頭痛に用いられている治療薬の多くは，直接脳血管に作用するか，あるいは前述した内因性物質（プロスタグランジン類，セロトニン，ノルアドレナリンなど）に影響を与えることにより，脳血管の攣縮や過剰な弛緩反応を抑制するものである（図4-2）．

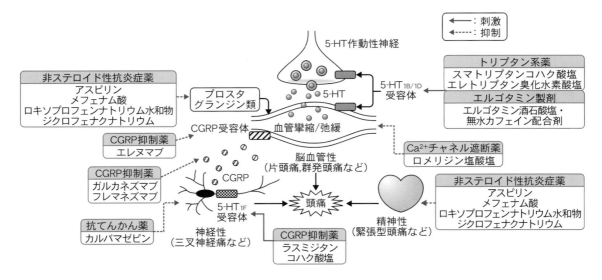

図4-2　頭痛治療薬の作用機序

非ステロイド性抗炎症薬

炎症由来の頭痛，軽症または頻度の低い片頭痛，緊張型頭痛などの予防や治療に用いる．代表薬としてアスピリン，メフェナム酸，ロキソプロフェンナトリウム水和物，ジクロフェナクナトリウムなどがあげられる．非ステロイド性抗炎症薬は，プロスタグランジン類産生の律速酵素であるシクロオキシゲナーゼ（cyclooxygenase：Cox）を阻害することにより，発痛物質の侵害受容器刺激作用の増強や脳内動脈の攣縮に関与するプロスタグランジン類の産生を抑制することで頭痛を緩和すると考えられている．

トリプタン系薬

セロトニン 5-HT_{1B} および 5-HT_{1D} 受容体の作動薬であり，片頭痛や群発頭痛に用いられる．代表薬は，スマトリプタンコハク酸塩やエレトリプタン臭化水素酸塩がある．これらの薬物の作用機序としては，セロトニン 5-HT_{1B} および 5-HT_{1D} 受容体に作用することにより拡張した血管を収縮させ，三叉神経への刺激を緩和することが考えられる．また，片頭痛および群発頭痛の病態は頸動脈-静脈吻合部の拡張による動脈血流のシャント（短絡）およびそれに伴って生じる脳虚血状態が関与すると考えられていることから，トリプタン系薬は，頸動脈-静脈吻合部に存在するセロトニン 5-HT_{1D} 受容体を刺激してシャント血流を減少させ，脳への血流を確保することによって発作を改善する．さらに，その他には，セロトニン 5-HT_{1B} および 5-HT_{1D} 受容体は 5-HT や他の血管収縮物質を放出する神経に抑制的に働くシナプス前受容体でもあるため，トリプタン系薬は両受容体を刺激して血管収縮物質の放出を抑制することで脳血管の攣縮発作を抑制し，抗頭痛作用を発揮するとの説もある．臨床的には，トリプタン系薬のほうが，非ステロイド性抗炎症薬やエルゴタミン製剤より片頭痛に対する治療効果は高い．

エルゴタミン製剤

代表薬は，エルゴタミン酒石酸塩・無水カフェイン配合剤であり，主に片頭痛の治療に用いられている．エルゴットアルカロイド（麦角アルカロイド）は，非選択的なセロトニン受容体作動薬であるとともにアドレナリンα受容体遮断作用も有するが，これら薬理作用と片頭痛抑制作用との関連は不明である．一般的には，トリプタン系薬と同様に，拡張した頸動脈－静脈吻合のシャントを閉鎖することで脳への血流を確保する機序，あるいは種々の血管収縮物質の放出を抑制し脳血管の攣縮発作を抑制する機序により片頭痛を寛解すると考えられている．なお，エルゴタミン配合剤は，緊張型頭痛も適応症である．

CGRP 抑制薬

代表薬としては，ガルカネズマブ，フレマネズマブ，エレヌマブおよびラスミジタンコハク酸塩があげられる．CGRP は三叉神経から分泌される血管作動性物質であり，血管の拡張と透過性亢進を引き起こすことで，痛みの原因となる神経原性炎症を誘発する．ガルカネズマブおよびフレマネズマブは CGRP に対するモノクローナル抗体であり，CGRP に特異的に結合すること

表 4-4　頭痛治療薬の種類および副作用

一般名	副作用
非ステロイド性抗炎症薬	
アスピリン	**重大**：ショック，アナフィラキシー様症状，白血球減少，喘息発作，消化性潰瘍など **その他**：過敏症，胃痛，めまい，浮腫，肝障害など
メフェナム酸	アスピリン参照
ロキソプロフェンナトリウム水和物	アスピリン参照
ジクロフェナクナトリウム	アスピリン参照
トリプタン系薬	
スマトリプタンコハク酸塩	**重大**：アナフィラキシーショック，不整脈，狭心症，虚血性心疾患様症状，てんかん様発作など **その他**：悪心・嘔吐，動悸，倦怠感，眠気，めまいなど
エレトリプタン臭化水素酸塩	スマトリプタンコハク酸塩参照
エルゴタミン製剤	
エルゴタミン酒石酸塩・無水カフェイン配合剤	**重大**：ショック，皮膚粘膜眼症候群，麦角中毒，頭痛を主訴とする禁断症状，肝機能障害など **その他**：過敏症，心悸亢進，四肢筋痛，不安，食欲不振など
CGRP 抑制薬	
ガルカネズマブ	**重大**：アナフィラキシー，血管浮腫，蕁麻疹など **その他**：瘙痒感，発疹など
フレマネズマブ	ガルカネズマブ参照
エレヌマブ	**重大**：ガルカネズマブ参照 **その他**：便秘，瘙痒感，傾眠など
ラスミジタンコハク酸塩	**重大**：セロトニン症候群 **その他**：動悸，回転性めまい，浮遊性めまい，悪心，疲労，筋力低下など
Ca^{2+} チャネル遮断薬	
ロメリジン塩酸塩	**重大**：抑うつ，錐体外路症状 **その他**：めまい，下痢，発疹，動悸，倦怠感など

によりその生理活性を阻害する．一方，CGRP 受容体に対するモノクローナル抗体であるエレヌマブは，CGRP 受容体に特異的に結合することで CGRP の受容体への作用を阻害する．ラスミジタンコハク酸塩は，セロトニン 5-HT$_{1F}$ 受容体を刺激して，三叉神経からの CGRP 放出を抑制する．

Ca^{2+} チャネル遮断薬

　代表薬はロメリジン塩酸塩である．血管平滑筋細胞に存在する Ca^{2+} チャネルの遮断にもとづく血管拡張作用により，片頭痛開始時の血管攣縮を抑制するため発作予防に有効である．海外での臨床試験では，ニフェジピン，ベラパミル塩酸塩，ニモジピン，ジルチアゼム塩酸塩の有効性も証明されているが，わが国で保険適用されているのはロメリジン塩酸塩のみである．

その他の頭痛治療薬

　臨床的に，三環系抗うつ薬は片頭痛の予防に有効であるとされている．また，抗てんかん薬のカルバマゼピンは，約 75％ の患者で三叉神経痛発作に

対する予防効果を示す．しかしながら，これらの作用機序はいまだ不明である．

副作用・相互作用

⬤ NSAIDs の副作用
　総論　表8-2 p.74
　総論　図10-2 p.88

非ステロイド性抗炎症薬の副作用（**表4-4**）として，胃粘膜保護因子であるプロスタグランジン E_1（PGE_1），プロスタグランジン E_2（PGE_2）の産生阻害による消化性潰瘍，腎組織での血流量の維持に関与している PGE_2 の産生阻害による各種腎障害があげられる．エルゴタミン製剤およびトリプタン系薬の主要な副作用は，血管の収縮に起因する虚血性心疾患様症状，循環不全などであり，狭心症や心筋梗塞の既往のある患者には禁忌である．各薬物の副作用の詳細は**表4-4**を参照．

B　神経変性疾患

パーキンソン病 (Parkinson disease)

参考

大脳基底核

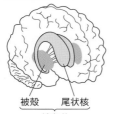

被殻　尾状核
線条体

大脳基底核は錐体外路系の中継核であり，大脳，小脳，脊髄などを結び，筋の緊張，不随意運動などを調整している．

■ 病態・症状

パーキンソン病は55歳以上の約1%に発症し，徐々に進行する神経変性疾患である．無動，筋固縮，振戦，無表情（仮面様顔貌），突進現象などを徴候とする疾患で，大脳基底核の障害によって発病する．尾状核，黒質，線条体などの基底核には通常ドパミンが多量に含まれているが，この疾患では黒質線条体のドパミン含量が異常に減少している．また，基底核に対するコリン作動性神経および γ-アミノ酪酸（GABA）作動性神経の支配が相対的に高まった状態を示す．本症におけるドパミン神経変性の原因は不明であるが，黒質−線条体系ドパミン神経細胞が選択的に変性脱落し，レビー（Lewy）小体という特殊な細胞質内構造物が出現して線条体のドパミンが著明に減少する．また，モノアミン酸化酵素（MAO）によるドパミン代謝に伴い生成されるラジカルによるドパミン神経傷害や環境中のドパミン神経毒なども原因の1つであると考えられている．

一方，パーキンソン症候群は，脳血管障害や薬物，中毒などが原因で生じたり，線条体黒質変性症，進行性核上性麻痺など他の中枢神経系の変性疾患でパーキンソン病に類似した神経症状を呈したりするものをいう．

抗パーキンソン病薬

薬物・薬理作用・作用機序

パーキンソン病の発症原因として，ドパミン作動性神経の機能不全または

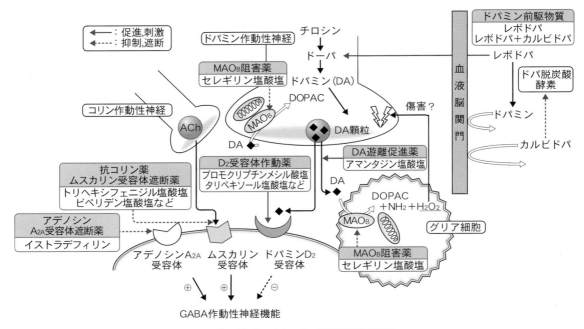

図 4-3　抗パーキンソン病薬の作用機序
MAO$_B$：B 型モノアミン酸化酵素，ACh：アセチルコリン，DA：ドパミン，DOPAC：ジヒドロキシフェニル酢酸

コリン作動性神経ならびに GABA 作動性神経の機能亢進が考えられることから，治療薬としては，ドパミン作動性神経系を活性化する薬物（ドパミン前駆物質，ドパミン D$_2$ 受容体作動薬，ドパミン遊離促進薬，B 型モノアミン酸化酵素阻害薬），コリン作動性神経系を抑制する薬物（抗コリン薬）および GABA 作動性神経系を抑制する薬物（アデノシン A$_{2A}$ 受容体遮断薬）が用いられる（**図 4-3**）．

　ドパミン前駆物質

　脳内で不足したドパミンを補うために血液脳関門を通過しやすいレボドパを主に経口投与する．レボドパは脳内でドパ脱炭酸酵素の働きでドパミンとなる．長期投与すると脳内のドパミンが過剰になり，ジスキネジアなどの精神症状の発現を認めることがある．このためレボドパの使用量を少なくかつ有効に作用させるために末梢性脱炭酸酵素阻害薬との合剤であるレボドパ・カルビドパ合剤などが用いられる．また，レボドパは末梢において，末梢性脱炭酸酵素とともに，カテコール-O-メチル基転移酵素（COMT）による代謝も受ける．したがって，レボドパ・カルビドパ合剤にさらに COMT 阻害薬であるエンタカポンを併用することもある．

　ドパミン D$_2$ 受容体作動薬

　代表薬としてはブロモクリプチンメシル酸塩やタリペキソール塩酸塩がある．ドパミン D$_2$ 受容体作動薬は，基底核のドパミン D$_2$ 受容体を直接刺激する．すべての疾患段階，特に後期段階でレボドパへの反応性が減少したとき，またはオン・オフ現象（on-off phenomenon）が顕著なときに有効である．

●総論 7 章
　総論　図 7-4 p. 64
　レボドパの相互作用

●ブロモクリプチンメシル酸
　塩
　無排卵症 p. 163

表 4-5　抗パーキンソン病薬の種類および副作用

一般名	副作用
ドパミン前駆物質	
レボドパ	**重大**：悪性症候群，錯乱，胃潰瘍・十二指腸潰瘍，溶血性貧血，突発的睡眠など *その他*：悪心・嘔吐，食欲不振，起立性低血圧，不随意運動など
レボドパ＋カルビドパ（合剤）	レボドパ参照
ドパミン D₂ 受容体作動薬	
ブロモクリプチンメシル酸塩	**重大**：悪性症候群，幻覚・妄想，せん妄，突発的睡眠など *その他*：悪心・嘔吐，血圧低下，めまい，興奮，ジスキネジアなど
タリペキソール塩酸塩	ブロモクリプチンメシル酸塩参照
ドパミン遊離促進薬	
アマンタジン塩酸塩	**重大**：悪性症候群，皮膚粘膜眼症候群，肝機能障害，腎障害，精神症状など *その他*：睡眠障害，興奮，めまい，頭痛，過敏症など
B 型モノアミン酸化酵素阻害薬	
セレギリン塩酸塩	**重大**：悪性症候群，幻覚・妄想，せん妄，狭心症，低血糖など *その他*：不随意運動，めまい，ふらつき，悪心・嘔吐，食欲不振など
抗コリン薬	
トリヘキシフェニジル塩酸塩	**重大**：悪性症候群，精神錯乱，幻覚，せん妄，閉塞隅角緑内障 *その他*：興奮，口渇，便秘，排尿困難，眼調節障害など
ビペリデン塩酸塩	トリヘキシフェニジル塩酸塩参照
ノルアドレナリン前駆物質	
ドロキシドパ	**重大**：悪性症候群，白血球減少，無顆粒球症，好中球減少，血小板減少 *その他*：頭痛，悪心，血圧上昇，幻覚，過敏症など
アデノシン A₂A 受容体遮断薬	
イストラデフィリン	**重大**：幻視，幻覚，妄想，せん妄，不安障害など *その他*：便秘，ジスキネジア，食欲減退，傾眠，不眠症など

ドパミン遊離促進薬

代表薬としてアマンタジン塩酸塩があげられる．アマンタジン塩酸塩の薬理作用は，ドパミン遊離促進によるドパミン情報伝達の活性化が考えられている．アマンタジン塩酸塩は，早期の軽症パーキンソン症候群の治療に有効であり，さらに疾患後期におけるレボドパの薬効を増大させる効果がある．

B 型モノアミン酸化酵素阻害薬（MAO_B 阻害薬）

● MAO 阻害薬
相互作用 p. 68

代表薬としてセレギリン塩酸塩がある．セレギリン塩酸塩は，脳内のドパミンを分解する B 型モノアミン酸化酵素（MAO_B）を阻害し，それによってレボドパ単独投与の作用を延長させる．軽度のオン・オフ現象をもつ患者の場合，セレギリン塩酸塩はレボドパの効果が徐々に減弱することを防ぐのに有効である．

抗コリン薬

代表薬としてはトリヘキシフェニジル塩酸塩やビペリデン塩酸塩がある．運動制御に際して黒質-線条体ドパミン作動性神経と線条体コリン作動性神経は拮抗的に働くため，抗コリン薬は，コリン作動性神経のムスカリン受容

体を遮断して両系のバランスを保つ．筋固縮や振戦などに有効である．

ノルアドレナリン前駆物質

ノルアドレナリン前駆物質のドロキシドパは，中枢神経においてノルアドレナリンとなり，錐体外路障害のすくみ足に効果がある．

アデノシン A$_{2A}$ 受容体遮断薬

代表薬はイストラデフィリンである．線条体の GABA 作動性神経には，アデノシン A$_{2A}$ 受容体が高発現していることが知られている．イストラデフィリンはアデノシン A$_{2A}$ 受容体を遮断し，黒質−線条体ドパミン神経の機能低下の結果生じた，GABA 作動性神経の機能亢進を抑制する．

副作用

抗パーキンソン病薬の主な副作用には，精神症状（幻覚，妄想，せん妄，睡眠障害など），神経症状（めまい，不随意運動，頭痛など），消化器症状（口渇，悪心，嘔吐など），循環器症状（起立性低血圧，狭心症など），泌尿器症状（排尿障害など）などがある．各薬物の副作用を表4-5に述べる．

アルツハイマー病 (Alzheimer disease)

■ 病態・症状

アルツハイマー病は，脳に認知症の原因となりうる外傷，代謝性障害，血管性病変などが認められない 65 歳以下に発症する初老期認知症（presenile dementia）と，65 歳以上で発症するアルツハイマー型老年認知症（senile dementia of the Alzheimer type：SDAT）の総称である．

発症の初期には物忘れ，言語障害（名前を思い出せない：失名症など），記銘力（短時間記憶）の低下，うつ状態，不安症状などが主な症状として現れ，加齢現象との鑑別が困難である．病状の進行に伴い，判断力・理解力の低下，妄想，徘徊などが現れ，末期には運動神経系の障害も生じる．

アルツハイマー病では，大脳皮質，特に，前頭葉，頭頂葉，側頭葉に強い萎縮性変化が生じ，脳溝と脳室が拡大する．さらに大脳皮質神経細胞の変性と脱落，老人斑，神経原線維変化，シナプス数の減少などの病理所見が認められる．

老人斑は，アミロイドを中心に周囲の腫大・変性した神経突起からなる塊状構造物で，変性した神経細胞の終末像である．老人斑のアミロイドは，42 〜43 個のアミノ酸からなるペプチド（β-アミロイド蛋白）で，より大きなアミロイド前駆蛋白の分解産物である．β-アミロイド蛋白は神経細胞に対して毒性があると示唆されているため，アルツハイマー病の病因として注目されている．

また，アルツハイマー病では，特に大脳皮質，海馬でのアセチルコリン合成酵素やコリンアセチルトランスフェラーゼの活性が正常の 50 % 以下に低

下している．特に，マイネルト基底核から皮質へのコリン作動性神経の障害が重要とされている．アルツハイマー型認知症患者のコリン作動性神経細胞は変性・脱落しているが，後シナプス神経のアセチルコリン受容体はほぼ正常に保たれているとの報告があるため，同受容体の刺激はアルツハイマー病を寛解する可能性がある．

アルツハイマー病治療薬

　　　現在，アルツハイマー病の薬物治療において中心的役割を担うものは，アセチルコリンエステラーゼを阻害するドネペジル塩酸塩，リバスチグミンおよびガランタミン臭化水素酸塩である．また，アセチルコリンエステラーゼ阻害作用とは異なる新たな作用機序を有する薬物として，メマンチン塩酸塩が臨床使用されている．

薬物・薬理作用・作用機序

ドネペジル塩酸塩，リバスチグミン，ガランタミン臭化水素酸塩

◆アセチルコリン p. 44

　　　中枢神経細胞から放出されたアセチルコリンの分解に関与するアセチルコリンエステラーゼを阻害し，脳内アセチルコリン濃度を高め認知機能を亢進させる（**図4-4**）．投与初期の末梢性ムスカリン受容体刺激作用に関係すると考えられる消化器症状（嘔気，嘔吐など）の出現を回避するため，低用量で投与を開始し，以後漸増する投与法が推奨されている．また，コリン作動性神経伝達が増強されるため，迷走神経刺激により徐脈や心ブロックが生じる可能性が高い洞不全のある患者や，胃酸分泌によって病態が悪化する可能性のある消化性潰瘍の患者では慎重に投与する必要がある．なお，リバスチグミンは，1日1回の貼付で効果を示す経皮吸収型製剤（パッチ剤）として

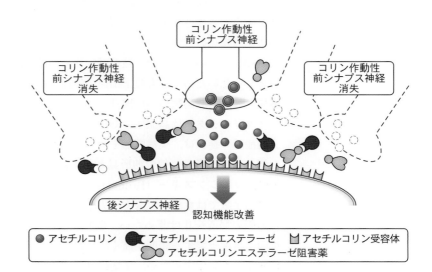

図4-4　アセチルコリンエステラーゼ阻害薬の作用機序

使用されている．また，ガランタミン臭化水素酸塩は，アセチルコリンエステラーゼ阻害作用に加えて，ニコチン性アセチルコリン受容体に対するアロステリック増強作用や，脳神経細胞保護作用を有する．

メマンチン塩酸塩

アルツハイマー病の発症要因の1つとして，グルタミン酸受容体のサブタイプである N-メチル-D-アスパラギン酸（NMDA）受容体の過剰刺激に伴う脳神経細胞の障害が考えられている．メマンチン塩酸塩は，NMDA 受容体を遮断して過剰なグルタミン酸による脳神経障害を防ぐ．

副作用・相互作用

一般的使用量では，めまい，のぼせ，頭痛，口渇，不眠，眠気，胃腸障害などがみられる．一般に，認知症の患者は訴えが少ないため，副作用の発現には治療者が十分注意する必要がある．

C 脳血管障害

くも膜下出血 (subarachnoid hemorrhage)

■ 病態・症状

くも膜下出血とは，脳底部くも膜下腔への出血（一次性くも膜下出血）または脳室内への出血（二次性くも膜下出血）により髄液が血性になった病態である．一般に，外傷に由来する外傷性くも膜下出血と，それ以外の特発性くも膜下出血に大別される．特発性くも膜下出血を引き起こす原因疾患は，脳動脈瘤，脳動静脈奇形，高血圧性脳内血腫，もやもや病，脳腫瘍，白血病，紫斑病などさまざまである．現在では CT スキャン撮影における出血の形状から原因疾患の推察が可能となっており，脳動脈瘤破裂によるものが全体の70〜80%を占める．また，破裂動脈瘤は的確な診断・治療を行わないと予後が著しく悪いため，くも膜下出血の原因検索に際しても脳動脈瘤の診断が最優先される．脳動脈瘤の成因はいまだ明らかにされていないが，最も重要なリスクファクターは高血圧である．

発症時の症状は，突然頭部を殴られたような激しい頭痛を感じ嘔気・嘔吐を伴うことが多い．他覚的所見としては，項部硬直，ケルニッヒ（Kernig）徴候，ブルジンスキー（Brudzinski）徴候などの髄膜刺激症状が出現し，患者の約半数では意識の混濁や消失などの意識障害が生じる．通常，片麻痺などの脳の局所症状は認めない．脳動脈瘤は，一度破裂するとその後24時間以内に再度破裂する頻度が高く，また，再破裂した場合は必ず初回破裂後の症状よりも悪化するため，早期に動脈瘤を根治することが肝心である．

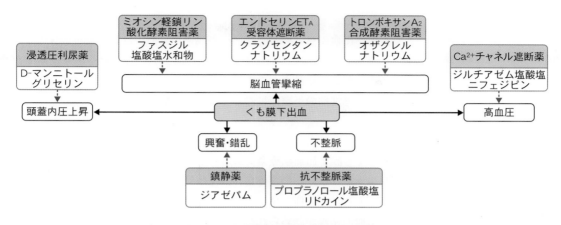

図 4-5　くも膜下出血に用いる治療薬

薬物治療

　くも膜下出血に対する治療方針は，患者の重症度，動脈瘤再破裂の危険度，晩期血管攣縮の発生の可能性，動脈瘤の大きさや発生部位，患者の年齢や合併症の有無などさまざまな観点から吟味して決定される．基本的に根治には手術が必要となるが，以下にくも膜下出血の随伴症状に対する薬物治療（**図4-5**）について概説する．

脳血管攣縮

　脳血管攣縮とは脳血管の痙攣性収縮による狭窄であり，動脈瘤破裂の直後に一過性に起こる早期攣縮と，4 日〜2 週間ほど経過して起こってくる遅発性攣縮がある．これらのなかで，臨床上問題となるのは遅発性攣縮であり，血管が狭窄することで脳虚血状態となり遅発性虚血神経脱落が引き起こされる．血管攣縮が起こる原因はいまだ完全には解明されていないが，くも膜下出血による血液の分解産物が動脈壁に作用し，血管腔を狭窄させることに起因すると考えられている．CT スキャン上のくも膜下出血の量と脳血管攣縮の発生率との間には高い相関関係が認められているので，重症例ほど早期より脳血管攣縮に対する予防対策を施す必要がある．

　薬物治療としては，血管平滑筋の収縮に関与するミオシン軽鎖のリン酸化を抑制するファスジル塩酸塩水和物，トロンボキサン A_2 の合成を阻害する

➡オザグレルナトリウム
p. 214

オザグレルナトリウム，あるいはエンドセリン ET_A 受容体を遮断するクラゾセンタンナトリウムを用いて，血管攣縮を抑制する．

頭蓋内圧上昇

　くも膜下出血時には，くも膜下腔への出血により髄液流通路であるくも膜顆粒が閉塞されることで脳室拡大をきたし，急激に頭蓋内圧が上昇する．また，動脈瘤からの出血が脳室内に充満しても同様の状態が起こる．これら急性期の頭蓋内圧上昇に対しては，浸透圧利尿薬（D- マンニトール，グリセ

➡浸透圧利尿薬 p. 244

リンなど）を投与することにより頭蓋内圧の亢進を抑制する．

その他

◯ Ca²⁺チャネル遮断薬 p. 221

◯ 抗不整脈薬 p. 233

くも膜下出血の患者の多くは血圧が高く，高血圧は動脈瘤再破裂のリスクファクターとなるので，血圧を降下させるために Ca^{2+} チャネル遮断薬が使用される．興奮・錯乱などの不穏状態に対して鎮静薬などを用いることもある．また，急性期の不整脈に対しては抗不整脈薬を用いる．

副作用・相互作用

狭義でくも膜下出血治療薬とよばれる薬物（ファスジル塩酸塩水和物，オザグレルナトリウム）の副作用に，血圧低下，貧血，発疹，頭痛，発熱，嘔吐などがある．その他，ファスジル塩酸塩水和物については，臨床試験時に頭蓋内出血の発現が認められたので，使用は緊急時に十分対応できる医療施設にて行うべきである．また，オザグレルナトリウムは，血小板凝集抑制作用があるため出血傾向に注意し，出血患者や抗凝固および血栓溶解療法中の患者への使用は慎重を要す．

脳内出血 (intracerebral bleeding)

■ 病態・症状

一般的に脳内出血とは，全脳内出血の約 60％以上を占める高血圧症を基盤とする高血圧性脳内出血のことを示す．発症原因は，脳内動脈の血管壊死（類線維素性動脈壊死）に起因する小動脈瘤の発生であり，これが破綻して血腫となる．小動脈瘤は被殻に最も多発し，ついで視床，小脳，橋の順に発生率が高い．これら血腫の発生部位の違いから高血圧性脳内出血は，被殻出血，視床出血，橋出血，小脳出血，皮質下出血の5つに大別される．症状は出血部位によって異なるが，突然に片麻痺，嘔吐，意識障害などが現れる場合が多い（表 4-6）．

その他，非高血圧性の脳内出血としては，アミロイド血管症，脳動脈奇形，破裂脳動脈瘤，もやもや病，海綿状血管腫，脳腫瘍，血友病などに起因するものが多い．高血圧性脳内出血との鑑別が必要で，非高血圧性の脳内出血の

表 4-6　脳内出血の部位と症状

症状 ＼ 脳部位	被殻	視床	橋	小脳
麻痺	病巣と反対側片麻痺	病巣と反対側片麻痺	四肢麻痺は片麻痺	ない
瞳孔	多くは正常	縮小	強い縮小	縮小
発作時意識障害	ないか軽度	ない	深い昏睡	ない
嘔吐	たまにある	たまにある	ある	激しく反復性
痙攣	ある	ない	ない	ない
眼球	病巣側に偏視	下方共同偏視	正常位（眼球上下運動）	病巣と反対側偏視（回転性めまい）

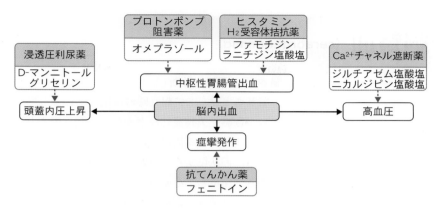

図 4-6　脳内出血に用いる治療薬

治療は原疾患の治療が基本となる.

● Ca²⁺チャネル遮断薬 p. 221

●浸透圧利尿薬 p. 244

●ヒスタミン H₂受容体拮抗
薬：p. 251
プロトンポンプ阻害薬 p. 251
抗てんかん薬 p. 174

薬物治療

　脳内出血の急性期における薬物治療は，血圧管理と脳浮腫・頭蓋内圧亢進の抑制が基本である（**図 4-6**）.

血圧管理

　発症時に血圧が高く，またその後の血圧調節が不良な例では，高率に血腫の増大が認められ予後も不良となる.　また，著しい高血圧の持続は再出血の原因にもなるため,血圧を適度に制御することはきわめて重要である.　一方,過度の降圧は脳循環自動調節能の障害を誘発し脳機能に悪影響をもたらすので，収縮期血圧 180 mmHg を目安にコントロールする.　降圧薬としては，Ca²⁺チャネル遮断薬（ジルチアゼム塩酸塩，ニカルジピン塩酸塩など）が第一選択である.

頭蓋内圧上昇の抑制

　頭蓋内圧上昇に対しては，圧迫を受けている脳の二次損傷を最小限に抑える目的で浸透圧利尿薬（D-マンニトール，グリセリンなど）を投与し，頭蓋内圧の上昇を抑制する.

その他

　中枢性胃腸管出血の予防にはヒスタミン H₂受容体拮抗薬（ファモチジン，ラニチジン塩酸塩など）やプロトンポンプ阻害薬（オメプラゾールなど）を用いる.　また,皮質下出血による痙攣発作が二次的脳損傷を引き起こすため,予防的に抗てんかん薬を投与する.

副作用・相互作用

　本項であげた薬物の副作用・相互作用は，それぞれ対応する項を参照.

脳貧血 (cerebral anemia)

■ 病態・症状・診断

　脳貧血とは，主に起立時の血圧低下によって，立ちくらみ，暗黒感，冷汗，ふらつき感，失神発作などが生じる病態であり，別名，起立性低血圧症とよばれる．発症の原因は，起立時に生じる血圧低下とその回復不全である．すなわち，仰臥位から急に起立位へ移動すると，重力により血液の一部が身体の下方へ沈下し，心臓への血流や心拍出量が減少して血圧低下が引き起こされるが，通常は，即座に交感神経系を中心とする調節反射が機能して血圧は回復する．しかしながら，何らかの原因によりその調節反射機能が異常をきたすと，血圧が正常値まで回復せず種々の低血圧症状を呈する．さらに，このような調節反射機能の低下に加えて，心機能の低下，循環血流量の減少，ホルモン機能の低下，下肢筋肉の脆弱性なども同様の症状が生じる原因となる．

　診断では，起立時に収縮期血圧が 30 mmHg 以上，または拡張期血圧が 20 mmHg 以上低下することが目安となる．また，種々の疾患に付随して発症する症候性（二次性）のものと，原因疾患が確定できない本態性のものに大別され，症候性の原因疾患は，糖尿病，慢性アルコール中毒，静脈の機能低下，動脈硬化などが多い．

■ 治　　療

　脳貧血の治療は，症候性のものについては，原因疾患の治療が基本となる．また，本態性のものについては，薬物治療と生活習慣の改善（生活療法）を中心とした全身的理学療法が行われる．

　以下に，本態性の脳貧血に対する代表的な薬物治療について概説するが，低血圧による臓器血流低下に起因する病態と臓器血流低下と関係ない不定愁訴があるので，この点を考慮して治療が施されている（図 4-7）．

薬物・薬理作用・作用機序

昇圧薬

　低血圧による血流障害に起因して症状が生じる場合は，血圧を上げるための昇圧薬を用いる．血圧を上昇させるには，心拍出量を増加させるか（β作用），あるいは末梢血管抵抗を増大させるか（α作用）によるが，後者のほうが昇圧の効果が大きいため末梢血管収縮作用の強い薬物を用いる．

➡血圧の上昇
　各論　図 7-1 p. 222

　代表薬としては，ミドドリン塩酸塩，エチレフリン塩酸塩，アメジニウムメチル硫酸塩などがある．ミドドリン塩酸塩およびエチレフリン塩酸塩は α_1 受容体に選択的な作動薬で心刺激作用が少ない．また，アメジニウムメチル硫酸塩は，ノルアドレナリン再取込み阻害作用とモノアミン酸化酵素阻害作用を併せもつ薬物である．いずれも経口投与可能で作用時間が長いのが特徴

➡α_1 受容体 p. 46

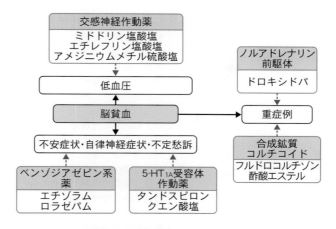

図 4-7 脳貧血に用いる治療薬

である.

抗不安薬

⮕抗不安薬 p. 205

不安症状, 自律神経症状, 不定愁訴などを伴う場合には, それら症状の緩和を目的として, ベンゾジアゼピン系薬 (エチゾラム, ロラゼパムなど) や 5-HT$_{1A}$ 受容体作動薬 (タンドスピロンクエン酸塩) を用いることがある.

その他

以上の薬物で効果が認められないような重症例では, ノルアドレナリンの前駆物質であるドロキシドパや, 合成鉱質コルチコイドであるフルドロコルチゾン酢酸エステルを用いる場合がある.

副作用・相互作用

ミドドリン塩酸塩, エチレフリン塩酸塩, アメジニウムメチル硫酸塩などの交感神経作動薬の使用時には, 臥位血圧および夜間血圧の上昇や, 動悸・不整脈の発現に注意する. また, これらの薬物は, いずれも甲状腺機能亢進症への使用は禁忌とされている. その他の薬物については, それぞれ該当する項を参照されたい.

なお, 本症状に対する薬物治療はあくまでも一時的なものであり, 実際には食事療法, 運動療法, 生活リズム調整などの生活療法による治療が中心となることから, 薬物治療を漫然と長期間継続することは好ましくない.

脳梗塞 (brain infarction)

■ 病態・症状

脳梗塞とは, 脳血管に一過性あるいは持続的な狭窄・閉塞が生じ, その動脈灌流域の脳細胞が機能不全や壊死を起こした状態をいう. 一般に, 脳血栓症と脳塞栓症に大別される.

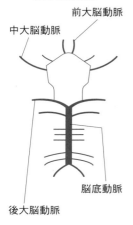

脳の主要動脈

前大脳動脈

中大脳動脈

脳底動脈

後大脳動脈

表4-7　脳梗塞の領域とその症状

①前大脳動脈領域梗塞
　病巣と反対側の片麻痺（下肢に高度）
　判断の障害
　吸引反射，把握反射
　活動性の低下，無為
　うつ状態
②中大脳動脈領域梗塞
　病巣と反対側の片麻痺，半身感覚障害
　同名性半盲（または下1/4盲）
　優位半球の病巣では失語，ゲルストマン（Gerstmann）症候群
　非優位半球の病巣では着衣失行
③後大脳動脈領域梗塞
　同名性半盲，両側障害では皮質盲
④脳底動脈領域梗塞
　片麻痺〜四肢麻痺
　意識障害
　瞳孔不同，縮瞳（針先瞳孔），ホルネル（Horner）徴候
　眼球浮き運動，眼振
　慢性期では閉じ込め症候群，無動性無言

表4-8　脳塞栓症の原因となる心疾患

①弁膜疾患を伴わない心房細動（高齢者に多い）
②急性期心筋梗塞
③リウマチ性心弁膜疾患
④弁置換術後
⑤感染性心内膜炎
⑥非細菌性（消耗性）心内膜炎
⑦洞不全症候群（sick sinus syndrome）
⑧拡張型心筋症
⑨左房粘液腫
⑩僧帽弁逸脱症
⑪その他

　脳血栓症とは，脳血管壁が徐々に狭窄し，最終的には閉塞してしまう病態である．多くの場合，基礎疾患として脳動脈に粥状動脈硬化症があり，それに脂質異常症などが重なることで血栓が生じる．一般に症状の発現や進行はそれほど劇的でなく，数日かけて症状が完成することが多い．症状としては，片麻痺や言語障害など大脳皮質および基底核部の巣症状が比較的明瞭に認められるが，脳出血やくも膜下出血と異なり，頭痛や嘔吐などはないか，あっても軽いことが特徴である．また，梗塞の領域に特異的な症状も認められる（**表4-7**）．発症のリスクファクターとして高血圧，糖尿病，脂質異常症などが重要であり，中年以降に睡眠中や安静時に発症することが多い．

　一方，脳塞栓症とは，末梢側から血流にのって到達した異物により脳血管の閉塞が生じ，脳虚血状態に陥る病態である．多くの場合，種々の心疾患（**表4-8**）が基礎疾患となり，心臓内の粥状動脈硬化病巣部などに生じている血栓が剥離し，これが脳まで運ばれた後に栓子として脳血管を閉塞することで

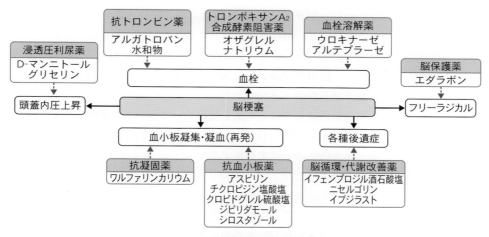

図 4-8　脳梗塞に用いる治療薬

発症する（心原性脳塞栓症）．症状は脳血栓症と同様であるが，脳血管が突然閉塞するため前駆症状がなく突然主症状が現れること，また，若年層においても発症する点が異なる．

薬物治療

　脳梗塞に対する薬物治療は，血栓の除去，脳細胞の保護，脳浮腫の抑制などが中心となる（**図 4-8**）．また，呼吸・循環管理，合併症（肺炎，消化管出血など）の予防を含む全身管理も重要である．

血栓の除去

◎血栓溶解薬 p. 218

　脳梗塞に対する血栓溶解薬（ウロキナーゼおよびアルテプラーゼ）の投与は，出血性梗塞への移行のおそれがある（特に，脳虚血発生後 6 時間から 8 日以内での血管再開通は，出血性梗塞が生じる危険性が高いことが知られている）が，脳梗塞発症後の超急性期での使用に限り，閉塞血管の早期開通にもとづく脳機能の回復などの有用性が証明されている．わが国では，脳血栓発症後 5 日および 4.5 時間以内に限り，それぞれウロキナーゼおよびアルテプラーゼの使用が認可されている．

◎アルガトロバン水和物
p. 217

◎オザグレルナトリウム
p. 214

　その他，抗トロンビン薬であるアルガトロバン水和物およびトロンボキサン A_2 合成酵素阻害薬（抗血小板薬）のオザグレルナトリウムが，脳血栓症に対して使用できる抗血栓薬として認可されている．一方，両薬物は，脳塞栓症に対しては禁忌となっている．

脳細胞の保護

　脳梗塞急性期における脳保護薬としては，わが国において世界ではじめて使用が承認されたエダラボンがある．本薬は，フリーラジカル捕捉薬とよばれるものであり，脳血管障害時に発生する脳細胞傷害因子であるフリーラジカルを除去することにより，過酸化脂質による脳血管内皮細胞傷害に対して保護作用を示す．

一般に，脳梗塞発症後24時間以内に使用を開始して約2週間継続投与することにより，神経症候，日常生活活動障害，機能障害などへの有意な改善効果が認められている．抗血小板薬や抗トロンビン薬との併用療法も行われており，脳血栓症および脳塞栓症いずれに対しても効果が期待できる．

脳浮腫の抑制

➡浸透圧利尿薬 p. 244

脳浮腫に対しては，圧迫を受けている脳の二次損傷を最小限に抑える目的で，浸透圧利尿薬（D-マンニトール，グリセリンなど）を投与することにより頭蓋内圧の上昇を抑制する．

その他

➡抗血小板薬 p. 214
　抗凝固薬 p. 216

➡脳循環・代謝改善薬 p. 196

脳梗塞発症後の慢性期では，再発予防を目的として，脳血栓症ではアスピリンやチクロピジン塩酸塩などの抗血小板薬を，脳塞栓症ではワルファリンカリウムなどの抗凝固薬を用いる．また，後遺症に対しては，症状に対する適応を十分に考慮して，イフェンプロジル酒石酸塩やニセルゴリンなどの脳循環・代謝改善薬を用いることもある．

副作用・相互作用

エダラボンの副作用に発疹，悪心，発熱，肝機能障害，急性腎不全などがある．特に，急性腎不全については注意が必要であり，重篤な腎機能障害の患者への使用は禁忌となっている．

第5章 精神の疾患

認知症 (dementia)

■ 病態・症状

　認知症とは，一度正常に発達した知的機能が後天的な脳の器質障害によっ
て持続的に低下し，日常生活や社会生活が営めない状態である．認知症と認
定するための必須条件として，①記憶障害が認められること，②実行機能障
害，失行，失認，失語などの記憶以外の認知機能障害が少なくとも1つ認め
られること，③認知障害が病前の機能水準から著しく低下していること，の
3項目があげられる.

　認知症をきたす疾患は，アルツハイマー病，その他の変性神経疾患，感染
性疾患，脳血管障害など多種多様であるが，大半はアルツハイマー病に代表
される変性性認知症と脳血管性認知症である．また，両者の混合型が認めら
れることも多い．アルツハイマー病に関しては第4章「アルツハイマー病」
を参照．本項では脳血管性認知症の病態や治療に関して概説する.

➡アルツハイマー病 p. 184

　脳血管性認知症とは，脳循環障害のために生じる脳神経細胞の機能的変化
により引き起こされる認知症症状の総称である．脳循環障害の原因には，急
性に認知症を発症させる脳梗塞および脳内出血や，徐々に認知症を進行させ
る小出血や一過性虚血性発作の繰り返しなどがある.

　病態は，病巣の局在や広がりから，①広範・多発性梗塞型（塞栓性，血栓
性の皮質枝系梗塞の多発），②多発性小梗塞型（穿通枝系の小梗塞の多発）
またはビンスワンガー型（大脳深部白質の広範な不全軟化），③孤発性病変
型（海馬，視床，帯状回などの認知機能と密接な関係をもつ特定領域の病変），
④出血性病変型（多くはアミロイドアンギオパチーによる多発性脳葉型出血）
などに分類される．わが国では，②に分類されるタイプが最も多い．病状の
進行は段階的あるいは波状的であり，病識はあることが多い．この点はアル
ツハイマー病と大きく異なる特徴である.

参考　病識とは，患者自身
が自分の病気について理解し
ていることをいう.

薬物治療

　現在，記憶障害や認知障害などの認知症の中核症状を治療することは困難
であるが，認知症の予防や進展防止のために，予防的治療として脳血管障害
発症に関する危険因子のコントロール，脳血管障害の再発予防，リハビリテー
ション，合併症の予防などが行われている．また，意欲低下，抑うつ，せん
妄，幻覚，感情失禁などの認知症に伴う周辺症状に対する治療も重要である.

　以下に，これらに関係する薬物治療（図5-1）について記す.

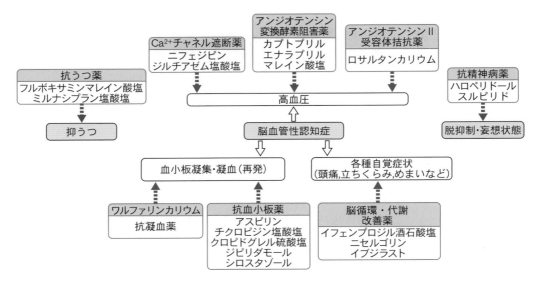

図 5-1　脳血管性認知症に用いる治療薬

①予防的治療

脳血管障害発症の危険因子のコントロール

　脳血管障害の危険因子として重要なものは，高血圧，脂質異常症および糖尿病である．特に，血圧の上昇や変動は細小動脈硬化の進展につながるため，厳密なコントロールが必要である．過度の降圧により虚血性病変が生じ，認知機能の低下がさらに悪化することから，収縮期血圧を135〜150 mmHg にコントロールすることが目安となっている．一般的には，Ca^{2+}チャネル遮断薬（ニフェジピン，ジルチアゼム塩酸塩など），アンジオテンシン変換酵素阻害薬（カプトプリル，エナラプリルマレイン酸塩など），アンジオテンシンⅡ受容体拮抗薬（ロサルタンカリウムなど）が第一選択薬として用いられる．

● Ca^{2+}チャネル遮断薬 p. 221

脳血管障害の再発予防

　動脈硬化性血栓性脳梗塞の再発予防には，抗血小板薬のアスピリンやチクロピジン塩酸塩の有効性が確認されている．また，心室細動などに伴う脳塞栓の一次予防には抗凝固薬であるワルファリンカリウムが有効である．

脳循環・代謝改善薬

● 脳循環・代謝改善薬
　脳梗塞 p. 191
　めまい p. 269

　脳循環を改善し脳神経細胞の代謝を促進することで，脳循環および脳代謝の障害の結果生じる諸症状を寛解する薬物の総称である．代表薬として，イフェンプロジル酒石酸塩，ニセルゴリンおよびイブジラストがある．これらの薬物は，従来，抗認知症薬を目指して開発されたものであるが，効果としては認知症の中核症状を改善するまでには至らなかった．実際には，脳血管障害に伴う頭痛，立ちくらみ，めまい，手足のしびれ，肩こりなどの自覚症状に対する有効率が高く，日常生活動作の改善が期待できる．

②認知症の周辺症状の治療

　認知症の周辺症状の治療は，症状の種類に対応してさまざまな薬物治療が行われる．抑うつ状態には，抗コリン作用の少ない抗うつ薬（フルボキサミンマレイン酸塩，ミルナシプラン塩酸塩など）を用いることがある．また，不穏や興奮により暴力をふるうなどの脱抑制状態や妄想状態に対しては，抗精神病薬（ハロペリドール，スルピリドなど）の投与が必要な場合もある．使用に際しては副作用の発現に注意する必要があるのでいずれの薬物も少量より投与を開始する．また，周辺症状の改善があればすみやかに投与量の減量を行い投薬中止の方向にもっていく．

●抗うつ薬 p. 198
抗精神病薬「統合失調症」の項を参照

副作用

　脳循環・代謝改善薬（イフェンプロジル酒石酸塩，ニセルゴリン）の副作用は，めまい，頭痛，食欲不振，胃腸障害，肝機能障害などが知られている．また，これら薬物は，脳血流改善作用を有するため頭蓋内出血での早期からの使用は禁忌とされている．一般に，いずれの薬物も漫然と長期間連用することは避け，適時休薬して症状の動向を見極めることが重要である．また，認知症の患者は訴えが少ないので，副作用の発現には治療者が十分注意する必要がある．

統合失調症 (schizophrenia)

■ 病態・症状

　統合失調症の患者は，幻覚や幻聴（「他人が自分の噂をしているのが聞こえる」など）を伴い，健常人には理解できない奇妙な妄想（「誰かが電波で私を操っている」などという被害妄想が多い）や思考伝播（自分の考えが他人に知られてしまうと感じる）を訴える．患者の精神世界は，感覚の鋭敏化と変調（幻聴・幻覚）により情報の洪水状態となっており，時に混迷と興奮から被害妄想にもとづいて暴力的行動をとることもある．これらの症状は思春期以後に発症することが多く，薬物により症状は寛解するが，生涯にわたる治療が必要となる．

　統合失調症の症状は，そのタイプと重症度に幅があり，通常，陽性症状と陰性（欠陥）症状とに分類される．陽性症状の特徴は，正常な機能の過剰ないし歪みを主徴候とする．一方，陰性症状の特徴は正常な機能の低下ないし喪失である．個々の患者では，1つのカテゴリーの症状のみか，あるいは両カテゴリーの症状を示すこともある．陽性症状および陰性症状の成因としては，それぞれ中脳辺縁系ドパミン神経の機能亢進および中脳皮質系ドパミン神経の機能低下が想定されている．また，陰性症状については，グルタミン酸神経の機能低下およびセロトニン神経の機能亢進の関与も考えられる．

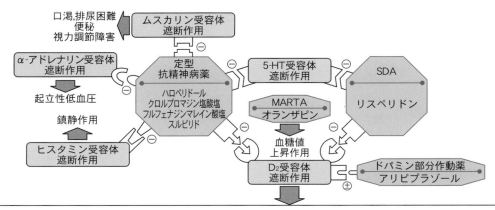

図5-2　抗精神病薬の作用機序
MARTA：多元受容体標的化抗精神病薬，SDA：セロトニン・ドパミン末梢薬

抗精神病薬

薬物・薬理作用・作用機序

　　　現在の統合失調症に対する治療戦略は，中脳辺縁系ドパミン作動性神経の過剰興奮の抑制およびセロトニン受容体遮断があげられる（図5-2）．また，治療薬は，定型抗精神病薬，非定型抗精神病薬およびドパミン部分作動薬に大別される．

●定型抗精神病薬

フェノチアジン系抗精神病薬

➡フェノチアジン系抗精神病薬
めまい p. 269
副作用
各論　図10-1 p. 87

　　　中脳辺縁系のドパミン D_2 受容体遮断作用で抗精神病作用が発揮される．中枢神経系に対して鎮静作用をもたらすので，妄想，不安，精神運動興奮などを抑制し，統合失調症にみられる興奮状態を有効に抑制する．同じフェノチアジン系抗精神病薬でもクロルプロマジン塩酸塩は，比較的抗ドパミン作用が弱いのに対して，フルフェナジンマレイン酸塩の抗ドパミン作用は非常に強い．

　　　黒質-線条体系のドパミン受容体の遮断作用による錐体外路障害，視床下部-下垂体系のドパミン受容体の遮断作用による高プロラクチン血症が生じる．また，これらの薬物は中枢性ヒスタミン受容体遮断作用による鎮静効果，末梢ムスカリン受容体遮断作用による口渇，視力調節障害，便秘，排尿困難，さらに血管のアドレナリン α_1 受容体遮断作用による起立性低血圧などを生じやすい．

ブチロフェノン系抗精神病薬

　　　代表薬はハロペリドールであり，ドパミン D_2 受容体を遮断する．作用が

強力なので急性期の統合失調症に用いる．クロルプロマジン塩酸塩と比較して抗精神病作用は強く，鎮静作用は弱い．精神運動興奮や幻覚などに有効である．ハロペリドールは，抗ドパミン作用が強く抗コリン作用が弱いのでジスキネジアなどの錐体外路症状がでやすい．

ベンズアミド系抗精神病薬

➡スルピリド
胃・十二指腸潰瘍 p. 255

代表薬はスルピリドである．元来，抗潰瘍薬として開発されたが，中等量では抗うつ作用，大量で抗精神病作用が認められ，副作用の少ない緩和な抗精神病薬として用いられる．

●非定型抗精神病薬

セロトニン・ドパミン拮抗薬

代表薬にリスペリドンがある．強力なセロトニン 5-HT$_{2A}$ 受容体遮断作用と，ハロペリドールに匹敵するドパミン D$_2$ 受容体遮断作用を併せもつことからセロトニン・ドパミン拮抗薬（serotonin dopamine antagonist：SDA）とよばれる．この薬物は，幻覚，妄想などの陽性症状とともに，感情的引きこもり，情動鈍麻などの陰性症状にも改善効果を有する．また，従来の抗精神病薬と比べ錐体外路症状の副作用が少ない．

多元受容体標的化抗精神病薬

代表薬はオランザピンである．この薬物はセロトニン 5-HT$_2$ 受容体，セロトニン 5-HT$_6$ 受容体，ドパミン D$_2$ 受容体，ドパミン D$_3$ 受容体，ドパミン D$_4$ 受容体，アドレナリン α_1 受容体，ヒスタミン H$_1$ 受容体に対してほぼ同程度の拮抗作用を示すことから，多元受容体標的化抗精神病薬（multiacting receptor targeted antipsychotic：MARTA）とよばれる．統合失調症の陽性症状と陰性症状をともに改善し，その他，認知障害，不安症状，うつ症状など多様な精神症状にも効果があるとされている．血糖値上昇作用を有するため，糖尿病の患者や糖尿病の既往歴のある患者には禁忌である．また，黒質-線条体系よりも中脳辺縁系ドパミン作動性神経に選択的に作用するため，錐体外路症状は発現しにくい．

●ドパミン受容体部分作動薬

代表薬はアリピプラゾールである．ドパミン D$_2$ 受容体に対して部分作動活性を示す薬物であり，上記のセロトニン・ドパミン拮抗薬および多元受容体標的化抗精神病薬に続く次世代の抗精神病薬に位置づけられている．ドパミン神経伝達が低下した状態では作動活性を，逆に亢進した状態では拮抗活性を示すことで，ドパミン神経系の機能を安定させる．また，セロトニン 5-HT$_{1A}$ 受容体に対する部分作動活性やセロトニン 5-HT$_{2A}$ 受容体に対する拮抗活性も併せもつため，これらの作用も臨床における治療効果に関与しているものと考えられる．陽性症状，陰性症状に対して有効であり，副作用も比較的少ないため長期投与が可能である．

表 5-1　抗精神病薬の種類および副作用

一般名	副作用
定型抗精神病薬	
フェノチアジン系 　クロルプロマジン 　塩酸塩 　フルフェナジンマ 　レイン酸塩	**重大**：悪性症候群，麻痺性イレウス，遅発性ジスキネジア，SIADH，無顆粒球症など **その他**：血圧降下，便秘，錐体外路症状，乳汁分泌，口渇など
ブチロフェノン系 　ハロペリドール	クロルプロマジン塩酸塩，フルフェナジンマレイン酸塩参照
ベンズアミド系 　スルピリド	**重大**：悪性症候群，痙攣，QT延長，遅発性ジスキネジア，無顆粒球症など **その他**：クロルプロマジン塩酸塩，フルフェナジンマレイン酸塩参照
非定型抗精神病薬	
SDA 　リスペリドン	**重大**：悪性症候群，麻痺性イレウス，遅発性ジスキネジア，SIADH，肝機能障害など **その他**：不眠，アカシジア，便秘，倦怠感，月経障害など
MARTA 　オランザピン	**重大**：悪性症候群，麻痺性イレウス，遅発性ジスキネジア，高血糖，糖尿病性ケトアシドーシスなど **その他**：リスペリドン参照
ドパミン受容体部分作動薬	
アリピプラゾール	**重大**：悪性症候群，麻痺性イレウス，遅発性ジスキネジア，痙攣，横紋筋融解症など **その他**：不眠，アカシジア，食欲不振，プロラクチン低下，体重減少など

SDA：セロトニン・ドパミン拮抗薬，MARTA：多元受容体標的化抗精神病薬，SIADH：抗利尿ホルモン不適合分泌症候群

副作用・相互作用

　　　　　　抗精神病薬は治療用量で種々の副作用が現れる．主なものとしては，悪性症候群，アカシジア，遅発性ジスキネジアなどの神経症状（錐体外路症状），および乳汁分泌などの高プロラクチン血症があげられる．各薬物の副作用の詳細は**表 5-1**を参照．

気分障害（mood disorders）

■ 病態・症状

　気分障害は，統合失調症と並んで内因性精神病の代表的なものである．うつ状態では，生活上の出来事に関係なく気分の抑うつが過度にかつ持続的に発現し，食欲不振，不眠，体重減少などの身体所見がしばしば合併する．一方，躁状態では，精神運動機能の亢進状態が主症状であり，落ち着きがなく，衝動的かつ多弁で，思考が飛躍する病態像を示す．これら病相のうつ状態のみを示すものをうつ病性障害（うつ病）とよび，両方発現するものを双極性障害とよぶ．一般に，病相期以外は正常な精神状態を保つ寛解期があり，統合失調症とは異なって人格欠損は伴わないのが特徴である．生涯罹患率は，軽症を含めると 10％前後で，罹患頻度の高い疾患である．また，初発年齢は青年期から老年期と幅広い．

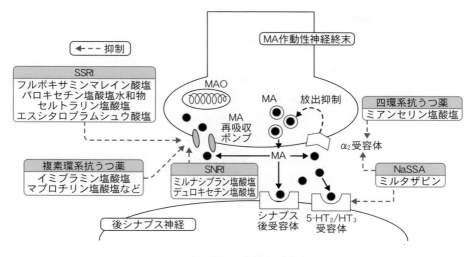

図 5-3　抗うつ薬の作用機序

MA：モノアミン，MAO：モノアミン酸化酵素，SSRI：選択的セロトニン再取込み阻害薬，
SNRI：セロトニン・ノルアドレナリン再取込み阻害薬

　また，特に青年期において，典型的なうつ病とは症状や治療経過が異なる
非定型うつ病（新型うつ病）への対応が問題となる．このタイプのうつ病の
特徴としては，感情が反応的である（例：うれしいことがあると気分がよく
なる，仕事では抑うつ的だが余暇は楽しく過ごせる）ことや，既存の抗うつ
薬による治療効果が低いことなどがあげられる．

　うつ病の神経化学的病態としては，脳内のモノアミン（特にノルアドレナ
リンとセロトニン）作動性神経の機能低下が考えられている．この仮説の根
拠の1つは，中枢神経組織内のノルアドレナリンやセロトニンを枯渇させる
レセルピン（現在は販売中止）の服用により，高頻度にうつ状態が生じるこ
とにある．また，近年，うつ状態から躁状態への病相反転に，モノアミン作
動性神経の機能低下に伴うイノシトールリン脂質系の代謝異常が関与するこ
とも示唆されている．さらには，気分障害の病因には遺伝的要因の関与が考
えられており，特に，初発年齢の低い双極性障害に遺伝的素因が高いといわ
れている．

薬物・薬理作用・作用機序

●抗うつ薬

　うつ病の神経化学的病態として脳内のモノアミン作動性神経の機能低下が
考えられていることから，現在のうつ病に対する主な治療戦略は，モノアミ
ン再取込み阻害による脳内モノアミン作動性神経機能の維持があげられる
（**図 5-3**）．

　複素環系抗うつ薬

　複素環系抗うつ薬は，イミプラミン塩酸塩，アミトリプチリン塩酸塩など
の三環系抗うつ薬と，マプロチリン塩酸塩，ミアンセリン塩酸塩などの四環

系抗うつ薬からなる．これら薬物のほとんどに共通した薬理作用は，モノアミン作動性神経の終末から放出された神経伝達物質の再取込みを阻害することにより，シナプス間隙におけるアミンの利用率を上昇させることである．例外はミアンセリン塩酸塩であり，本薬物はノルアドレナリン神経終末のシナプス前アドレナリン α_2 受容体を遮断することにより，ノルアドレナリン放出を促進させる．これらの薬理作用は投与後ただちに生じるが，実際に抗うつ効果を得るためには最低でも 1〜2 週間の投薬が必要である．したがって，抗うつ薬の治療メカニズムには，シナプス間隙における慢性的なアミン濃度の上昇に伴って引き起こされるシナプス後受容体およびそれと関連するセカンドメッセンジャー系の変化の関与が考えられている．三環系抗うつ薬と四環系抗うつ薬は，ほぼ同等の抗うつ効果を有し，有効率は約 70% である．

　一方，この系統の抗うつ薬は，ムスカリン M_1 受容体阻害作用による口渇・排尿障害，アドレナリン α_1 受容体阻害作用による低血圧，ヒスタミン H_1 受容体阻害作用による鎮静などの副作用ももち合わせている．これらの副作用は，抗うつ効果とは異なり，投与初期から発現することが特徴である．

選択的セロトニン再取込み阻害薬 (selective serotonin reuptake inhibitor：SSRI)

●SSRI
不安神経症 p. 205

　SSRI は，複素環系抗うつ薬が有する副作用を克服するために開発された抗うつ薬である．この薬物は，セロトニンの再取込みを選択的に阻害し，他の取込み機構や受容体にはほとんど作用しない特徴を有する．現在，わが国では，フルボキサミンマレイン酸塩，パロキセチン塩酸塩水和物，セルトラリン塩酸塩およびエスシタロプラムシュウ酸塩が使われている．治療効果は複素環系抗うつ薬と同等であり，副作用が少ないので使用しやすい．また，うつ病のみならず他の感情障害に対する効果があり，フルボキサミンマレイン酸塩が強迫性障害と社会不安障害に，パロキセチン塩酸塩水和物がパニック障害，強迫性障害，社会不安障害および心的外傷後ストレス障害に，セルトラリン塩酸塩がパニック障害および心的外傷後ストレス障害に，エスシタロプラムシュウ酸塩が社会不安障害に対して適応が認められている．

セロトニン・ノルアドレナリン再取込み阻害薬 (serotonin noradrenaline reuptake inhibitor：SNRI)

　本薬物も，複素環系抗うつ薬が有する副作用を克服するために開発された抗うつ薬である．この薬物は，セロトニンとノルアドレナリンの再取込みを選択的に阻害する．わが国では，ミルナシプラン塩酸塩，デュロキセチン塩酸塩およびベンラファキシン塩酸塩の臨床使用が認可されている．

ノルアドレナリン作動性・特異的セロトニン作動性抗うつ薬 (noradrenergic and specific serotonergic antidepressant：NaSSA)

　代表薬はミルタザピンである．本薬物は四環系抗うつ薬のミアンセリン塩酸塩に類似した化学構造を有し，ノルアドレナリンおよびセロトニン神経終末のシナプス前アドレナリン α_2 受容体を遮断することで，ノルアドレナリンおよびセロトニンの放出を促進させる．加えて，セロトニン 5-HT_2 およ

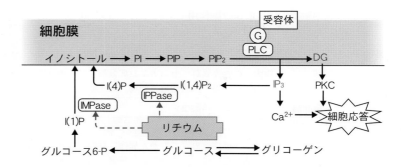

図 5-4 抗躁薬の作用機序

DG：ジアシルグリセロール，IMPase：イノシトールモノホスファターゼ，
IP$_3$：イノシトール-3-リン酸，IPPase：イノシトールポリホスフェイト-1-ホ
スファターゼ，PIP$_2$：ホスファチジルイノシトール-2-リン酸

び 5-HT$_3$ 受容体遮断作用も併せもつため，セロトニンが抗うつ効果の発現
に重要なセロトニン 5-HT$_1$ 受容体に選択的に作用する環境をつくりあげる.

　セロトニン再取込み阻害・セロトニン受容体調節薬

　代表薬はボルチオキセチン臭化水素酸塩である. 本薬物はセロトニン再取
込み阻害作用に加えて，種々のセロトニン受容体調節作用（5-HT$_3$ 受容体
遮断作用，5-HT$_7$ 受容体遮断作用，5-HT$_{1D}$ 受容体遮断作用，5-HT$_{1B}$ 受容体
部分刺激作用，5-HT$_{1A}$ 受容体刺激作用）を併せもつため，これらセロトニ
ン神経系に対する多様な作用が治療効果に関係していると考えられる.

●抗躁薬

　狭義での抗躁薬は炭酸リチウムのみである. しかし臨床的には，抗てんか
ん薬のカルバマゼピンやバルプロ酸ナトリウムにも有効性が認められてい
る.

　炭酸リチウム

　炭酸リチウムの作用機序はいまだ不明であるが，細胞膜前駆体であるホス
ファチジルイノシトール-2-リン酸（PIP$_2$）の合成を阻害し（イノシトール
ポリフォスフェイト-1-ホスファターゼやイノシトールモノホスファターゼ
の阻害），イノシトール-3-リン酸（IP$_3$）とジアシルグリセロール（DG）の
産生を抑制することで，これらセカンドメッセンジャーを介する過剰な情報
伝達を是正するとの仮説が提唱されている（**図 5-4**）.

　また，躁状態の治療と予防に有効であるが，本質的には双極性障害の気分
変動を安定化させる薬物である. 効果発現には 1〜2 週間の継続的投薬が必
要である. リチウムは，未変化の状態で 95% が腎臓から排泄されるので，
腎機能障害者や高齢者では減量が必要である. また，胎児毒性を有するので
妊娠初期には禁忌であり，母乳中に血漿濃度の 1/3 程度が排泄されるので授
乳も禁止する.

表5-2　気分障害治療薬の種類および副作用

一般名	副作用
三環系抗うつ薬	
イミプラミン塩酸塩	**重大**：悪性症候群，セロトニン症候群，てんかん発作，無顆粒球症，麻痺性イレウスなど **その他**：口渇，排尿困難，便秘，血圧低下，眠気など
アミトリプチリン塩酸塩	イミプラミン塩酸塩参照
四環系抗うつ薬	
マプロチリン塩酸塩	**重大**：悪性症候群，てんかん発作，無顆粒球症，麻痺性イレウス，肝機能障害など **その他**：血圧降下，情緒不安，眠気，口渇，尿閉など
ミアンセリン塩酸塩	**重大**：悪性症候群，無顆粒球症，肝機能障害，黄疸，痙攣 **その他**：眠気，鎮静，徐脈，口渇，排尿困難など
選択的セロトニン再取込み阻害薬（SSRI）	
フルボキサミンマレイン酸塩	**重大**：セロトニン症候群，悪性症候群，SIADHなど **その他**：悪心・嘔吐，腹部不快感，眠気，倦怠感，頭痛など
パロキセチン塩酸塩水和物	フルボキサミンマレイン酸塩参照
セルトラリン塩酸塩	フルボキサミンマレイン酸塩参照
エスシタロプラムシュウ酸塩	フルボキサミンマレイン酸塩参照
セロトニン・ノルアドレナリン再取込み阻害薬（SNRI）	
ミルナシプラン塩酸塩	**重大**：セロトニン症候群，悪性症候群，痙攣，SIADH，肝機能障害など **その他**：悪心・嘔吐，眠気，めまい，倦怠感，頭痛など
デュロキセチン塩酸塩	ミルナシプラン塩酸塩参照
ベンラファキシン塩酸塩	ミルナシプラン塩酸塩参照
セロトニン再取り込み阻害・セロトニン受容体調節薬	
ボルチオキセチン臭化水素酸塩	**重大**：セロトニン症候群，痙攣，SIADH **その他**：悪心・嘔吐，傾眠，めまい，発疹，倦怠感など
抗躁薬	
炭酸リチウム	**重大**：リチウム中毒，悪性症候群，急性腎不全，ネフローゼ症候群，意識障害など **その他**：振戦，眠気，めまい，倦怠感，多尿など

SIADH：抗利尿ホルモン不適合分泌症候群

副作用・相互作用

　　　　三環系抗うつ薬は，モノアミン再取込み阻害作用のほかに，抗コリン作用，抗ヒスタミン作用，抗アドレナリン作用を有するため，末梢神経症状（口渇，便秘，排尿困難，眼機能調節障害，発汗など），循環器障害（心抑制，起立性低血圧など），中枢神経症状（眠気，めまい，倦怠感，不安，焦燥感など）など多様な副作用が問題となる．

　　　　四環系抗うつ薬の副作用は三環系抗うつ薬に比べて少ない．緑内障，前立腺肥大，心伝導障害などの患者では禁忌ないし慎重投与が必要である．

　　　　SSRIおよびSNRIの副作用は少ないものの，悪心・嘔吐などの消化器系の副作用には留意を要する．各薬物の副作用の詳細は**表5-2**を参照．

不安神経症 （anxiety neurosis）

■ 病態・症状

　不安とは，外界からのストレス刺激に対する正常な生理反応であり，精神的症状としては無能力感・優柔不断・心配・短気・恐怖などが，また，身体的症状としては，下痢・ふるえ・動悸・発汗・頭痛などが生じる．これら種々のストレス反応が日常生活を妨げる場合を病的不安状態（不安神経症）とよぶ．米国精神医学会の「精神疾患の診断・統計マニュアル第5版（DSM-5）」によれば，過剰な恐怖や不安と関連する行動障害を特徴とする障害群（社会不安障害，パニック障害，広場恐怖症，全般性不安障害など），強迫観念や強迫行為を特徴とする障害群（強迫性障害など），および過剰なストレスによりもたらされる心理的諸症状を特徴とする障害群（心的外傷後ストレス障害，適応障害など）に分類される．生涯罹患率は15％前後ともいわれるように，現代社会では気分障害とともに罹患頻度の高い神経精神疾患であり，特に若い女性での発症が多いのが特徴である．

　不安神経症の神経生化学的異常についてはいまだ不明であるが，外界からのストレス刺激に対して中枢モノアミン（特にノルアドレナリンとセロトニン）作動性神経が過敏に反応する．また，これら神経活性を薬理学的に亢進させると不安が惹起し，反対に，抑制すると抗不安効果が得られる．したがって，不安神経症の病因はこれら神経機能の異常によるものと考えられる．

抗不安薬

薬物・薬理作用・作用機序

　ストレスや不安・緊張の緩和には，古くからアルコールやバルビツール酸系薬が用いられ，現在ではベンゾジアゼピン系薬が繁用されている．これらはいずれも脳内の γ-アミノ酪酸（γ-aminobutyric acid：GABA）作動性神経を活性化させる薬物である．また中枢モノアミン作動性神経（特にセロトニン作動性神経）機能を調節する薬物も有効である（図 5-5）．

ベンゾジアゼピン系薬

➡ベンゾジアゼピン系薬
　睡眠薬 p. 56
　てんかん p. 172

　現在，不安神経症の治療には，ジアゼパムをはじめ数多くのベンゾジアゼピン系薬が繁用されている．この系統の薬物は，いずれも $GABA_A$-ベンゾジアゼピン受容体複合体に作用し，$GABA_A$ 受容体刺激による Cl^- チャネルの開口を延長させる．その結果，神経細胞内へ Cl^- が流入することにより神経の過分極が引き起こされ，興奮が抑制される．これら一連の薬理作用が，臨床における鎮静や抗不安作用に関係していると考えられている．

➡バルビツール酸系薬
　睡眠薬 p. 56
　てんかん p. 172

　ベンゾジアゼピン系薬がバルビツール酸系薬などより好まれる理由は，適切に使用すれば比較的安全性が高いことにある．また，この系統の薬物は，

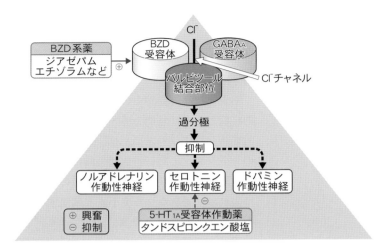

図 5-5　抗不安薬の作用機序
BZD：ベンゾジアゼピン，GABA：γ-アミノ酪酸

抗不安作用のほかに，鎮静作用，睡眠惹起作用，抗痙攣作用，筋弛緩作用を併せもつものが多く，治療目的に応じて幅広く用いられる．しかしながら，高齢者，衰弱者，閉塞性肺疾患および肝硬変患者では，呼吸抑制や血圧低下に対して感受性が高いため注意を要する．また，長期服用後の中断により，離脱症候群がみられる．特に，速効性で作用時間が短い薬物ほど依存性を形成する傾向が強いとされている．

セロトニン 5-HT$_{1A}$ 受容体作動薬

現在，わが国ではタンドスピロンクエン酸塩が使用されている．この薬物は，急性投与では，セロトニン作動性神経の細胞体に存在する自己受容体に作用して神経活性を抑制する．以前は，外界からのストレス刺激により惹起される脳内のセロトニン作動性神経の興奮が抑制されて抗不安作用が発揮すると考えられていた．しかし臨床において治療効果を得るには慢性的な投与が必要であるので，現在では，持続的なセロトニン 5-HT$_{1A}$ 受容体刺激に伴って引き起こされる脳機能の変化が抗不安作用の発現に関与すると考えられている．

眠気や筋弛緩などのベンゾジアゼピン系薬が有する副作用が少なく，また依存傾向を生じないのが特徴である．しかし，治療効果を得るためには長期の服用が必要である．

選択的セロトニン再取込み阻害薬

● SSRI
気分障害 p. 200

抗うつ薬である SSRI が，ある特定の不安神経症に有効であることが明らかにされている（「気分障害」の項を参照）．5-HT$_{1A}$ 受容体作動薬と同様に比較的副作用は少ないが，治療効果を得るためには長期の服用が必要である．

表 5-3　抗不安薬の種類および副作用

一般名	副作用
ベンゾジアゼピン系薬	
アルプラゾラム，エチゾラム，オキサゾラム，クロチアゼパム，クロルジアゼポキシド，ジアゼパム，ブロマゼパム，ロフラゼプ酸エチル	**重大**：薬物依存，離脱症状，刺激興奮，錯乱，呼吸抑制 **その他**：眠気，ふらつき，意識障害，悪心・嘔吐，倦怠感など
5-HT$_{1A}$ 受容体作動薬	
タンドスピロンクエン酸塩	**重大**：肝機能障害，黄疸，セロトニン症候群，悪性症候群 **その他**：眠気，ふらつき，めまい，動悸，倦怠感など

副作用・相互作用

　　ベンゾジアゼピン系薬の最も一般的な副作用は，眠気，行動力低下，運動失調などの中枢神経抑制に起因するものであり，その他，記憶障害（健忘）を引き起こすことがある．また，バルビツール酸誘導体と比較すると頻度は低いが，長期服用により精神・身体依存や耐性が形成されることがある．

　　セロトニン 5-HT$_{1A}$ 受容体作動薬には，ベンゾジアゼピン系抗不安薬のような催眠，中枢性筋弛緩，健忘作用や依存，耐性形成能はないが，重大な副作用として肝機能障害がある．各薬物の副作用の詳細は**表 5-3**を参照．

● SSRI の副作用 p. 204

第6章 血液の疾患

貧　血 (anemia)

■ 病態・症状

　貧血は運動時の息切れを主症状とするが，これは血液による酸素の運搬能力が低下することによる．代償性に心拍数が増加して動悸を訴えたり，血液が希釈されていることから皮膚・粘膜が蒼白になったりすることもある．酸素の運搬は赤血球に含まれるヘモグロビンが担っており，たとえ血中の赤血球数は正常でもヘモグロビンが不足していては十分な組織への酸素供給は困難となる．

　貧血は，単位容積あたりの赤血球数，ヘモグロビン濃度，ヘマトクリット（血液中の赤血球成分の割合をパーセント値で表したもの）で診断される．最もよい指標はヘモグロビン濃度であり，貧血の診断基準はヘモグロビン濃度が男性 13 g/dL，女性 12 g/dL 以下の場合である．ただし，脱水症の場合には血液が濃縮されるため高値となるので注意が必要である．また，慢性疾患に伴う2次性貧血にも注意が必要である．貧血の分類を**表6-1**に示す．

表6-1　貧血の分類

分　類	原　因	治　療
鉄欠乏性貧血	慢性出血，偏食，胃酸分泌不足	鉄剤（経口，注射）
巨赤芽球性貧血 　ビタミンB_{12}欠乏性貧血 　葉酸欠乏性貧血	 偏食，胃切除，胃粘膜萎縮，吸収不良症候群 妊娠，悪性腫瘍，偏食，吸収不良症候群	 ビタミンB_{12}製剤，シアノコバラミン，ヒドロキシコバラミン 葉酸
溶血性貧血 　先天性 　　遺伝性球状赤血球症 　　グルコース-6-リン酸脱水素酵素欠損症など 　　鎌状赤血球症 　　サラセミア 　後天性 　　自己免疫性溶血性貧血 　　血液不適合輸血 　　発作性夜間血色素尿症 　　赤血球破砕症候群	 赤血球の膜異常 赤血球の酵素異常 ヘモグロビンの異常 自己抗体 赤血球の膜異常 機械的破壊（人工弁置換）	 脾臓摘出 副腎皮質ステロイド薬 免疫抑制薬 輸血
再生不良性貧血	先天性，薬剤，放射線，肝炎	骨髄移植，免疫抑制療法，輸血
腎性貧血	腎機能障害（腎不全）	ESA，HIF-PH 阻害薬
慢性疾患に伴う2次性貧血	慢性炎症性疾患，悪性腫瘍	原因疾患の治療

このうち鉄欠乏性貧血が最も多く，鉄の過剰喪失あるいは摂取不良により起こる．女性では生理や妊娠により鉄の需要が高まる．男性では胃潰瘍や悪性新生物による二次性の血液喪失によるものが多い．小児では不適当な食事によることが多い．成人女性では子宮内膜症からの生理時出血過多などで赤血球に含まれる鉄分の喪失が原因となる．ここでは，貧血治療に用いられる鉄剤，ビタミン B_{12} と葉酸，赤血球造血刺激因子製剤（erythropoiesis-stimulating agent：ESA），HIF-PH（Hypoxia-Inducible Factor-Prolyl Hydoxylase）阻害薬について述べる．

貧血治療薬

薬物・薬理作用・作用機序

鉄剤（鉄欠乏性貧血の場合）

鉄は，酸素を末梢組織に運搬するヘモグロビンが正しく機能するために必要である．正常では体内には 3〜4 g の鉄が存在しているが，このうちの 2/3 がヘモグロビンに取り込まれている．鉄が欠乏したときには，フェリチンと結合して貯えられた保存鉄からヘモグロビンの生成に動員される．通常 1 日あたり 1 mg の鉄が失われ，食事によって同量が取り込まれている．しかし月経時には多いときで数 10 mg の鉄が失われるので，成人女性では常に鉄が不足する危険性がある．

鉄欠乏性貧血が診断されたときには，原則として経口薬の鉄剤が投与される．紅茶，緑茶に含まれるタンニン酸，制酸薬などは鉄の吸収を阻害することもあるので，空腹時に経口投与される．しかし，これらによって吸収阻害されるものはごく一部の鉄であり，食後に服用してもほとんど治療効果に影響はない．継続服用中は便が黒色を呈するが特に問題とはならない．

ビタミン B_{12}・葉酸（巨赤芽球性貧血の場合）

ビタミン B_{12}（シアノコバラミン），葉酸ともに赤血球の成熟（DNA 合成）に必須のビタミンであり，これらビタミン欠乏による貧血では未成熟な巨赤芽球が多く現れる（**図 6-1**）．ビタミン B_{12} 欠乏の場合は，しびれなどの神経症状を伴う．

●ビタミン p. 89

これらビタミンの不足は，摂取不足あるいは吸収障害が原因となる．ビタミン B_{12} 欠乏は，極端な菜食主義や慢性アルコール中毒による偏食，また回腸末端におけるビタミン B_{12} の吸収には胃壁細胞から分泌されるビタミン結合蛋白質（内因子）が必要とされるので，胃の粘膜萎縮，胃切除の場合や，何らかの原因で回腸での吸収障害が存在すると貧血が生じる．吸収障害の場合は経口投与は無効でビタミン B_{12} の補充を筋肉注射で行う．

葉酸は体内貯蔵量が少ないので，妊娠時など需要が亢進したときには容易に欠乏症となる．この場合も吸収障害が存在すれば筋肉注射を行う．

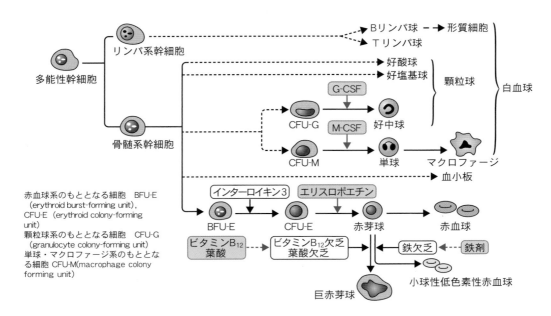

図 6-1 血球の分化と造血因子

白血球減少症とコロニー刺激因子（G-CSF，M-CSF）

　白血球の減少は，抗癌薬投与，X線照射，腎移植を目的とした免疫抑制療法など治療に伴うもののほか，再生不良性貧血，薬物の副作用などで起こる．血中の好中球数が $1,000/mm^3$ 未満となると重篤な感染を引き起こす可能性が高まる．顆粒球コロニー刺激因子（Granulocyte-colony stimulating factor：G-CSF），

マクロファージコロニー刺激因子（Macrophagee-colony stimulating factor：M-CSF）は，遺伝子組換え技術を用いて作成されたものである．それぞれ顆粒球系，単球・マクロファージ系のもととなる細胞に特異的に作用し，分化・増殖を促進する．G-CSF の副作用には，発熱，咳，胸部X線異常を伴う間質性肺炎，ショックなどが知られる．

ESA（腎性貧血の場合）

　骨髄での赤血球系細胞の増殖と成熟分化には，腎臓において産生されるエリスロポエチンが必要である．**図6-1** に表すように，赤血球は多能性幹細胞から最初のステップでインターロイキン3によって赤芽球のもとになる細胞（赤芽球バースト形成単位）に分化し，これにエリスロポエチンが作用することで分化が促進され最終的な赤血球に成熟する．腎機能障害などでエリスロポエチンの産生が低下すると，造血ビタミンや鉄の不足がなくても貧血が起こる．この場合には，エリスロポエチン製剤の注射を行い増血を図る．ヒトエリスロポエチンのアミノ酸配列を一部改変し，新たな糖鎖を付加して半減期を長くした ESA 製剤も使用されている．

HIF-PH 阻害薬

　貧血になると腎臓における赤血球造血因子エリスロポエチン産生細胞が低酸素を感知して HIF を活性化しエリスロポエチン産生を増加するが，腎不全ではそれが抑制されているため貧血を呈する．HIF-PH 阻害薬は，HIF を分解する酵素 Prolyl Hydoxylase を抑制することでエリスロポエチン産生を増加して貧血を改善する．ESA 製剤が注射薬であるのに対して，HIF-PH 阻害薬は経口薬である．また，HIF が関与する生体内鉄代謝にも作用して鉄利用を促進する．

　鉄剤の経口投与によって悪心，嘔吐，下痢などの消化器症状が強く現れる場合や，鉄の腸管吸収が不良な場合，あるいは潰瘍性大腸炎，消化性潰瘍などで鉄剤経口投与により増悪する疾患がある場合は，注射薬が用いられる．しかし，急激な鉄の血中濃度上昇でショックを起こすこともあるので，状態をみながら徐々に注入しなければならない．鉄過剰症にならないように，総投与量を計算するとともに，鉄剤投与中には，フェリチン値（生体内鉄貯蔵量の指標）や血清鉄を定期的に測定する必要がある．

➡水溶性ビタミン p.90

　ビタミン B_{12} や葉酸は水溶性ビタミンであることから，蓄積による副作用はほとんどみられない．経口投与した場合に胃部不快感，悪心などの消化器症状があり，筋肉注射した場合にはアナフィラキシーが起こることがある．

　ESA の副作用として，高血圧性脳症，過敏症のほか赤血球過剰産生に伴う血栓塞栓症がある．また，HIF-PH 阻害薬の副作用にも血栓塞栓症がある．そのため，腎性貧血治療中は，血栓塞栓症を防止するため，ヘモグロビン値で 11〜13 g/dL を目安に改善を図る．

➡鉄剤の相互作用 p.61

　テトラサイクリン系抗菌薬，制酸薬，胃酸分泌抑制薬，甲状腺ホルモン，セフジニル，ニューキノロン系抗菌薬，タンニン酸は鉄剤の吸収を阻害する．

血栓症 (thrombosis)

■ 生理・病態

血液凝固・線溶系

　血管が損傷して出血した場合に，血液は凝固することによって血栓を形成し出血を止める．この過程には，血液中の血小板が大切な役割を演じている（図 6-2，3）．血小板の凝集により生じた血栓が血小板血栓であり，これを一次止血とよぶ．

　さらに生体ではもっと強固な血栓をつくる．血小板凝集から後の凝固過程を二次止血とよび，できあがった強固な血栓がフィブリン血栓である（図 6-4）．

　このように血液の凝固機構が存在する一方で，凝固反応系が過度に進まないように働く凝固抑制機構（図 6-4）が生体には備わっている．

　また生体にはフィブリン血栓を溶解する線溶系も備わっており，末梢組織でできた小さな血栓をすみやかに除去している（218 頁，図 6-6 参照）．

　健常者の場合は，一時的に血栓ができても障害を引き起こすことはないが，動脈硬化や血栓が形成されやすい遺伝因子をもっている場合などには血栓が形成され，さまざまな臓器障害を引き起こす．血栓が動脈血管を塞ぐとその部分から先に血液が流れず，その部分の組織や臓器が無酸素状態により壊死する梗塞が起こる（心筋梗塞，脳梗塞症など）．また血栓が血管から剥離し

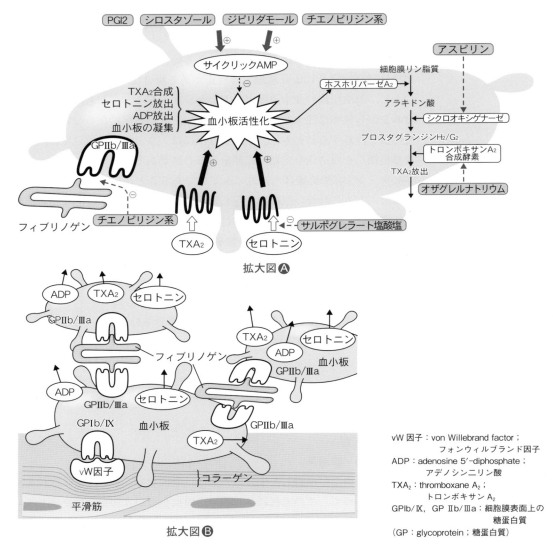

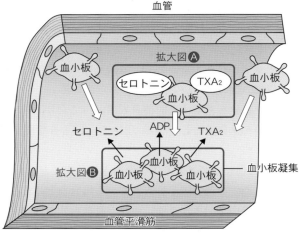

一次止血

　血管の損傷時にその内面側を覆っている血管内皮細胞が剥がれると，この部位に血液中のフォンウィルブランド von Willebrand（vW）因子が結合して，vW 因子が血小板を伸展・粘着させる．粘着した血小板は活性化しており，細胞膜表面上の糖蛋白質（GP IIb/IIIa）を介してフィブリノゲンと結合し，次々に血小板とブリッジを形成し凝集していく．この過程で血小板からは，血小板凝集促進物質であるトロンボキサン A$_2$ やアデノシン二リン酸（ADP）が放出され，血栓形成をよりいっそう促進する．この血小板によって出血を止める現象を一次止血とよび，生じた血栓が血小板血栓である．

図 6-2　血小板凝集と抗血小板薬

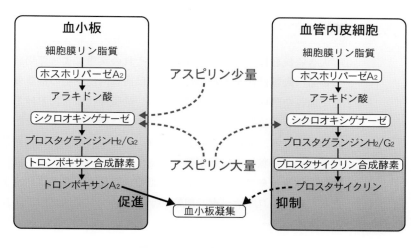

図6-3 アスピリンジレンマ

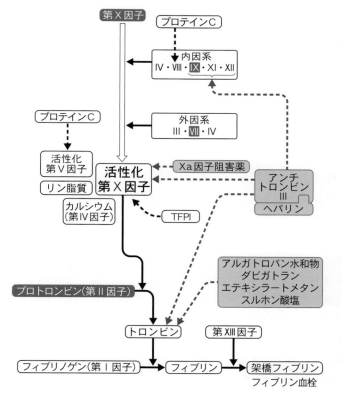

二次止血

　フィブリン血栓の形成には外因系凝固反応がかかわり，活性化された第Ⅶ凝固因子と組織因子の反応から始まり，つぎつぎに凝固因子が活性化されていく．凝固反応の最終段階でプロトロンビンがトロンビンに，さらに活性化されたトロンビンによってフィブリノゲンがフィブリンとなり，最終的にフィブリンが架橋することによって完成する．これら一連の凝固系は血液中に一定濃度以上のカルシウムがなければ働くことができない．

　凝固抑制機構には，アンチトロンビンⅢ，プロテインC，組織因子経路凝固インヒビター（tissue factor pathway inhibitor：TFPI）が深くかかわる．

血液凝固因子（血液の凝固にかかわる因子）
第Ⅰ因子：フィブリノゲン
第Ⅱ因子：プロトロンビン
第Ⅲ因子：トロンボプラスチン
第Ⅳ因子：カルシウム
第Ⅴ因子：促進性グロブリン
第Ⅶ因子：血清プロトロンビン転化促進因子
第Ⅷ因子：抗血友病A因子
第Ⅸ因子：抗血友病B因子
第Ⅹ因子：スチュアート・プロワー因子
第Ⅺ因子：血漿トロンボプラスチン前駆物質
第Ⅻ因子：ハーゲマン因子
第ⅩⅢ因子：フィブリン安定化因子

図6-4　血液凝固活性化と抗凝固薬の作用点
■で示したものは，**ワルファリンカリウム**によって生成が抑制されるビタミンK依存性凝固因子

　た場合，血流により移動し末梢血管を塞ぐ塞栓症が合併症として起こる（急性冠症候群，肺塞栓症など）．

抗血栓薬

大きく抗血栓薬といっても，それぞれの疾患によって用いる薬物も異なっている．動脈硬化をきたした血管では血管内皮細胞の機能変化や脱落，剥離して血栓を形成しやすい状態となる．動脈硬化血管における血栓形成では血小板の働きが重要視されており，血小板機能を抑制することで血栓形成阻止が期待できる．凝固系が亢進したり，あるいは線溶系機能が低下したりした病態では，静脈性血栓症が起こりやすい．このような場合には，凝固因子を抑制する薬物やアンチトロンビンⅢの活性化を行うとよい．また，血栓を形成後では，ウロキナーゼ，組織プラスミノゲン活性化因子を投与して血栓除去に努める．

●抗血小板薬

抗血小板薬には，アスピリン，チエノピリジン系，シロスタゾール，オザグレルナトリウム，サルポグレラート塩酸塩などがある．これら抗血小板薬の働きを図6-2に示す．アスピリンとオザグレルナトリウムは，血小板のトロンボキサン A_2 合成を抑制し，チクロピジン塩酸塩とシロスタゾールは，血小板中のサイクリック AMP を増加させる．サイクリック AMP は血小板の活性化を抑制する．サルポグレラート塩酸塩は，血小板凝集を促進するセロトニンの働きを受容体部分で遮断することで作用する．

■ 薬物・薬理作用・作用機序

アスピリン

1つの血小板が活性化すると，細胞内のカルシウム濃度の上昇が起こり，これが血小板膜を構成するリン脂質から遊離脂肪酸のアラキドン酸を切り出すホスホリパーゼ A_2 を活性化させる．次にアラキドン酸はシクロオキシゲナーゼ（プロスタグランジン合成酵素）によって，プロスタグランジン H_2/G_2 が生成され，さらにトロンボキサン合成酵素によって強力な血小板凝集作用を有するトロンボキサン A_2 が放出される．このトロンボキサン A_2 に刺激されて周囲の血小板が次々と活性化される．アスピリンは，シクロオキシゲナーゼ阻害薬であり，現在世界で最も繁用されている抗血小板薬である．

オザグレルナトリウム

➡オザグレルナトリウム
　くも膜下出血 p. 187
　脳梗塞 p. 193

オザグレルナトリウムはトロンボキサン A_2 合成酵素阻害薬であり，血小板でのトロンボキサン A_2 の生成を抑制する．さらに抑制の結果血小板内で余剰になったプロスタグランジン H_2/G_2 は放出され，血管内皮細胞でプロスタサイクリン（血小板凝集抑制作用をもつ）の合成に用いられるようになる．プロスタサイクリンは，アデニル酸シクラーゼを活性化してサイクリックAMP を増加させて血小板凝集を抑制する．

チエノピリジン系

チクロピジン塩酸塩，クロピドグレル硫酸塩，プラスグレル塩酸塩，チカグレロルが含まれる．

・チクロピジン塩酸塩，クロピドグレル硫酸塩

　血小板上の P2Y12 受容体への ADP 結合を不可逆的に阻害して，血小板のフィブリノーゲンへの結合と GP Ⅱb/Ⅲa 受容体活性化を阻害してフィブリノゲンの血小板間結合を抑制することで血小板凝集を抑制する．また，アデニル酸シクラーゼ活性化による cAMP 増加させ，血小板内 Ca^{2+} 濃度を減少させ，血小板の二次凝集を抑制する．チクロピジン塩酸塩は肝障害や顆粒球減少症などの副作用が比較的多いため，現在はクロピドグレル硫酸塩が多く使われるようになっている．

・プラスグレル塩酸塩

　ADP の P2Y12 受容体への結合を不可逆的に抑制し，血小板の働きを抑制するプロドラッグである．

・チカグレロル

　P2Y12 受容体を直接的かつ可逆的に阻害する．

　チエノピリジン系のようなプロドラッグではなく，活性体のため，内服後すみやかに効果を発揮して，投与終了後もすみやかに作用が消失する．

　シロスタゾール

　シロスタゾールの抗血小板作用は，血小板，血管平滑筋においてサイクリック AMP を代謝分解する酵素であるⅢ型ホスホジエステラーゼを抑制してサイクリック AMP 濃度を高めることによる．

　サルポグレラート塩酸塩

●セロトニン p. 50

　セロトニンは血小板内に含まれる顆粒中に貯蔵されている．血小板の活性化によって顆粒は放出され，さらに周囲の血小板の活性化を増幅する．サルポグレラート塩酸塩は，セロトニンの $5-HT_2$ 受容体の選択的遮断薬で，セロトニンによる血小板凝集や血管平滑筋の収縮を抑制する．

　ジピリダモール

●ジピリダモール
　狭心症 p. 239

　サイクリック GMP は血小板凝集抑制や血管拡張作用を有する．ジピリダモールは，血小板や血管平滑筋において主にサイクリック GMP を代謝分解しているⅤ型ホスホジエステラーゼを阻害して，サイクリック GMP の細胞内濃度を高め，血小板凝集を抑制する．またジピリダモールはアデノシンの取込み阻害作用をもっている．

■ **副作用・相互作用**

　アスピリンを大量に使用すると血管内皮細胞で血小板凝集抑制に働くプロスタサイクリンの合成も抑制してしまう．図 6-3 に示すようにトロンボキサン A_2 とプロスタサイクリンの生成過程は，ともにシクロオキシゲナーゼを介している．このため，血中アスピリン濃度が高まると血栓形成抑制作用が不十分となってしまう．これをアスピリンジレンマという．

　抗血小板薬の作用が過剰になると，主作用により出血傾向がみられるため，これらを同時に服用するときには十分な注意が必要である．シロスタゾール，サルポグレラート塩酸塩などでは無顆粒症，腎臓，肝臓障害などの副作用もある．

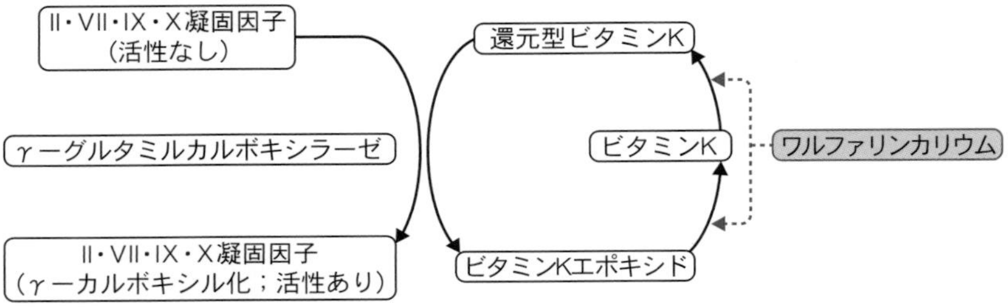

図6-5 ビタミンKによる凝固因子の活性化とワルファリンカリウムの作用

●抗凝固薬

→抗凝固薬
　脳梗塞 p.194

　抗凝固療法は，脳血栓症，冠動脈血栓症，播種性血管内凝固症候群（DIC），バイパス術後，人工弁置換術後，体外循環装置使用時や血管カテーテル挿入時，急性動脈閉塞，炎症性静脈炎症などの場合に治療および予防を目的として行う．凝固系を阻害する薬物には，ワルファリンカリウム，活性化X因子（Xa）因子阻害薬，ヘパリン，低分子ヘパリン，アンチトロンビンⅢ，抗トロンビン薬がある（**図6-4**）．ワルファリンカリウムの欠点を克服するために開発された経口Xa因子阻害薬や経口トロンビン阻害薬とワルファリンカリウムとの総合的な優劣に関してはこれから評価されるであろう．

■ 薬物・薬理作用・作用機序

ワルファリンカリウム

　ビタミンKは，肝臓における血液凝固因子（Ⅱ，Ⅶ，Ⅸ，Ⅹ）の生合成に必須のビタミンである（**図6-5**）．ワルファリンカリウムは，これらのビタミンK依存性凝固因子の生合成を抑制することで抗凝固作用を発揮する．作用の発現は緩徐であり，血液凝固を抑制するには数日を要する．ワルファリンカリウムは経口薬であり，治療期間中は必ずプロトロンビン時間を測定して止血機能を把握する．過剰投与が疑われるときには，出血の可能性があるのでただちに中止して，ビタミンKを投与する．

Xa因子阻害薬

　フォンダパリヌクスナトリウムが注射製剤のXa因子阻害薬として抗凝固作用を示す．ワルファリンカリウムの欠点に対応する新しい経口抗凝固薬としてXa因子阻害薬が開発されて臨床応用が始まった．エドキサバントシル酸塩水和物とリバーロキサバンが発売された．Xa因子阻害薬の静注中和抗体が，止血困難の副作用に対して使用可能となった．

ヘパリン

　ヘパリンはそれ自体では抗凝固作用は有しておらず，アンチトロンビンⅢと結合することによってはじめて血液凝固因子の活性を阻止し，血小板の粘着や凝集をも抑制する．したがって，血液中のアンチトロンビンⅢが減少している場合には効果が期待できない．ワルファリンカリウムと異なり，注射薬であり，即効性がある．長期に抗凝固療法が継続される場合には，ワルファリンカリウム療法に移行する．塩基性蛋白のプロタミンはヘパリンの作用を

中和する.

アンチトロンビンⅢ

アンチトロンビンⅢは，肝臓で合成される糖蛋白質で，それ自体にはほとんど活性はないが，ヘパリンなどと複合体を形成して血液凝固因子活性を抑制する. DIC（播種性血管内凝固症候群：全身の微小血管で血栓が形成される病態で，凝固因子が消費されてしまう）などでアンチトロンビンⅢが枯渇したときの補充療法として，あるいはヘパリンとの併用薬として用いる.

アルガトロバン水和物

➡アルガトロバン水和物
脳梗塞 p. 193

アルガトロバン水和物は，アンチトロンビンⅢ非依存性の特異的な抗トロンビン薬であり，トロンビンの活性部位と立体的に直接結合して阻害する. その結果，フィブリンの生成および架橋，血小板凝集を強力に抑制する.

ダビガトランエテキシラートメタンスルホン酸塩

経口トロンビン阻害薬であり，心房細動患者における虚血性脳卒中と全身性塞栓症の発症抑制の適応で承認された.

■ 副作用

抗凝固薬に共通した副作用は，脳出血などの臓器内出血，消化管出血，粘膜出血，皮下出血である. また他の抗凝固薬，抗血小板薬との併用で作用増強がみられる.

ワルファリンカリウムの投与開始時には一過性の過凝固状態となり，微小血栓が生じて皮膚壊死が生じることがある. また高齢者では頭蓋内出血の頻度が増加するので，若年者より減量する.

出血傾向

出血傾向は血小板の減少，血管の脆弱化，凝固因子の欠乏や欠損，線溶系の亢進などで起こる.

ビタミンＫは，肝臓におけるビタミンＫ依存性血液凝固因子の成熟に必要なビタミンで，凝固因子のＮ末端グルタミン酸残基のγ-カルボキシル化にかかわるγ-グルタミルカルボキシラーゼとともに働く. ビタミンＫはワルファリンカリウムが過剰の際，拮抗薬となるが作用発現が遅い（**図6-5**）.

プロタミン硫酸塩は，ヘパリンと結合して血液凝固阻止作用を抑制する. 投与量はプロタミン中和試験によって決定する. プロタミン硫酸塩の副作用には，ショック，血圧降下，呼吸困難などがある.

また血液中のさまざまな凝固因子が枯渇，欠乏しているときには，血液製剤（トロンビン，フィブリノゲン，濃縮第Ⅷ因子，第Ⅸ因子など）が投与される.

■ 相互作用

ワルファリンカリウムは他の薬物との相互作用に注意を払わなければならない. 作用が増強する因子として，飲酒，消炎鎮痛薬，抗菌薬，抗うつ薬，抗痙攣薬がある. これらは肝臓の同じ酵素によって代謝されるので，ワルファリンカリウムと同時に投与された場合に互いにこの酵素を奪い合う（競合）ことになり，それぞれの代謝速度が遅れるのである. しかし，フェニトインは，ワルファリンカリウムの代謝酵素を誘導し，代謝回転を高めてしまい，

➡フェニトインとの相互作用
総論　図7-5 p. 65

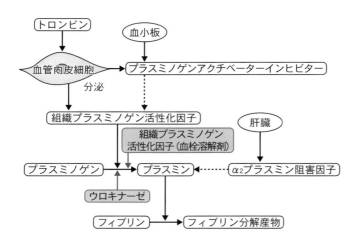

線溶系

　線溶系では，プラスミノゲン活性化因子によってプラスミノゲンをプラスミンとし，このプラスミンが血栓の本体であるフィブリンを分解する酵素活性をもつ.

図6-6　線溶系とその制御機構

その効果を減弱する．食事でも，ビタミンKを多く含む緑葉野菜類を不規則にあるいは過剰にとったりすると，ワルファリンカリウムの効果が一定しない．ビタミンKが豊富に含まれている納豆は禁止しておく.

●血栓溶解薬

➡血栓溶解薬
くも膜下出血 p. 188
脳梗塞 p. 193

　動脈硬化症に陥るなどして血管内皮細胞が傷害されると，血小板が血管内膜に付着しやすくなり，先述のように近隣の血小板やトロンビン活性化を起こして血栓を形成する．血栓を溶解して組織血流を保つために，脳梗塞，肺塞栓症，心筋梗塞の急性期に血栓溶解薬が使用される．心筋梗塞では，カテーテルによる再灌流療法が行えない場合に血栓溶解療法が考慮される．血栓溶解薬には，ウロキナーゼ，組織プラスミノゲン活性化因子がある（図6-6）.

■ 薬物・薬理作用・作用機序・副作用

ウロキナーゼ

　ウロキナーゼは，プラスミノゲンをプラスミンに変換して血栓を形づくるフィブリンを溶解する．しかし，ウロキナーゼは体液中すべてのプラスミノゲンに働くこと，また血中にはα_2プラスミン阻害因子が存在していることから，血栓局所に十分量のプラスミンを生成するには大量のウロキナーゼが必要になる．また全身でフィブリノゲンが消費されるため出血傾向が現れることがある.

組織プラスミノゲン活性化因子（t-PA）

　t-PAは，分子量70,000の糖蛋白質で，フィブリンとの親和性が非常に高い．この性質によってフィブリン上でプラスミンを生成することになり出血傾向などの副作用はみられない．遺伝子組み換えにより作成されるが，天然型と半減期延長のためアミノ酸を置換したものもある．最近手術を受けたもの，脳の血管障害や脳出血があるもの，胸部大動脈解離や胸部大動脈瘤を合併したものには使用禁忌である.

第7章　循環器の疾患

高血圧 (hypertension)

■ 病態・症状

　高血圧とは，心臓からの血液拍出量の増大や末梢組織の細動脈における血管抵抗の上昇（血管が硬化するなどして血液が流れにくくなっている）によって持続的に動脈圧が高値を示す状態をいう．激しい運動時には，骨格筋や心筋の酸素需要が亢進して多量の血液を送りださなければならないために，心臓は余分に働いて血圧を上昇させているが，このような一時的な血圧上昇は高血圧症の範疇に入らない．

合併症

　慢性的に血圧が高いと心臓への後負担が高まって心肥大を引き起こし，また末梢血管の線維化が進行して動脈硬化の状態となる．動脈硬化性病変はさまざまな臓器で起こり，脳血管が障害されると血管の閉塞や破裂により脳卒中の原因となり，腎臓の細い血管が障害されると血液のろ過ができなくなることから腎不全に移行し，心臓に酸素を送り込む冠動脈が傷害されると虚血性心疾患の成因となる．

　高血圧の原因は不明なものが圧倒的に多く，これを本態性高血圧という．原因のわかっている高血圧症は二次性高血圧とよび，表7-1 に示したようにさまざまな疾患に随伴して，あるいは薬物に誘発されて高血圧となる．血圧分類を表7-2 に示す．血圧は血管の老化などが原因で年齢とともに上昇し，特に女性では閉経後に血圧上昇の度合いが高くなる．

表7-1　二次性高血圧の原因

- ●睡眠時無呼吸症候群
- ●薬物誘発性/関連性（右記参照）
- ●慢性腎疾患
- ●原発性アルドステロン症
- ●腎血管性高血圧
- ●長期ステロイド療法およびクッシング症候群
- ●褐色細胞腫
- ●大動脈縮窄
- ●甲状腺または副甲状腺疾患
- 一般用栄養補助食品および一般医薬品

薬物誘発性/関連性
- 非ステロイド性抗炎症薬
- コカイン，アンフェタミン，その他の違法薬物
- 交感神経刺激薬（うっ血除去薬，食欲抑制薬）
- 経口避妊薬
- 副腎ステロイド
- シクロスポリンおよびタクロリムス水和物
- エリスロポエチン
- 甘草

表7-2　成人における血圧値の分類（診察室血圧）（mmHg）

分類	収縮期血圧，拡張期血圧の順
正常血圧	＜120 かつ ＜80
正常高値血圧	120〜129 かつ ＜80
高値血圧	130〜139 または 85〜89
Ⅰ度高血圧	140〜159 または 90〜99
Ⅱ度高血圧	160〜179 または 100〜109
Ⅲ度高血圧	≧180 または ≧110
（孤立性）収縮期高血圧	≧140 かつ ＜90

（日本高血圧学会高血圧治療ガイドライン作成委員会編：高血圧治療ガイドライン 2019. p18, ライフサイエンス出版, 2019.）

表 7-3 抗高血圧薬

分類	薬剤の種類	一般名	副作用
利尿薬	チアジド系利尿薬	トリクロルメチアジド ヒドロクロロチアジド クロルタリドン	低 Na 血症 低 K 血症
利尿薬	ループ利尿薬	ブメタニド フロセミド	低 Na 血症
利尿薬	カリウム保持性利尿薬	トリアムテレン	高 K 血症
交感神経遮断薬	β 受容体遮断薬	アテノロール ベタキソロール塩酸塩 ビソプロロールフマル酸塩 メトプロロール酒石酸塩 ナドロール プロプラノロール塩酸塩	気管支喘息には禁忌 糖尿病患者の血糖値に注意
交感神経遮断薬	内因性交感神経刺激作用をもつ β 受容体遮断薬	アセブトロール塩酸塩 ペンブトロール硫酸塩 ピンドロール	
交感神経遮断薬	α・β 受容体遮断薬	カルベジロール ラベタロール塩酸塩	
交感神経遮断薬	α1 受容体遮断薬	ドキサゾシンメシル酸塩 プラゾシン塩酸塩 テラゾシン塩酸塩水和物	起立性低血圧
交感神経遮断薬	中枢性 α2 受容体作動薬およびその他の中枢神経作動薬	クロニジン塩酸塩 メチルドパ水和物	口渇 抑うつ 徐脈

分類	薬剤の種類	薬剤名	副作用
レニン・アンジオテンシン・アルドステロン系抑制薬	ACE 阻害薬	カプトプリル エナラプリルマレイン酸塩 リシノプリル水和物 ペリンドプリルエルブミン	浮腫 空咳
レニン・アンジオテンシン・アルドステロン系抑制薬	AT1 受容体遮断薬	カンデサルタンシレキセチル ロサルタンカリウム オルメサルタンメドキソミル バルサルタン	
レニン・アンジオテンシン・アルドステロン系抑制薬	MR 拮抗薬	スピロノラクトン エプレレノン エサキセレノン	高 K 血症
レニン・アンジオテンシン・アルドステロン系抑制薬	レニン阻害薬	アリスキレンフマル酸塩	
レニン・アンジオテンシン・アルドステロン系抑制薬	アンジオテンシン受容体ネプリライシン阻害薬	サクビトリルバルサルタンナトリウム水和物	
Ca 拮抗薬	非ジヒドロピリジン系 Ca 拮抗薬	ジルチアゼム塩酸塩 ベラパミル塩酸塩	
Ca 拮抗薬	ジヒドロピリジン系 Ca 拮抗薬	アムロジピンベシル酸塩 持効型ニカルジピン塩酸塩 長時間作用型ニフェジピン	動悸
その他	直接性血管拡張薬	ヒドララジン塩酸塩 ミノキシジル	

ACE：アンジオテンシン変換酵素
AT1：アンジオテンシン II 受容体の 1 タイプ

■ 治 療

高血圧を管理するためには，まず生活習慣を考慮する必要がある．これには，摂取エネルギー量および食塩摂取の制限などの食事療法，飲酒の制限や禁煙，1 時間程度の早歩きなどの運動療法が含まれる．Ⅰ 度高血圧の場合では，これらの非薬物治療で十分な降圧効果がもたらされることもある．もちろん薬物治療を施行している場合でも，非薬物治療を合わせて行うよう指導

することが基本である.

抗高血圧薬（降圧薬）

抗高血圧薬は長期にわたって服用することが多いために，脂質代謝，糖代謝などの副作用の発現に十分な注意を要する.

参考 昇圧薬 p. 190

抗高血圧薬には，利尿薬（利尿とは尿量を増加させる意），カルシウム（Ca）拮抗薬，交感神経遮断薬，レニン・アンジオテンシン・アルドステロン系抑制薬，血管拡張薬などがある．主な抗高血圧薬を**表 7-3**，**図 7-1** に示す．降圧目標を達成するためには，多くの場合は 2, 3 剤の併用が必要になる.

薬物・薬理作用・作用機序

→各論 8 章「浮腫」
利尿薬 p. 241

●降圧利尿薬

腎臓での利尿作用機序は，第 8 章「腎・泌尿器の疾患」で詳しく解説する.
チアジド系利尿薬は高血圧の治療に最も古くから用いられており，腎臓の機能が失われた血液透析患者でも降圧効果が認められることから，腎臓以外の作用も考えられている．他の利尿薬としては，フロセミドなどのループ利尿薬およびスピロノラクトンなどのカリウム保持性利尿薬が用いられる.

● Ca 拮抗薬：Ca^{2+} チャネル遮断薬

ニフェジピンなどのジヒドロピリジン系 Ca 拮抗薬は最も強力な降圧薬となっており，高血圧治療薬としてわが国で頻用されている．降圧作用機序は，血管平滑筋の膜電位依存性 Ca^{2+} チャネルに結合して，細胞内への Ca^{2+} 流入を抑制することにある．同じタイプのチャネルを抑制する Ca 拮抗薬でも血管平滑筋と心臓への親和性の違いから，ニフェジピンなどのように高血圧に用いられるものと，ジルチアゼム塩酸塩などのように主に心臓に対する抗不整脈薬として用いられるものがある.

●交感神経遮断薬

交感神経の活動が亢進すると，心臓は心拍数と収縮力が増し，末梢血管は収縮して血圧が上昇する．交感神経遮断薬は，中枢および末梢の交感神経系に作用して降圧効果を示す.

α_1 受容体遮断薬

血管は交感神経優位に支配されている．血管平滑筋上の α_1 アドレナリン受容体が刺激されると，細胞内の Ca^{2+} 貯蔵器官である小胞体から Ca^{2+} が放出され血管が収縮する．プラゾシン塩酸塩，ドキサゾシンメシル酸塩などは，この α_1 アドレナリン受容体を遮断して血管拡張効果をもたらす．α_1 受容体遮断薬の特徴は，腎機能に大きな影響を与えないこと，脂質代謝異常に対して悪影響を与えないこと，前立腺肥大症の患者では排尿状態を改善する利点があげられる.

→α_1 受容体遮断薬, β 遮断薬
p. 47

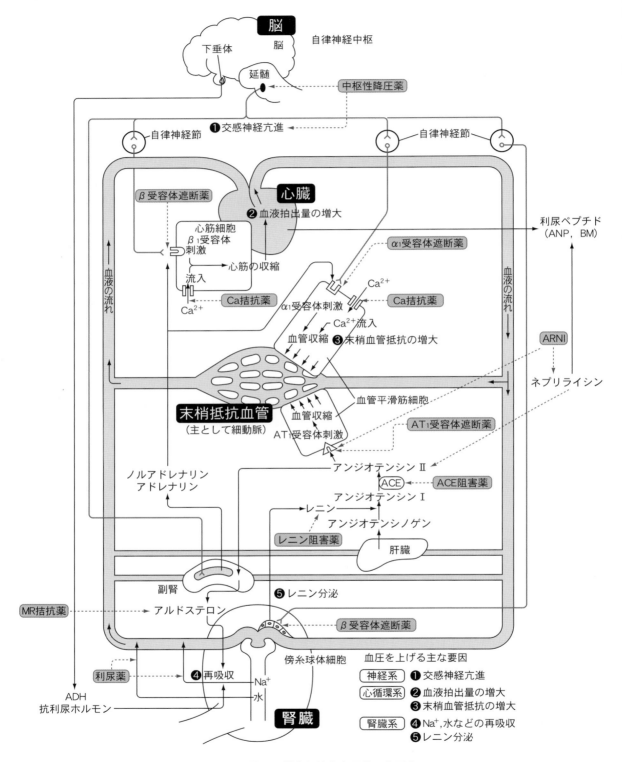

図 7-1　昇圧の機序と抗高血圧薬の作用点

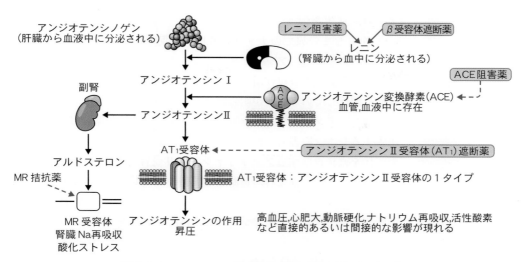

図 7-2 レニン・アンジオテンシン・アルドステロン系
ACE：angiotensin converting enzyme

β受容体遮断薬

　カテコールアミンは β_1 アドレナリン受容体を介して，心臓では収縮力を高めたり，心拍数を増加させたりする作用があるほか，腎臓の傍糸球体細胞からレニン分泌を刺激して血圧を高める．プロプラノロール塩酸塩などの β 受容体遮断薬は，これらを抑制することによって降圧作用を示す．また中枢神経系の血圧調節にかかわる血管運動中枢に対しても抑制的に働く．

中枢性降圧薬

　末梢血管の α_1 アドレナリン受容体は遮断されると血圧が下降するのに対して，中枢の α_2 アドレナリン受容体は刺激することによって降圧作用が生じる．クロニジン塩酸塩やメチルドパ水和物は，α_2 受容体作動薬である．中枢性に主として延髄に働いて抑制性の神経を興奮させ，血圧低下と交感神経活動の低下をきたす．また交感神経と末梢血管平滑筋のシナプス前膜には α_2 アドレナリン受容体が存在し，これが刺激されることによってカテコールアミンの放出を抑制することも知られている．

●レニン・アンジオテンシン・アルドステロン系抑制薬

　図 7-2 にレニン・アンジオテンシン・アルドステロン系を図解した．昇圧作用・腎作用など，この系のほとんどの生理活性は 8 個のアミノ酸からなるペプチドであるアンジオテンシンⅡが担っている．まず肝臓から血中に分泌されるアンジオテンシノゲンに，腎臓の傍糸球体細胞由来のレニンが作用して 10 個のアミノ酸からなるアンジオテンシンⅠが切り出される．さらに，末梢血管の血管内皮細胞表面や血液中に存在するアンジオテンシン変換酵素（ACE）が，アンジオテンシンⅠから 2 個のアミノ酸を除くことによってアンジオテンシンⅡが生成される．

●アンジオテンシンⅡ　p. 51　　アンジオテンシンⅡは強力な血管収縮作用に加えて，副腎皮質でのアルド

ステロン産生を促進する．アルドステロンは MR（mineralcorticoid receptor）を介して腎臓でのナトリウム再吸収促進作用を有しており，これも血圧上昇に寄与する．アンジオテンシンⅡやアルドステロンはそれぞれの受容体を介して臓器へ直接作用して，心肥大や動脈硬化，あるいは腎臓機能障害に深く関係していることが明らかになっている．

レニン・アンジオテンシン・アルドステロン系抑制薬には，レニンを直接阻害するレニン阻害薬，アンジオテンシンⅡの生成を抑える ACE 阻害薬と，受容体を直接遮断するアンジオテンシンⅡ受容体（AT_1）遮断薬，MR 拮抗薬がある．また，β 受容体遮断薬は腎臓からのレニン分泌を抑制して，レニン・アンジオテンシン・アルドステロン系を抑制する．ACE 阻害薬や AT_1 遮断薬には，アンジオテンシンⅡによる心血管リモデリングを抑制することが明らかになっており，慢性心不全や慢性腎障害の基礎治療薬としても用いられている（MR 拮抗薬については腎臓・泌尿器の疾患を参照）．

アンジオテンシン受容体ネプリライシン阻害薬（Angiotensin Receptor neprilysin inhibitor：ARNI）は ARB（Valsartan）と neprilysin 阻害薬の合剤である．Neprilysin はペプチドの分解酵素であり，それを阻害することでナトリウム利尿ペプチドを増加させて血管拡張作用や心保護作用を発揮する．しかし同時にアンジオテンシンⅡの分解も阻害し，アンジオテンシンⅡ受容体が刺激されるために ARB との合剤となっている．また，心不全患者を対象とした ARNI と ACE 阻害薬を比較した大規模臨床試験において心不全入院率と死亡率を 20%減少させたことから，試験は途中で打ち切られ，ただちに治療ガイドラインにおける推奨薬となった．わが国では 2020 年 8 月 26 日に承認された．

●その他の抗高血圧薬

ヒドララジン塩酸塩の作用機序は明らかではないが，血管平滑筋に直接作用して弛緩させる．副作用に顔面紅潮，頭痛，動悸などがあり，現在はあまり用いられていない．

副作用・相互作用

● Ca 拮抗薬の相互作用
総論　表 7-5 p. 66
グレープフルーツジュース
p. 67

Ca 拮抗薬の副作用では，顔面紅潮，ほてり，徐脈，房室ブロック，めまい，ふらつきなどの循環器症状や神経症状がある．グレープフルーツジュースは，多くの Ca 拮抗薬の代謝酵素を抑制するので，血中濃度の増加によって作用増強がみられる．相互作用については，抗不整脈薬の Ca^{2+} チャネル遮断薬の項に詳しい．

α_1 受容体遮断薬には，起立性低血圧の副作用がある．

非選択的 β 受容体遮断薬は喘息には禁忌である．これは，気管支平滑筋の弛緩作用をもつ β_2 アドレナリン受容体を遮断するためである．また膵臓ランゲルハンス島 β 細胞では β_1 受容体を介してインスリン分泌が促進される．したがって β 受容体遮断薬でインスリン分泌が抑制されて糖尿病が悪化する

可能性がある．他方，血糖降下薬（インスリンや SU 薬）で低血糖をきたした場合に肝臓でのグリコーゲン分解が促進されるが，β 受容体遮断薬はこの反応を抑制するため低血糖が助長される．

ACE 阻害薬では，空咳が特徴的な副作用の 1 つである．また重大な副作用として，血管浮腫（顔面，喉頭，声門の腫脹によって呼吸困難をきたす）がある．ACE 阻害薬や AT_1 遮断薬には，流産を起こす可能性が指摘されており，妊娠中や妊娠可能な女性には禁忌である．

多剤併用療法

高血圧の薬物治療では，多くの症例で単独薬剤では効果が不十分であり，あるいは副作用を軽減する目的で，多剤併用療法が行われる．このため，AT_1 遮断薬と利尿薬または AT_1 遮断薬と Ca 拮抗薬の合剤が発売されている．

利尿薬を用いるとレニン・アンジオテンシン・アルドステロン系が賦活化されるので，レニン・アンジオテンシン・アルドステロン系抑制薬との併用は合理的である．Ca 拮抗薬とレニン・アンジオテンシン・アルドステロン系抑制薬あるいは β 受容体遮断薬の併用もしばしば行われる．また利尿薬と β 受容体遮断薬の組み合わせでは，レニン・アンジオテンシン・アルドステロン系の賦活化抑制の観点からみるとよいが，脂質代謝や糖代謝などへの副作用を考えるとその効果は期待できない．

心不全 (cardiac failure)

■ 病態・症状

心筋梗塞，心筋炎，急速な出血などによって急激に心臓ポンプ機能不全を呈する急性心不全と，慢性的な経過をとり徐々に心臓ポンプ機能が低下する慢性うっ血性心不全に分けられる．ともに心拍出量減少による循環動態の恒常性の破綻により，ショック状態，呼吸困難，易疲労感などの症状と，血液がうっ滞することから，肺うっ血，肝臓腫大や浮腫，また尿量低下などの所見がみられる．

Frank-Starling の法則から，心臓は血液の還流量が増加すると，左室拡張末期圧（前負荷）の上昇に伴って心拍出量を増加させて恒常性を保っている（図 7-3 左：正常）．しかし，うっ血性心不全では心臓ポンプ機能が十分でないため Frank-Starling 曲線が平坦化して，拍出量が増加せず左室拡張末期圧が上昇する（図 7-3 左）．

薬物治療

心不全の薬物治療は，急性心不全と慢性心不全では考え方が大きく異なる．急性心不全では，基礎疾患の治療と血行動態の改善を目指す．急性心不全で

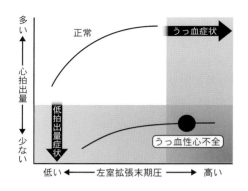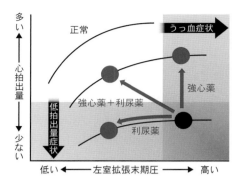

図7-3　うっ血性心不全の病態と治療薬の効果

は強心薬，利尿薬，血管拡張薬が用いられる．**図7-3右**に示すように強心
薬は心臓ポンプ機能を増強して拍出量を高め，利尿薬や血管拡張薬は心臓へ
の血液還流量を減少させて（左室拡張末期圧が低くなる），より正常な状態
に近づくよう作用する．モルヒネ塩酸塩水和物は，心筋梗塞の痛みを除くだ
けでなく，交感神経の緊張を抑制できる．急速な出血に伴う急性心不全には
輸液や輸血が考慮される．利尿薬については，腎・尿路の疾患の項で詳しく
説明するので，ここでは強心薬と血管拡張薬について概説する．慢性心不全
では，患者のQOLと生命予後の改善を目指す．慢性心不全では，心筋のリ
モデリングを抑制するためにACE阻害薬やβ受容体遮断薬などが早期から
使用される．また，MR拮抗薬やARNIの予後改善効果が注目されている．
症状に応じて，心不全コントロールにジギタリス，利尿薬，血管拡張薬の使
用が考慮される．重症では，カテコールアミンやフォスフォジエステラーゼ
阻害薬など強心薬の使用が考慮されるが，症状改善には効果があるも生命予
後の改善は否定的であるため，できるだけ短期間の使用にとどめる．従来の
治療薬と異なる作用機序を有するSGLT2阻害薬，ベルイシグアト，イバブ
ラジン塩酸塩が新規心不全治療薬として使用可能となった．

強心薬

薬物・薬理作用・作用機序

強心薬は，心臓ポンプ機能を亢進させる薬物のことであり，心臓の収縮力
を増強させるために，心筋細胞内のCa^{2+}の濃度や働きを高める．作用機序
によって，①β受容体作動薬のように細胞内サイクリックAMP（cAMP）
を増加して細胞内Ca^{2+}濃度を高めるもの，②サイクリックAMPを介さず
に細胞内Ca^{2+}濃度を高めるもの，③心筋細胞のCa^{2+}感受性を上げることに
よって，同じ細胞内Ca^{2+}濃度でもより大きな収縮力が得られるようにする
ものなどがある（**表7-4**）．強心薬の長期使用による予後改善効果は否定的
であり，必要時に短期間の使用が望ましい．

表 7-4　強心薬の作用機序，効果および副作用

種　類	薬　物	作用機序	効　果	投与形態	副作用
細胞内 Ca^{2+} の濃度を上げるもの					
cAMP を増加させるもの	ドブタミン塩酸塩	β_1 受容体刺激	強心効果	注射薬	頻脈，不整脈，動悸，頭痛，悪心，腹痛など
	デノパミン	β_1 受容体刺激		経口薬	
	ドパミン塩酸塩	β_1，DA$_1$ 受容体刺激	強心効果	注射薬	
	ドカルパミン	β_1，DA$_1$ 受容体刺激	利尿効果	経口薬	
	ミルリノン	PDE-Ⅲ阻害	強心効果　降圧効果	経口薬	
	ベスナリノン	PDE-Ⅲ阻害　K$^+$チャネル阻害	強心効果　心拍抑制効果	経口薬	
cAMP に影響しないもの	ジギタリス	Na-K ATP アーゼ阻害	強心効果　心拍数抑制効果	経口薬，注射薬	房室ブロック，心室性期外収縮などの不整脈，消化器症状，神経症状，視覚症状
Ca 感受性を上げるもの	ピモベンダン	Ca 感受性増強，PDE-Ⅲ阻害	強心効果　降圧効果	経口薬	心室頻拍，不整脈，頭痛，悪心など

DA$_1$：ドパミン受容体　　PDE-Ⅲ：Ⅲ型ホスホジエステラーゼ　　cAMP：サイクリック AMP

●細胞内サイクリック AMP を高める強心薬

β 受容体作動薬，Ⅲ型ホスホジエステラーゼ（PDE）阻害薬（図 7-4）

β 受容体作動薬 p. 46

　細胞内のサイクリック AMP 濃度が上昇すると，細胞質内への Ca^{2+} 流入を調節しているイオンチャネルなどの機能が促進する．心臓細胞には，細胞内サイクリック AMP 濃度を上昇させる β_1 アドレナリン受容体が多く発現しており，ドブタミン塩酸塩はこの受容体に選択的に結合し強心作用を発揮する．イソプレナリン塩酸塩は，心臓の β_1 アドレナリン受容体の他，血管平滑筋に存在する β_2 アドレナリン受容体に作用し，末梢血管を拡張させる作用を併せもつ．ドパミン塩酸塩は心臓への作用の他，腎臓血管のドパミン受容体に作用して腎血流量・尿量の増加が生じる．ただし大用量では，α アドレナリン受容体にも作用してむしろ血管は収縮する．これらのカテコールアミンはただちに代謝されるので注射薬として使用されているが，経口投与が可能なものとして β_1 アドレナリン受容体への選択性の高いデノパミンや，吸収されたあとにドパミンに代謝されるドカルパミンがある．カテコールアミンは急性および慢性心不全の急性増悪の治療に用いる．

参考
　カテコールアミンは経口投与されても消化管粘膜や肝臓で MAO，COMT といった酵素により急速に代謝され，薬効を示せない．
　MAO：モノアミン酸化酵素
　COMT：カテコール O-メチル基転移酵素

　ミルリノンは，サイクリック AMP を分解代謝する心筋のⅢ型ホスホジエステラーゼ（PDE）を阻害することによって，細胞内サイクリック AMP 濃度を高め強心作用を発揮する．

　これらのサイクリック AMP を増加させる強心薬の作用機序を図 7-4 に示す．サイクリック AMP によって活性化されるプロテインキナーゼ A は，収縮にかかわる多くの蛋白質をリン酸化して，Ca^{2+} の細胞内流入を増加させたり（強く収縮する），また心筋弛緩速度を速めたり（心拍数を高める）する．

副作用：心筋内サイクリック AMP を増加させる強心薬の副作用には，頻脈，不整脈，動悸，頭痛，悪心，腹痛などがある．

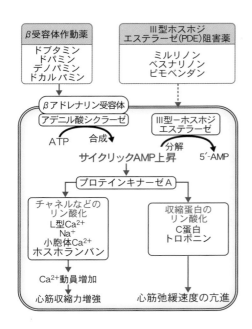

図 7-4　サイクリック AMP の心筋収縮増強
　　　　機序

図 7-5　ジギタリスの心筋収縮増強機序

●細胞内サイクリック AMP を高めない強心薬

ジギタリス（強心配糖体）

　ジギタリス（ジゴキシン，ジギトキシンなど）は古くから知られる強心薬であり，*Digitalis purpurea*〔ジギタリス（和名：キツネノテブクロ）〕などの植物からの抽出されたことからこの名称がある．ジギタリスの強心作用機序を**図 7-5**に示す．

　ジギタリスは，細胞膜に存在する Na^+-K^+ ATP アーゼ（Na^+-K^+ポンプ）の作用を抑制することによって強心作用を発揮する．Na^+-K^+ ATP アーゼは細胞内外の電解質濃度を調節しており，3 個のナトリウムイオン（Na^+）を細胞外に，これに対して 2 個のカリウムイオン（K^+）を細胞内に取り込む．ジギタリスが結合することによって，この Na^+ と K^+ の交換ができなくなり細胞内の Na^+ 濃度が上昇することになる．一方，細胞膜上には Na^+ と Ca^{2+} の交換系があり，ジギタリスによって細胞内 Na^+ 濃度が上昇する結果，この交換系が働いて 2 次的に細胞内 Ca^{2+} 濃度の上昇をきたす．その結果心筋の収縮力が増加する．

　またジギタリスは迷走神経刺激作用や房室伝導抑制作用による心拍数減少効果があるため，β 受容体遮断薬が使用できない場合の心拍数調節に用いることがある．

　カテコールアミンと異なり，ジギタリスは心筋酸素消費量を増大させずに心筋収縮力を増加する．したがって，ジギタリスは慢性うっ血性心不全に対しては，他の利尿薬，血管拡張薬，あるいは ACE 阻害薬などとの併用で長期に用いることができるものの，長期予後改善効果については否定的である．

参考
心臓の神経性調節機構
●変力作用：心筋収縮力を変化させる作用
●変時作用：心拍数を変化させる作用
●変伝導作用：心房から心室への興奮伝導速度を変化させる作用
　頭に「陽性」をつけたとき増加，「陰性」をつけたとき減少を表す．
　ジギタリスには陽性変力作用，陰性変時作用，陰性変伝導作用などがある．

表 7-5　ジギタリスの薬物相互作用

増強 / 減弱		他の薬物	原　因
ジギタリス作用増強	血中濃度上昇	非ステロイド性抗炎症薬	腎排泄抑制
		抗コリン薬	腸管吸収増大
		抗不整脈薬（キニジン硫酸塩水和物など）	腎排泄抑制
		化学療法薬（シクロスポリンなど）	腎排泄抑制
		HMG-CoA 還元酵素阻害薬	腎排泄抑制
		プロトンポンプ阻害薬（オメプラゾールなど）	腸管吸収増大
	薬理作用増強	カルシウム注射薬（原則併用禁止）	心筋細胞内 Ca 濃度上昇
		ビタミン D 製剤	心筋細胞内 Ca 濃度上昇
		スキサメトニウム塩化物水和物（原則併用禁止）	心筋細胞内 Ca 濃度上昇
		β 受容体遮断薬（徐脈）	房室伝導抑制
		利尿薬	低カリウム血症
		副腎皮質ステロイド薬	低カリウム血症
		降圧薬（Ca 拮抗薬）	腎排泄抑制，房室伝導抑制
ジギタリス作用減弱		制酸薬（乾燥水酸化アルミニウムゲルなど）	吸収阻害
		サルファ薬	吸収阻害
		コレスチラミン	吸収阻害
		リファンピシン	代謝酵素誘導

副作用：ジギタリスは治療安全域が小さく，容易に中毒症状を起こしやすいので血中濃度のモニタリングが必要である．副作用には，房室ブロック（迷走神経刺激による），心室性期外収縮などの不整脈，悪心・嘔吐，下痢，食欲不振などの消化器症状，頭痛，不眠，抑うつなどの神経症状，霧視，黄視などの視覚症状がある．また，低 K 血症，高 Ca 血症，低マグネシウム血症，低蛋白血症，酸塩基平衡異常などがある場合，副作用がでやすいので注意を要する．特に心不全治療には通常，利尿薬を併用するが，利尿薬の副作用である低 K 血症によってジギタリス中毒が発現しやすくなる．

➡ジギタリスの相互作用
p. 62，69
総論　図 7-6 p. 69

相互作用：ジギタリスと他の薬物との相互作用を**表 7-5** に示す．

●カルシウムの感受性を高める強心薬

ほとんどの強心薬は，心筋細胞内への Ca^{2+} 動員を促進することで強心効果を発揮する．ピモベンダンは心筋の収縮にかかわる蛋白質に作用して，Ca^{2+} の感受性を高めることで心臓ポンプ作用を増強する新しいタイプの強心薬である．また，PDE 阻害作用も有する．

レニン・アンジオテンシン・アルドステロン系抑制薬

ACE 阻害薬が多くの臨床研究で，慢性心不全の初期から最初に使用すべき薬物であることが示されている．また，MR 拮抗薬，ARNI が，重症の心不全予後を改善することが報告されている．抗高血圧薬のレニン・アンジオテンシン・アルドステロン系抑制薬の項を参照．

β 受容体遮断薬

　慢性心不全では交感神経活動が亢進して心筋障害を起こしている．β 受容体遮断薬の投与により，心筋の酸素消費量を減らすとともに心筋障害を軽減させると考えられている．少量から開始して心不全の悪化を引き起こさないように注意する．

血管拡張薬

　血管拡張薬としては，ニトログリセリンや硝酸イソソルビドが使用される．血管拡張作用と利尿作用を併せもつ，心房性ナトリウム利尿ペプチドが急性心不全に使用されることがある．抗狭心症薬を参照．

その他の薬物

● SGLT2 阻害薬（Sodium glucose co-transporter 2 inhibitor）
　もともとは，尿細管 SGLT2 阻害による尿からの糖吸収を抑制して血糖低下作用を有する糖尿病治療薬であるが，大規模臨床試験において，SGLT2 阻害薬投与群では心不全患者の予後を有意に改善した．心不全改善に対する機序について，エネルギー代謝改善作用，浸透圧利尿作用などがいわれているものの詳細は明らかではないが，SGLT2 阻害薬の心不全予後改善効果は糖尿病合併心不全患者だけでなく糖尿病を合併しない心不全患者でもみられたため心不全改善効果は血糖に依存しない可能性がある．糖尿病の有無にかかわらず，すでに標準治療を受けている不全患者に 2020 年より使用可能となった．

●ベルイシグアト（vericiguat：可溶性グアニル酸シクラーゼ活性化薬）
　心不全では内皮機能障害や活性酸素種の増加により NO 産生とその受容体である可溶性グアニル酸シクラーゼ活性が低下し，cyclic guanosine monophosphate（cGMP）産生減少と不活性化されるため，心筋と血管の機能不全に陥っている．ベルイシグアドは可溶性グアニル酸シクラーゼを活性化することで，慢性心不全の進行を抑制する．わが国では 2021 年 6 月 23 日に承認された．

●イバブラジン塩酸塩（ivabradine）
　イバブラジン塩酸塩は洞結節細胞の HCN チャネル（Hyperpolarization-activated cyclic nucleotide-gated channel：過分極活性化環状ヌクレオチド依存性チャネル）を阻害することで If チャネルを抑制して心拍数を低下させる．洞調律の心不全患者では心拍数増加自体が危険因子であるため，心拍数を低下させることが治療となる．適応は，洞調律かつ安静時心拍数 75 回 /

分以上の慢性心不全患者で，すでにβ受容体遮断薬含む標準的治療を受けている患者に限られる．わが国では，2019年11月19日に承認された．

川崎病 (kawasaki disease)

■ 病態・症状

主に5歳未満の乳幼児に発症する急性熱性疾患で全身の血管炎による症状が特徴である．発熱は1〜2週間前後で回復するも，その後血管炎を基盤病態とする冠動脈瘤が10％前後に後遺症としてみられる．冠動脈瘤は破裂したり，血栓性閉塞による心筋梗塞の原因となったりするため，発症早期の早期治療が重要である．感染症を含むさまざまな要因による過剰な免疫反応（自然免疫）が原因と考えられている．

薬物治療

冠動脈瘤は発熱持続により発症の危険性が高いため，発症後5病日の急性期より大量免疫グロブリン療法を行うことですみやかな解熱により冠動脈瘤の発症を予防する．冠動脈瘤が出現した場合，血栓症予防として，抗血小板薬や抗凝固薬の内服を行う（第6章「血液の疾患」を参照）．冠動脈血栓には線溶療法または経皮的冠動脈インターベンションが，心筋虚血に対しては血行再建術が必要となる．

不整脈 (arrhythmia)

■ 病態・症状

不整脈の発生機序は，刺激生成の異常と興奮伝導異常がある．規則正しい心拍が得られなくなると，脳をはじめ全身の血液循環の不全をきたし，めまい，息切れ，失神などが起こる．不整脈の治療には，薬物療法と非薬物療法がある．抗不整脈薬には催不整脈作用があり，抗不整脈作用の慢性投与が必ずしも生命予後の改善につながらないことが示されたために，薬物療法の対象は心房細動と致死性の重症心室性不整脈に限定されつつある．不整脈，抗不整脈薬の作用機序を理解するために心筋イオン電流や刺激伝導系を把握しておく必要があり，図7-6に詳述した．

不整脈は，1分間に120回以上の心拍数や異常な心筋の収縮を含む正常より速い心拍動を示す頻脈性不整脈と，心拍数が1分間に50回以下の徐脈性不整脈に分けられる．

頻脈性不整脈が起こる機序は次のとおりである．

① **異所性自動能の亢進による不整脈**：心筋虚血などで障害された心筋細胞の中に，活動電位の発生間隔が異常に短縮したものが出現すると正常な洞

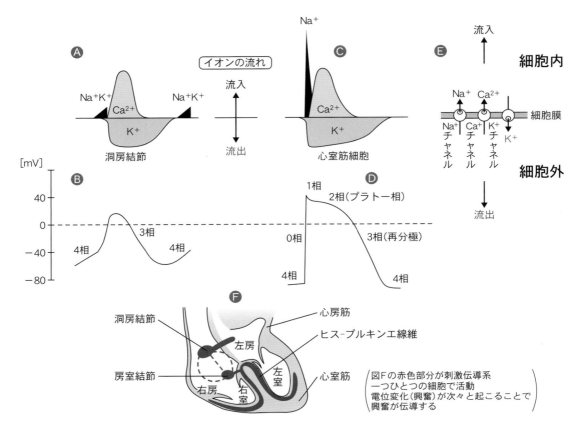

図 7-6　心筋活動電位とイオンの流れ

●心筋興奮伝導系の基礎知識
心筋細胞の活動電位

心筋細胞の興奮は，イオン電流によって説明できる．この図は洞房結節と心室筋細胞の正常な活動電位変化を簡略的に表したものである．

図 E のように，細胞膜上にあるそれぞれのイオンチャネルが開口すると，細胞外と細胞質内の各イオン濃度差によってナトリウムイオン（Na^+）とカルシウムイオン（Ca^{2+}）は細胞内へ流入し，一方カリウムイオン（K^+）は流出する．

心室筋細胞（図 C，D）では，細胞膜の静止膜電位はマイナスであるが，刺激伝導が伝わり閾値に達すると，膜電位感受性をもつ Na^+ チャネルが開口して一気に Na^+ が流入する（0 相）．Na^+ はプラスイオンであるから細胞膜内側の電位は突然にプラスに転じる．これを脱分極という．

Na^+ チャネルは瞬時に（1 m 秒）閉じるが，これに続いて同じく膜電位が上昇したことを感知した Ca^{2+} チャネルが開口し，Ca^{2+} が流入し，脱分極を維持するようにプラトー相（2 相）を形成する．

一方，K^+ も同様に膜電位を感知するイオンチャネルを介して移動するが，Na^+，Ca^{2+} とは反対方向に，すなわち細胞質側から細胞外へ流出するのである．プラスに帯電した K^+ が外向きに流出するのであるから，膜電位はマイナ

スの方向へ，すなわちもとの静止膜電位に向かう（3 相）．これを再分極という．それにより心室筋では静止膜電位を維持するが，プルキンエ線維ではペースメーカー電流によって徐々に脱分極する．

一方，洞房結節（図 A，B）や房室結節には，膜電位に感受性をもつ Na^+ チャネルがないために急速な脱分極はみられず，Ca^{2+} チャネルの開口による緩徐な脱分極相となる．また陽イオン流入による大きなペースメーカー電流（4 相）が特徴である．

刺激伝導系

固有の心筋や心房筋以外の心筋細胞（洞房結節，房室結節，ヒス－プルキンエ線維など）は，第 4 相で陽イオンの流入によって徐々に脱分極して閾値に達すると活動電位を生じる．これを自動能という．活動電位の発生間隔が最も短いのが洞房結節であり，この部位で生じた活動電位が刺激伝導系を通じて心臓収縮のリズムを支配する．

図 F のように，洞房結節で生じた 1 つの興奮は，心房，房室結節，ヒス－プルキンエ線維，心室筋の順に伝わり，1 回の心臓の収縮を得て終了する．正常な律調を維持している心臓では，このように洞房結節の活動電位生成と心臓の興奮が 1 対 1 の対応をなしている．これはすべての心筋が，不応期という一度興奮したあとにしばらく興奮に反応しない（興奮を伝えない）時期を有していることで成立するのである．

房結節のリズムを妨害する.

　② **撃発活動（トリガー）**：細胞内 Ca^{2+} 濃度が異常に高まったり，カリウム電流の抑制によって活動電位持続時間が極端に延長されたりするようなときには，正常活動電位に引き続いて異常な活動電位が生じる.

　③ **リエントリー性不整脈**：臨床的に最も多く遭遇する不整脈であり，刺激伝導系の異常によって引き起こされる.刺激伝導系回路の一部で組織傷害によって異常に興奮伝導が遅れたり，不応期が短縮したりする箇所が形成されると，一回の興奮の伝導で再度興奮を生じる.このような経緯で，発作性上室性頻拍などのような安定した不整脈の伝導回路を形成することもある.

抗不整脈薬

作用機序

　これら不整脈の発生機序には，ほとんどすべての場合にイオンチャネルの活性化がかかわっている.抗不整脈薬は，心筋のさまざまなイオンチャネルを抑制することで作用を発揮するが，その作用機序は次のとおりである.

ナトリウムチャネル（Na^+チャネル）の抑制

　Na^+チャネルは，心房，心室筋，ヒス－プルキンエ線維などに分布する.Na^+チャネルは，膜電位の上昇を感知して開口するが，この開口する確率を下げたり，開口時間を短縮させたりすることによって心筋の興奮性を抑えることができる.心筋活動電位では，0 相に相当する最大脱分極速度を低下させる.

カルシウムチャネル（Ca^{2+}チャネル）の抑制

　Ca^{2+}チャネルの抑制作用も，Na^+チャネルと同じことがいえる.Ca^{2+}チャネル抑制では，特に洞房結節の自動能を抑制し，房室結節での伝導速度を抑える.またカルシウム濃度の上昇が大きな原因である遅延後脱分極（撃発活動の 1 つ）の発生を抑止することも可能である.細胞内 Ca^{2+} 濃度は心筋の興奮性に影響を与えるため，異所性の異常興奮発生を抑える.

カリウムチャネル（K^+チャネル）の抑制

　カリウム外向きの電流を抑制すると，心筋の不応期が延長される.カリウム電流は,心筋活動電位持続時間の形成に重要な役割を演じており,このチャネルを抑制することによって，活動電位持続時間は延長する.ただし，異常に電位持続時間が延長されると早期後脱分極（撃発活動の 1 つ）を起こしやすい.

　また,K^+チャネルの中には,アセチルコリンやアデノシン三リン酸（ATP）によって開口調節されているものがあり，これらを刺激開口させることによって心筋を過分極させて抗不整脈作用を発揮する薬物もある.

　以下には，Vaughan Williams（ボーン・ウィリアムス）分類にもとづい

表7-6 抗不整脈薬の薬理作用

Vaughan Willams 分類		薬 物	チャネル			受容体		ポンプ Na-K ATP アーゼ	臨床効果・副作用		
			Na	Ca	K	β	M₂		心機能	心拍数	心臓外効果
Ia	Na⁺チャネル遮断薬	プロカインアミド塩酸塩	○		○				↓	→	●
		ジソピラミドリン酸塩	○		○		○		↓	→	▲
		キニジン硫酸塩水和物	○		○		○		→	↑	▲
		ピルメノール塩酸塩水和物	○		○				↓	↑	○
Ib		リドカイン	○						→	→	▲
		メキシレチン塩酸塩	○						→	→	▲
Ic		フレカイニド酢酸塩	○						↓	→	○
Ⅱ	β受容体遮断薬	プロプラノロール塩酸塩	○			○			↓	↓	○
Ⅲ	K⁺チャネル遮断薬	アミオダロン塩酸塩	○	○	○	○			→	↓	●
Ⅳ	Ca拮抗薬	ベラパミル塩酸塩		○	○				↓	↓	○
		ジルチアゼム塩酸塩		○					↓	↓	○
その他		ジゴキシン					(刺激)	○	↑	↓	●

シシリアン・ガンビット報告より改変，本文との関連からVaughan Williams分類を付記した.
β：βアドレナリン受容体，M₂：ムスカリン受容体
チャネル/受容体：○遮断抑制効果あり
心臓外効果：●強い ▲中程度 ○弱い

て抗不整脈薬を概説する（**表7-6**）.

薬物・薬理作用・副作用・相互作用

● Ia群抗不整脈薬

　Ia群に属する抗不整脈薬は，主にNa⁺チャネルとK⁺チャネルを遮断することによって作用を発揮する．Na⁺チャネルへは活性化（開口）状態のときに結合する．最大脱分極速度を低下させ，活動電位持続時間を延長させる．心室性不整脈のみならず上室性不整脈にも効果がみられる．心臓外作用としてムスカリン受容体遮断作用をもつものに，キニジン硫酸塩水和物，ジソピラミドリン酸塩，ピルメノール塩酸塩水和物があり，またキニジン硫酸塩水和物は弱いαアドレナリン受容体遮断作用をもつ.

副作用：キニジン硫酸塩水和物は，腹痛，嘔吐，下痢などの消化器障害，発疹，難聴，耳鳴り，頭痛を症状とするキニーネ中毒が有名である．プロカインアミド塩酸塩，ジソピラミドリン酸塩も，消化器症状や血小板／白血球減少症，肝臓障害が報告されている．キニジン硫酸塩水和物，ジソピラミドリ

ン酸塩は，ムスカリン受容体遮断作用から，口渇，排尿障害，視力障害が発現することもある．また心機能抑制性に働く迷走神経はムスカリン受容体を介していることから，これら薬物のムスカリン受容体遮断作用は抗不整脈作用に対してはマイナスに働くと考えなければならない．

　心臓に対する副作用として，薬物による不整脈（催不整脈作用）に十分気をつけなければならない．

相互作用：キニジン硫酸塩水和物は，肝臓の β 受容体遮断薬を代謝する酵素を阻害する．キニジン代謝は，中枢作用薬であるペントバルビタールカルシウムやフェニトインにより促進されるため，併用した場合はキニジン硫酸塩水和物の薬効が減弱する．消化性潰瘍治療薬であるシメチジンや Ca 拮抗薬のベラパミル塩酸塩では，キニジン硫酸塩水和物の血中濃度は高く保たれる．

➡キニジン硫酸塩水和物とフェニトインの相互作用 総論　表7-5 p.66

● Ib 群抗不整脈薬

　Ib 群抗不整脈薬は，Na^+チャネル遮断作用があり，特にチャネルが塞がっている不活性化状態で結合する．したがって，最大脱分極速度の低下作用は正常心筋では顕著ではないが，チャネルが不活性化状態にとどまる割合の多い病的障害心筋においては強く抑制する．Ib 群は，心抑制作用が比較的弱い，血漿消失速度が速い，また持続注入で用量調節がしやすいなどの特徴がある．メキシレチン塩酸塩は，経口投与が可能である．

副作用・相互作用：副作用には，薬物誘導型不整脈，徐脈，血圧低下による循環器症状，悪心，嘔吐などの消化器症状，しびれ，振戦，意識障害などの精神神経症状などがある．他の抗不整脈薬との併用で作用増強を認め，また肝臓代謝酵素を競合阻害して，シメチジン（抗潰瘍薬），テオフィリン（気管支拡張薬），リファンピシン（抗結核薬）などの血中濃度を高める．

● Ic 群抗不整脈薬

　Ic 群抗不整脈薬は，Na^+チャネルに活性化（開口）状態のときに結合する．最大脱分極速度は強く抑制される．Ia 群のように活動電位持続時間の延長はない．I 群のなかでは最も強力な心室性不整脈抑制作用を有する．

副作用・相互作用：Ib 群と同様の副作用がみられる．

● II 群抗不整脈薬

➡β受容体遮断薬 p. 47

　II 群抗不整脈薬は，β 受容体遮断薬である．心臓の β_1 アドレナリン受容体刺激は，心筋の Na^+チャネルや Ca^{2+}チャネルなどをリン酸化して，脱分極電流を増加させるので，自動能の亢進や伝導速度の上昇の原因になる．β 受容体遮断薬は，心拍数や心収縮力の抑制効果が大きい．

➡抗高血圧薬の副作用 p. 224

副作用・相互作用：抗高血圧薬の項を参照．

● III 群抗不整脈薬

　III 群抗不整脈薬は，K^+チャネル遮断薬であり，活動電位持続時間を延長

させる．しかし，**表7-6** に示したように他の抗不整脈作用も多く含まれる．

副作用・相互作用：アミオダロン塩酸塩は副作用の発生率が高く，使用に注意を要する．間質性肺炎，肺線維症が最も重篤な副作用である．他に特徴的なものとして，分子内にヨウ素が含まれているために甲状腺機能障害，また角膜色素沈着が認められている．肝臓での代謝，腎排泄における他の薬物との相互作用にも十分注意を払う必要がある．抗ウイルス薬であるリトナビルは，併用禁忌である．血中濃度上昇や，作用増強の危険性のある薬物として，ほとんどの抗不整脈薬，ジギタリス，ワルファリンカリウム，シクロスポリン，テオフィリンがある．

➡ Ca 拮抗薬
高血圧 p. 221
副作用 p. 224
相互作用は他の不整脈薬の
部分を参照する

●Ⅳ群抗不整脈薬

　Ⅳ群抗不整脈薬は，Ca 拮抗薬であり，その作用機序は前述した．不整脈に対して用いられるものは，心筋の Ca^{2+} チャネルに比較的選択性の高いベラパミル塩酸塩とジルチアゼム塩酸塩である．発作性上室性頻拍，心房細動，ジギタリスによる不整脈に有効である．

副作用・相互作用：副作用は，抗高血圧薬の項を参照．

➡各論 7 章「心不全」
ジギタリス p. 228

●その他の抗不整脈薬

　ジギタリスは，心不全の強心薬の項で説明したように，迷走神経を刺激して抗不整脈作用を発揮する．心房から心室への興奮伝導（房室伝導）を抑制する目的で投与することが多く，心房細動時の心拍数を減少させる．ジギタリスの副作用，相互作用については，強心薬の項を参照．

狭心症 （angina pectoris）

■ 病態・症状

　人体の組織は酸素を多く含んだ血液を動脈から受け，酸素を消費したあとに静脈を介した還流を行っている．絶え間なく収縮・弛緩を繰り返し続ける心筋は，生体の中で最もエネルギーを必要としている臓器の１つであり，動静脈血の酸素濃度差が最も大きく，多くの酸素を消費しているといえる．心臓に血液を供給している冠動脈が狭窄するなどして酸素の運搬量が減少すると，心筋への酸素供給と酸素需要（酸素必要量）のバランスが崩壊することになる．狭心症とは，このように心筋酸素需給バランスの崩壊によって起こる病態である（**図 7-7**）．

　狭心症の分類は，国際的には変遷しており，いまだ十分に整理されていない．労作狭心症と安静狭心症とに分けると理解しやすい．運動時には，心拍出量は増加しなければならない．正常な心臓では，運動に伴って心筋で消費される酸素必要量は増加するが，冠動脈血流量も増加して酸素需要の亢進に対応している．しかし，労作狭心症では，主に冠動脈硬化症による器質的狭

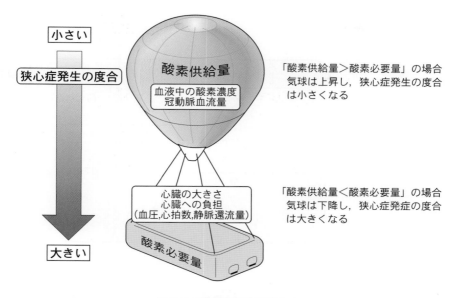

図 7-7　狭心症発症の考え方

窄があり安静時に症状がなくとも，運動による心筋酸素必要量増加に見合う血流が得られなくなり，胸痛や胸部不快感を覚える．一方，安静狭心症は主に夜間や早朝に冠動脈が攣縮（スパズム）を起こして酸素供給が極端に減少した結果起こる．冠攣縮性狭心症の大部分は発作時に心電図上 ST 上昇を認め異形狭心症を示す．いずれにせよ，心筋細胞において相対的な酸素供給不足が起こっているのである．

　また，心筋梗塞に移行する危険性から，心筋梗塞に移行する可能性の高い狭心症を不安定狭心症とよび，危険性の低いものを安定狭心症とよんでいる．不安定狭心症のうち，冠動脈に粥種の破綻に続いて急性心筋梗塞を起こす病態を acute coronary syndorome とよんでいる．

抗狭心症薬

　狭心痛発作時の薬物療法と非発作時の薬物療法に分けられる．狭心痛発作時には，有機硝酸薬が使用される．

薬物・薬理作用・副作用・相互作用

●有機硝酸薬
　ニトログリセリンは，最もよく知られた抗狭心症薬である．その使用目的は，①狭心痛発作治療，②冠動脈の拡張によって心血流量を増大させる，③末梢の血管を拡張して全身血圧を下げ心臓が血液を拍出しやすい環境をつくる（後負荷の軽減），④動脈のみならず大きな静脈も拡張して，心臓右房にかかる圧を低下させる（前負荷の軽減）ことである．

　ニトログリセリンの作用機序は，一酸化窒素放出による血管の拡張である．

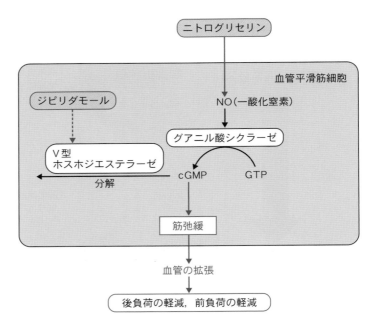

図7-8　ニトログリセリンの作用点

一酸化窒素は，血管平滑筋細胞質内のグアニル酸シクラーゼを活性化し，サイクリックGMPを増加させることによって強力な血管の弛緩をもたらす．さらに血管拡張作用のみならず，上記②，③の効果によって二次的に心臓の運動量を減らすことによりニトログリセリンは狭心症状を軽くする（図7-8）．

　ニトログリセリンは錠剤の舌下投与で狭心症症状を消失させる．胃腸からの吸収では全身に行き届く前に門脈を介して肝臓に入り不活性化されるので，舌下投与と比較して効果がきわめて悪くなる．ニトログリセリン以外の有機硝酸薬で硝酸イソソルビドなど肝臓での代謝が遅いものは，経口投与薬として発作予防に用いられる．また貼付（テープ）剤も有用である．

副作用・相互作用：血圧低下，ふらつき，動悸，頭痛などの副作用がみられる．抗高血圧薬との併用やアルコール摂取で過度の降圧が，アスピリンなど非ステロイド性抗炎症薬で作用の減弱がある．また，勃起不全治療薬のシルデナフィルはサイクリックGMP分解を抑止し，ニトログリセリンの降圧作用が増強するので併用は禁忌である．

● β受容体遮断薬

●β受容体遮断薬 p. 47

　運動，気分の高揚などによって交感神経が刺激された場合には，心臓の神経終末からノルアドレナリンが放出されたり，血中のアドレナリンやノルアドレナリンが上昇したりすることで，心臓に豊富に存在するβ_1アドレナリン受容体が刺激される．心筋β_1アドレナリン受容体刺激は，アデニル酸シクラーゼを活性化してサイクリックAMPを増加させ，強心作用や心拍数増

加作用を発揮する．これには，強心薬の項で述べたように心筋酸素需要の亢
進を伴う．プロプラノロール塩酸塩やアテノロールは，この心臓の β_1 アド
レナリン受容体を遮断することで，心拍数減少をもたらし，結果的に心筋酸
素需要を減らすことで抗狭心症作用を示す．ただし異型狭心症の場合は，症
状を悪化するおそれがあり禁忌である．

副作用・相互作用：抗高血圧薬の項を参照．

● Ca 拮抗薬：Ca^{2+} チャネル遮断薬

⊃ Ca 拮抗薬 p. 221

　Ca 拮抗薬については，抗不整脈薬，抗高血圧薬の項で述べた．血管選択
性の高いジヒドロピリジン系 Ca 拮抗薬のなかで，短時間作用型のものは投
与量が多くなると急性心筋梗塞の発作率がむしろ上昇する．この原因は，血
圧の急激な下降によって反射性に交感神経が活性化し，心筋の酸素需要が亢
進して酸素需給バランスの悪化をきたすためと考えられている．したがって，
非ジヒドロピリジン系 Ca 拮抗薬や長時間作用型の Ca 拮抗薬を抗狭心症薬
として用いる．特に冠動脈のスパズムの抑制には効果があり，異型狭心症で
は第一選択薬である．Ca 拮抗薬は，心拍数を減少させ，心筋収縮力を抑え，
さらに後負荷の軽減が図れる．

⊃ Ca 拮抗薬の副作用 p. 224

副作用・相互作用：抗高血圧薬，抗不整脈薬の項を参照．

●その他の抗狭心症薬

　ニコランジルは，ニトログリセリンのように一酸化窒素を遊離するだけで
なく，血管平滑筋の K^+ チャネルを開口することによって過分極をきたし，
収縮を抑制することで血管拡張作用を有する．

⊃ ジピリダモール
血栓症 p. 215

　ジピリダモールは，主にサイクリック GMP の代謝分解をつかさどる V 型
ホスホジエステラーゼの阻害薬であり，一酸化窒素の作用を増強することで
抗狭心症作用を発揮する．

第8章 腎臓・泌尿器の疾患

浮　腫 (edema)

■ 病態・症状

　浮腫とは全身の体液量が増加したり，体液の分布に異常をきたしたりして手足がむくむなどのような症状であり，皮下組織などに含まれる体液（組織間液）が過剰に蓄積した状態と定義される．原因としては，①リンパ管の流れが滞る，②肝臓（肝硬変）や腎臓（ネフローゼ症候群）の疾患によって血中のアルブミン濃度が低下する，③うっ血性心不全によって静脈圧が上昇する，④末梢組織の血管透過性が亢進するなどがある．**図8-1**に，さまざまな病態における浮腫発生のメカニズムを示す．

　正常時には，腎臓機能の活動により全身の体液量や浸透圧は恒常性が維持されており，これと同時に末梢毛細血管でも血液と組織間液との体液移動を調節する因子によって平衡が保たれている．浮腫発生時には，このような調節系が何らかの原因によって破綻しているのである．浮腫は多くの疾患に随伴して出現する．ここでは浮腫の治療薬として利尿薬を説明する．

　利尿薬を正しく理解するために，まず腎臓における水やナトリウム再吸収のメカニズムを**図8-2**で整理して記す．

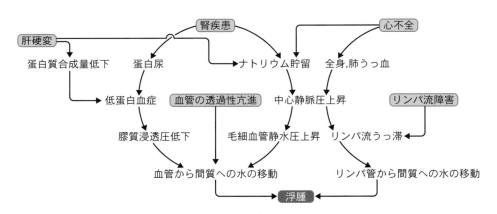

図 8-1　さまざまな病態での浮腫発生のメカニズム

膠質浸透圧とは血管内に水を引き止める力であり，毛細血管静水圧とは水を血管の外へ押し出す力となる．

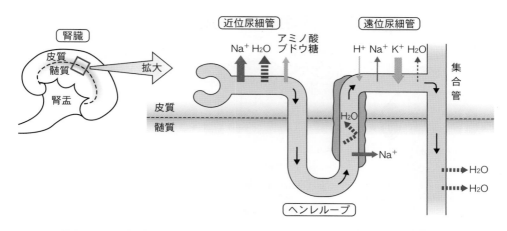

図 8-2　腎臓ネフロン各部位でのナトリウム（Na⁺）・水（H₂O）の再吸収機構

腎臓における尿生成

　再吸収とは，尿細管管腔側（すなわち尿液）から尿細管細胞側へ移行することで，分泌は尿液へ排泄する方向をいう．ヒトでは心臓から駆出された血液の 15 ～20％が腎臓に流れ込み，その血液中の血液成分以外（血漿量）の 1/5 が糸球体でろ過されて原尿となる．この量がおよそ 1 分あたり 100 mL である．

　ろ過の場である糸球体から腎盂の手前までの構造単位をネフロンといい，ネフロンは糸球体のボーマン嚢からナトリウム・水の再吸収が最も盛んな近位尿細管，皮質から髄質に向かってループ状構造をとるヘンレループ，カリウムを排泄する場である遠位尿細管，さらに皮質から髄質を抜けて腎盂までに水を再吸収して尿の濃縮に働く集合管からなっている．

　近位尿細管には大量の原尿が通過するが，ナトリウムイオン（Na⁺），塩素イオン（Cl⁻），重炭酸イオン（HCO₃⁻），カルシウムイオン（Ca²⁺），ブドウ糖，アミノ酸の大部分がここで再吸収される．ブドウ糖やアミノ酸は，尿細管細胞膜に存在する輸送体を介し，Na⁺ を伴って再吸収される．このように異なった複数

の物質，イオンを同時に同一方向に輸送する形態を共輸送という．一方，互いに反対の方向に輸送する形態を対向輸送という．

　ヘンレループの上行脚（ループが反転して皮質に向かう部位）には組織学的に前半の細い部分とそれに続く太い部分があり，この太い部分では，Na⁺，K⁺ および Cl⁻ の各イオンを再吸収する共輸送体が存在する．またこのヘンレループ上行脚の太い部分の特徴として水（H₂O）の透過性がないことがあげられ，この水非透過性が髄質の浸透圧を高める原動力となり集合管における尿の濃縮に大切な働きをなしている．

　遠位尿細管は腎皮質に分布し，Na⁺ の再吸収のほか，K⁺ の分泌を担っており，これは副腎皮質から分泌されるホルモンのアルドステロンによって促進調節されている．

　最終段階で尿の濃縮にかかわる集合管では，脳下垂体後葉から分泌される抗利尿ホルモン（バゾプレッシン）の作用により水分子を特異的に再吸収する輸送体が働き，集合管周囲の高浸透圧に従って水が再吸収され，濃縮した尿が生成排泄される．

利尿薬

➡各論 7 章「高血圧」
降圧利尿薬 p. 221

　利尿薬は，うっ血性心不全や浮腫に対して体内の水やナトリウム排泄の促進を目的として使用する場合と，高血圧症に対して降圧効果を期待して使用する場合（「高血圧」の項参照）とがある．目的に応じた利尿薬の選択が必要である．また後者の場合は長期間継続して使用するので，電解質代謝異常などの副作用に十分配慮しなければならない．

　利尿薬は，①ナトリウム再吸収を担う輸送体の働きを直接，あるいは 2 次的に抑制する薬物，②バゾプレッシン（抗利尿ホルモン）受容体拮抗薬，③ナトリウム利尿ペプチド，④薬物自体がもつ浸透圧効果によって水・ナトリウムの移動を制限することで尿量を増加させるのである．ここではネフロン部位別に，主な利尿薬の作用メカニズムについて説明する．

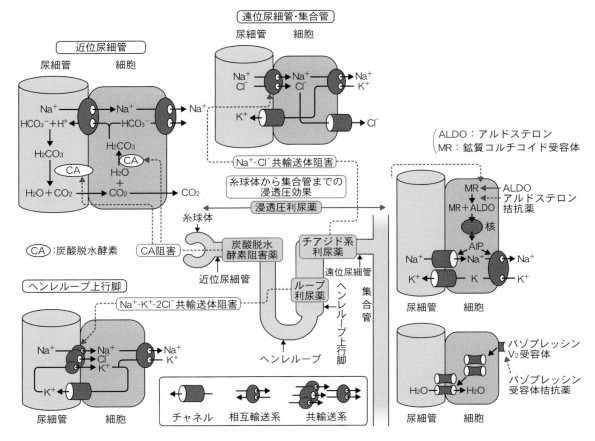

図 8-3　利尿薬のネフロン作用部位と作用メカニズム

薬物・薬理作用・作用機序

●近位尿細管に作用する利尿薬

炭酸脱水酵素阻害薬（アセタゾラミド）

アセタゾラミドは主に近位尿細管の炭酸脱水酵素を阻害することで利尿作用を発揮する．炭酸脱水酵素は，**図 8-3**（左上）に示すように炭酸（H_2CO_3）と二酸化炭素（CO_2）＋水（H_2O）の化学反応をつかさどる．近位尿細管では，細胞質内に存在するタイプと尿細管管腔側の細胞膜に結合するタイプの炭酸脱水酵素がある．

炭酸脱水酵素は腎臓以外にも体内に広く分布しており，その抑制は代謝性アシドーシスなど全身の水・電解質調節に影響を与えることから，炭酸脱水酵素阻害薬は利尿薬として利用されることは少ない．眼圧を下げるために緑内障治療薬として用いられる．

➡炭酸脱水酵素阻害薬
　緑内障 p. 275

●ヘンレループに作用する利尿薬

ループ利尿薬（フロセミド，ブメタニドなど）

ヘンレループ上行脚の太い部分には，Na^+・K^+・塩素イオン Cl^- の共輸送

系が存在しており，H_2O と Na^+ の再吸収を担っている（**図8-3左下**）．ヘンレループの共輸送系は，それぞれ1分子の Na^+ と K^+ および2分子の Cl^- を同時に細胞質内へ輸送するが，ほとんどの K^+ はKチャネルを通じて尿細管腔へ排泄され，再度 Na^+ の再吸収に用いられる．

ループ利尿薬は，この輸送系を阻害するもので，Na^+ の再吸収を抑制するとともに，髄質の浸透圧上昇を抑制して強力な利尿作用を示す．

副作用：最も多い副作用は電解質異常であり，低 Na 血症，低 K 血症には注意を要する．また2価陽イオンの尿排泄も亢進することから，低 Ca 血症や低マグネシウム（Mg）血症を起こす．他に耳鳴り，難聴，めまいなどの聴力・平衡感覚障害や，高尿酸血症，高血糖，脂質異常症などの代謝障害，および消化器症状などの副作用がある．

相互作用：ループ利尿薬と他の薬物との相互作用は次のとおりである．

①ゲンタマイシン硫酸塩などのアミノ配糖体系抗生物質の聴力障害やセファロスポリン系抗生物質の腎毒性を増強する．

②強心薬であるジギタリスは，低 K 血症で中毒を起こしやすい．

③抗躁薬として用いる炭酸リチウムは，ループ利尿薬によって腎臓での再吸収が促進されるので血中リチウム濃度が上昇する．

④痛風治療薬のプロベネシドは尿酸の再吸収抑制により尿酸排泄を促進する薬物である．一方ループ利尿薬により体液量が減少すると尿酸の再吸収が増大する．このため併用した場合は作用の拮抗が起こり，プロベネシドの尿酸排泄作用が減弱する．痛風患者への利尿薬の投与は慎重を要する．

⑤糖尿病治療薬であるスルホニル尿素薬の作用を減弱する．

⑥インドメタシンなどの非ステロイド性抗炎症薬との併用で，利尿作用が減弱する．

●遠位尿細管・集合管に作用する利尿薬

チアジド系利尿薬（トリクロルメチアジド，ヒドロクロロチアジドなど）

チアジド系利尿薬は，遠位尿細管の Na^+ と Cl^- の共輸送系に結合して阻害し，尿量を増加させる（**図8-3中央上**）．降圧利尿薬として使用され，他の降圧薬との多剤併用療法にもよく用いられている．尿路結石再発予防のため，高 Ca 尿症の治療にも用いられる．

◯降圧利尿薬
高血圧 p. 221
多剤併用療法 p. 225

副作用：チアジド系利尿薬の副作用はループ利尿薬とよく似ており，水・電解質異常である低 Na 血症，低 K 血症，低 Mg 血症，代謝性アルカローシスや糖尿病，高尿酸血症，脂質異常症などの代謝異常も起こる．しかし，高 Ca 血症はチアジド系利尿薬の特徴的な副作用である．また，まれに頭痛，眠気，知覚異常などの精神神経症状，食欲不振，悪心，嘔吐，便秘などの消化器症状，骨髄抑制，発疹，光線過敏症などの皮膚症状が現れる．

相互作用：ループ利尿薬と同様にジギタリスや炭酸リチウム使用時の中毒誘発のほか，麻酔薬，ビタミンDの作用増強がある．また，抗不整脈薬であるキニジン硫酸塩水和物との併用で致命的な不整脈を起こすことが報告され

ている．プロベネシドとの併用でチアジド系利尿薬の効果は減弱する．

　　ミネラルコイド受容体（MR）拮抗薬：（スピロノラクトン，エプレレノン，エサキセレノン，フィネレノン）

　遠位尿細管と腎皮質の集合管には鉱質コルチコイドのアルドステロン受容体が豊富である．アルドステロンはNa^+チャネルやNa^+-K^+ポンプなどのイオン輸送を担う蛋白質発現量や機能を亢進させて水やNa^+貯留に働いている．

　MR拮抗薬は，アルドステロンと鉱質コルチコイド受容体の結合を競合阻害して利尿効果を発揮する（図8-3右上）．他の多くの利尿薬は投与後短時間で効果を得ることができるが，MR拮抗薬は蛋白質の合成がかかわるので，作用発現までに時間を要する．また，ループ利尿薬やチアジド系利尿薬のようにK^+の排泄を増加させない特徴があり，むしろ高K血症に留意すべきである．

　臨床試験の成績からMR拮抗薬は主に高血圧治療薬として使用され，慢性心不全患者の生命予後を改善することが報告されている．この効果は，アルドステロンの心筋リモデリング作用を抑制することで説明されている．フィネレノンは，糖尿病を合併するCKD治療薬として承認された．

副作用：副作用では，まず高カリウム血症が重要であり，不整脈などの心臓疾患に対しては特に注意を要する．スピロノラクトンは，ステロイド骨格をもっており，性ホルモンとの関連で，男性では女性化乳房（乳腺の発達がみられること），勃起不全，女性では多毛症，声の低音化，月経異常を起こすことがある．エプレレノンは，性ホルモン関連作用が少ない．

相互作用：降圧薬との併用で作用が増強する．またジゴキシンの腎排泄を低下させる．

●浸透圧利尿薬

　浸透圧利尿薬としては，D-マンニトール，グリセリン，イソソルビドなど，それ自体は薬理作用をもたないが血漿で高浸透圧をもたらす物質が用いられる．浸透圧利尿薬は，腎糸球体で自由にろ過されたあとに再吸収を受けないので，尿細管内で水やNa^+を伴って排出される．利尿薬として使用されることはまれであり，脳浮腫治療薬として使用される．これらを持続的に静脈内投与することで，脳の間質や末梢皮下組織などの浮腫病変から水分を血管内に移行させる．脳出血などの場合は，ただちに点滴静脈内投与を実施して致命的な脳浮腫の進行を抑止する．なお循環血液量が増加するので，うっ血性心不全では投与してはならない．

➡浸透圧利尿薬
　くも膜下出血 p.187
　脳内出血 p.189
　脳梗塞 p.194

副作用：細胞内から細胞外への水の移行も促すために，中枢神経系で作用が現れると，頭痛，悪心，嘔吐などの症状が生じる．

●バゾプレシンV_2受容体拮抗薬（トルバプタン，モザバプタン塩酸塩）

　抗利尿ホルモン（バゾプレシン）が集合管のバゾプレシンV_2受容体に結

合すると cAMP 依存性に水チャネルが活性化されたり，集合管の管腔側膜に移動することにより水の再吸収が起こったりする．このためバゾプレシン V_2 受容体拮抗薬は，水チャネルを抑制することにより電解質の増加を伴わない利尿作用（水利尿作用）を起こす（**図 8-3 右下**）．バゾプレシン受容体拮抗薬は，2006 年にモザバプタン塩酸塩が抗利尿ホルモン不適合分泌症候群（syndrome of inappropriate secretion of antidiuretic hormone：SI-ADH）を適応症に承認された．2010 年には，トルバプタンがループ利尿薬などの他の利尿薬で効果不十分な心不全における体液貯留治療薬として承認された．トルバプタンは，常染色体優性多発性嚢胞腎治療薬としても使用される．

副作用：急激な水利尿により，脱水症状や高ナトリウム血症をきたし意識障害を起こす報告があり，入院監視下での投薬が基本である．

●ナトリウム利尿ペプチド（カルペリチド）

心房性ナトリウム利尿ペプチド（atrial natriuretic peptide：ANP）は，心臓から分泌されるペプチドで血管拡張作用と利尿作用を有する．ANP の発見に続いて BNP（brain natriuretic peptide）と CNP（C-type natriuretic peptide）がアイソフォームとして発見された．カルペリチドは，α 型ヒト心房性ナトリウム利尿ペプチドを遺伝子組み換えで製造したものである．急性心不全または慢性心不全の急性増悪の治療薬として使用される．

副作用：副作用は少ないが，血管拡張作用と利尿作用を有することにより低血圧，右室梗塞，脱水状態には禁忌である．

慢性腎臓病 (chronic kidney disease：CKD)

■ 病態・症状

CKD は，2002 年に国際的に定義された．CKD は，腎障害や腎機能の低下が持続する疾患で，血圧などの血行動態，血糖コントロール不良などの代謝に加え，腎臓の炎症や線維化が要因とされている．また，CKD は心筋梗塞や脳卒中，心不全などの cardiovascular disease（CVD）や，死亡のリスクを上昇させる．

CKD の定義は以下のとおりであり，①，②のいずれか，または両方が 3 カ月以上持続することで診断する．

①尿異常，画像診断，血液，病理で腎障害の存在が明らか．特に 0.15 g/gCr 以上の蛋白尿（30 mg/gCr 以上のアルブミン尿）の存在が重要．

② GFR<60 mL/分/1.73 m^2．なお GFR は日常診療では血清 Cr 値，性別，年齢から日本人の GFR 推算式を用いて eGFR を算出する．

CKD の治療は，腎障害を引き起こす原疾患特異的治療と原疾患によらない一般療法がある．一般療法における薬物療法としては，高血圧や蛋白尿の

管理に ACE 阻害薬・ARB が世界的に広く使用されてきた．最近，ナトリウム・グルコース共役輸送担体 2（sodium-dependent glucose co-transporter 2：SGLT2）阻害薬と非ステロイド型選択的 MR 拮抗薬の一部が CKD 治療薬としてわが国で承認された．

薬物・薬理作用・作用機序

● SGLT2 阻害薬

腎近位尿細管に存在する SGLT2 の阻害薬である．腎小体において原尿中に排泄されたグルコースは，腎の尿細管で 99％ 以上が再吸収されている．腎におけるグルコース再吸収は，主に近位尿細管に発現する SGLT2 によって行われている．SGLT2 阻害薬は，グルコースの再吸収を抑えることで，尿中へのグルコース排泄を促進し，血中のグルコース濃度を低下させると考えられている．2022 年 10 月時点でわが国では 6 種類の SGLT2 阻害薬が糖尿病治療薬として承認されている．そのうち，ダパグリフロジンプロピレングリコール水和物は CKD に適応を有する SGLT2 阻害薬である．また，カナグリフロジン水和物は，2 型糖尿病を合併する CKD に承認された．

●非ステロイド型選択的 MR 拮抗薬

フィネレノンは炎症および線維化を引き起こす MR の過剰活性化を抑えることで，心血管・腎臓障害を抑制すると考えられており，2 型糖尿病を合併する CKD に承認された．既存の MR 拮抗薬としては，スピロノラクトン，エプレレノン，エサキセレノンが「高血圧症」などの適応で臨床使用されているが，CKD の適応はない．

常染色体優性多発性囊胞腎
(autosomal dominant polycystic kidney disease)

■ 病態・症状

両側の腎臓に多数の囊胞が進行性に発症・増大する遺伝性腎疾患である．囊胞の増大とともに腎機能が低下し 60 歳までに約半数が末期腎不全に陥る．

薬物・薬理作用・作用機序

●バゾプレシン V_2 受容体拮抗薬

トルバプタンは，水利尿薬として開発されたが，腎臓で V_2 受容体を介して cAMP 産生を抑制することにより腎囊胞増大を抑制することが確認され，常染色体優性多発性囊胞腎治療薬として使用されている．

神経因性膀胱（neurogenic bladder）と 過活動膀胱（overactive bladder）

■ 病態・症状

　神経因性膀胱とは，膀胱を支配する神経系が障害されることによって引き起こされる下部尿路機能障害の総称で，下部尿路機能障害には，蓄尿障害と排尿障害がある．さらに，両者が複合した病態もある．一方，過活動膀胱は，尿意切迫感を有し，通常は頻尿および夜間頻尿を伴い，切迫性尿失禁を伴うこともあれば伴わないこともある状態と定義されている病態症状症候群である．悪性疾患・結石・下部尿路炎症疾患は，同様の症状を示すが過活動膀胱から除外される．過活動膀胱の原因疾患としては，神経因性と非神経因性に大別され，過活動膀胱の原因として神経因性膀胱があげられる．

　蓄尿するときには，膀胱は，膀胱を形成する筋（排尿筋）が弛緩し，膀胱頸部や尿道括約筋は緊張している（図8-4）．一方，排尿時には排尿筋が収縮し，膀胱頸部や尿道括約筋は弛緩する．この相反する機能を調整しているのが，自律神経系である．交感神経（下腹神経）は膀胱頸部に，副交感神経（骨盤神経）は膀胱（排尿筋）に，また随意神経は外尿道括約筋に分布している．これら3つの神経は，それぞれの刺激によって支配筋が緊張する．

　蓄尿障害と排尿障害に分けて治療薬を紹介する．

薬物・薬理作用・作用機序

●蓄尿障害に使用する薬物

　オキシブチニン塩酸塩，プロピベリン塩酸塩，コハク酸ソリフェナシン，トルテロジン酒石酸塩などの抗コリン薬が使用されている．全身のムスカリン受容体が遮断されることによる副作用を十分に考慮する必要がある．前立

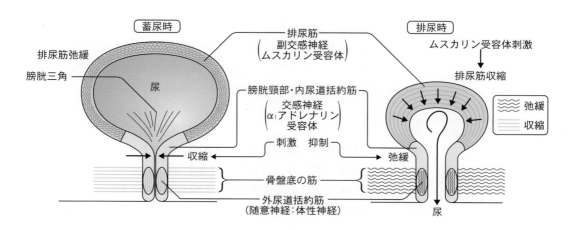

図 8-4　蓄尿，排尿にかかわる受容体の分布

腺肥大症などの排尿障害を合併するものには，α_1受容体遮断薬から始めて抗コリン薬の追加を考える．β_3受容体作動薬が副作用の少ない排尿筋の弛緩薬として開発された．現在，ミラベグロンとビベグロンが臨床応用されている．

●排尿障害に使用する薬物

α_1受容体遮断薬は，膀胱頸部や前立腺平滑筋を弛緩させて尿道抵抗を減弱させて排尿障害を改善する．血管拡張作用の少ない，タムスロシン塩酸塩（α_{1A}＋弱いα_{1D}），ナフトピジル（α_{1D}），シロドシン（α_{1A}）が用いられる．高血圧がある患者には，非選択性α_1受容体遮断薬のウラピジルやプラゾシン塩酸塩が使用される．また，PDE5阻害作用のあるタダラフィルは，尿道，前立腺，膀胱頸部のcGMP濃度を上昇させ尿道抵抗を軽減し前立腺肥大症の治療薬として使用される．排尿筋の収縮力を増強させるためにはコリン作動薬（ベタネコール塩化物）やコリンエステラーゼ阻害薬（ジスチグミン臭化物）が使用される．

➡コリンエステラーゼ阻害薬 p.46

副作用・相互作用

抗コリン薬は，残尿を増やしたり尿閉を引き起こしたりすることがある．また，口渇，便秘，頻脈などの副作用がある．また緑内障，潰瘍性大腸炎，麻痺性イレウスなどには禁忌である．コリン作動薬やコリンエステラーゼ阻害薬は，全身のムスカリン受容体に作用するので，気管支喘息，消化性潰瘍，消化管閉塞では症状を悪化させる．α_1受容体遮断薬は，血圧低下や起立性低血圧を起こす．

前立腺肥大症 (benign prostatic hypertrophy)

■ 病態・症状

前立腺は，膀胱底部に接し男性の後部尿道を輪状に取り巻くように存在する臓器であり，加齢とともに肥大する．前立腺肥大症は，前立腺の腫大により（図8-5）下部尿路閉塞に関連した下部尿路症状（尿勢の低下・尿線途絶・腹圧排尿などの排尿困難，残尿感，頻尿，夜間頻尿）を示す．

薬物・薬理作用・作用機序

●α_1受容体遮断薬（タムスロシン塩酸塩，ナフトピジル，シロドシン）

➡α_1受容体遮断薬 p.47

前立腺と膀胱頸部の平滑筋緊張に関連するα_1アドレナリン受容体を遮断して肥大した前立腺による機能的閉塞を軽減させる．肥大した前立腺に存在するα_1アドレナリン受容体サブタイプの差と臨床試験の有効性から，タムスロシン塩酸塩，ナフトピジル，シロドシンが使用される．

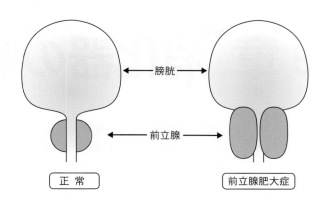

図 8-5 前立腺肥大症

● 5α還元酵素阻害薬（デュタステリド）

前立腺腫が明らかな症例（体積が 30 mL 以上）では，有効性が示されている．PSA（Prostatic Specific Antigen）値に影響を及ぼすために，前立腺癌の見落としに注意が必要である．

●抗アンドロゲン薬（クロルマジノン酢酸エステル，アリルエストレノール）

前立腺肥大症に対して保険適用はあるが，有効性を示す根拠は不十分である．

● PDE5（Phosphodiesterase 5）阻害薬（タダラフィル）

尿道，前立腺，膀胱頸部における cGMP 濃度上昇により平滑筋弛緩させ抵抗が減少して排尿症状が改善する．

副作用

➲ α₁受容体遮断薬の副作用
p. 248

抗アンドロゲン薬の副作用として，性欲減退や性機能障害がある．また乳腺腫脹などの内分泌障害，肝臓および腎臓機能障害，脂質代謝異常，動悸・息切れなどの循環器症状，頭痛・眠気などの精神神経症状，胸やけ・嘔気・下痢などの消化器症状などがある．

第9章 消化器の疾患

　消化器系は，口腔，咽頭，食道，胃，小腸，大腸から構成され，それに付随して唾液腺，歯，肝臓，胆嚢，膵臓などがある．そして食物の摂取，消化・吸収，不要物を排泄する器官である．

胃・十二指腸潰瘍 (gastroduodenal ulcer)

■ 病態・症状

　胃液の酸，ペプシンなどにより胃・十二指腸の粘膜下層まで欠損した状態を潰瘍という．生活（p.4，図1-2）や環境（p.4，表1-2）の影響によって粘膜攻撃因子（胃酸，ペプシン）と粘膜防御因子（粘液，アルカリ分泌，粘膜血流など）の個々の分泌量・作用強度のバランスが崩れることで潰瘍が発症する（図9-1）．

　胃潰瘍の約70％，十二指腸潰瘍の約90％がヘリコバクターピロリ（H. pylori）感染に伴う炎症を背景として発症し，残りの大部分が薬剤〔非ステロイド性抗炎症薬（NSAIDs），アスピリン，副腎皮質ステロイド薬，ビスホスホネート製剤など〕によるもの，ゾリンジャー・エリソン（Zollinger-Ellison）症候群（胃酸分泌刺激ホルモンであるガストリンを産生する腫瘍が主に膵臓に発生し，消化性潰瘍を誘発する），ストレスなどがあげられる．

　主な症状は，心窩部痛（胃潰瘍は食直後，十二指腸潰瘍は夜間空腹時に多い），食欲不振，膨満感，悪心・嘔吐，吐・下血などがあるが，NSAIDs潰瘍のように無症候性のものも多い．

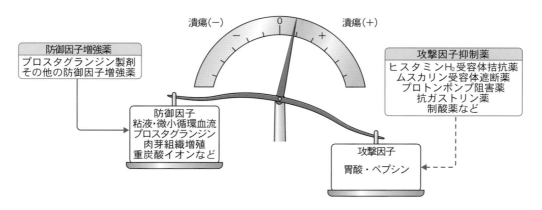

図9-1　潰瘍発症のバランス説

■ 治　療

　薬物療法を中心に，日常生活では精神的・身体的ストレスなどの除去，また，潰瘍の治癒を遅延，再発率を高くするような食事や喫煙は禁止するように指導する．大量出血時には輸液，輸血などの全身的管理を行う．さらに内視鏡的止血や PPI の点滴静注による内科的止血処置も併せて行う．

　初期療法：潰瘍治癒を目的として，胃酸分泌抑制薬（カリウムイオン競合型アシッドブロッカー，ヒスタミン H_2 受容体拮抗薬，プロトンポンプ阻害薬，選択的ムスカリン受容体遮断薬）を中心に，持続的に胃内の pH を 3.0 以上に保ちペプシン活性を抑制する．治療にあたって *H. pylori* 感染・NSAIDs 服用歴の有無の鑑別が重要である．

①カリウムイオン競合型アシッドブロッカー（Potassium Competitive Acid Blocker：P-CAB）

　H^+，K^+-ATPase の K^+ 結合部位に競合的拮抗．PPI より強い胃酸分泌抑制効果，速効かつ持続的である．ボノプラザンフマル酸塩を内服する．

②プロトンポンプ阻害薬（proton pump inhibitors：PPI）

➡プロトンポンプ阻害薬の相互作用
　総論　図 7-5 p. 65
　総論　表 7-6 p. 67

　胃酸分泌抑制薬の第一選択薬である．胃壁細胞の胃酸分泌過程における最終段階のプロトンポンプ（H^+，K^+-ATPase）の SH 基に共有結合して酵素活性を不可逆的に阻害するため，ヒスタミン H_2 受容体拮抗薬より強力で作用時間が長い．オメプラゾール，ランソプラゾールを内服・注射，ラベプラゾールナトリウムを内服，エソメプラゾールマグネシウム水和物を内服で使用する．

③ヒスタミン H_2 受容体拮抗薬（H_2RA）

➡シメチジンの相互作用
　総論　図 7-5 p. 65
　総論　表 7-6 p. 67

　胃壁細胞のヒスタミン H_2 受容体でヒスタミンと競合的に拮抗し，胃液分泌や胃酸分泌を抑制する．その結果，間接的にペプシノーゲン分泌量も低下する．PPI に次ぐ強力な胃酸分泌抑制効果を現す．シメチジン，ファモチジン，ラニチジン塩酸塩，ロキサチジン酢酸エステル塩酸塩を内服・注射．ニザチジン，ラフチジンを内服で使用する．これらの薬物はすべて腎排泄型であり，腎機能低下時や高齢者では血中濃度が上昇することがある．副作用は比較的少ない．また，ヒスタミン H_1 受容体拮抗薬に比べて親水性であるため血液脳関門を通過しにくい．

④選択的ムスカリン（M）受容体遮断薬

➡抗コリン薬 p. 44

　非選択的抗ムスカリン薬（抗コリン薬）は，M_3 受容体遮断による胃腸管運動および胃酸分泌を抑制するが，胃酸分泌阻害には高用量を必要とするので鎮痙薬として用いられる．ブトロピウム臭化物を内服，ブチルスコポラミン臭化物を内服・注射で使用する．軽度の胃運動抑制は，制酸薬の作用を延長するので制酸薬との配合薬として使われる．

➡制酸薬 p. 53
　相互作用 p. 62, 70

　選択的ムスカリン M_1 受容体遮断薬は，胃壁細胞，ECL 細胞（ヒスタミン分泌細胞）の M_1 受容体とアセチルコリンの結合を阻害し，胃酸分泌を抑制する．アトロピン硫酸塩水和物などの抗コリン薬がもつ口渇，排尿困難，散瞳，便秘および頻脈などの副作用はほとんどない．ピレンゼピン塩酸塩水和

物が内服・注射で用いられる.

維持療法：再発防止を目的とする．ヒスタミン H_2 受容体拮抗薬，一部のプロトンポンプ阻害薬が用いられている.

***H. pyroli* の除菌療法**：NSAIDs 服用歴のない *H. pyroli* 陽性潰瘍では，アモキシシリン水和物，クラリスロマイシンと P-CAB もしくは PPI の 3 剤併用にて成功率は 80〜90％程度であり，除菌不成功例に対して，クラリスロマイシン（耐性率約 25％）をメトロニダゾールに変更して除菌成功率は 90％である．潰瘍の再発率は 1〜10％であり，再発抑制効果は特に十二指腸潰瘍では高い.

胃・十二指腸潰瘍治療薬

薬物・薬理作用・作用機序

●攻撃因子抑制薬

制酸薬（胃液の酸性を中和する薬）

胃酸を中和してペプシンの産生およびペプシン活性を抑制する．また粘膜への吸着・被覆作用もある．また，胃内 pH 上昇によりガストリン分泌が亢進し，二次的に胃酸の分泌が促進される（**図 9-2**）.

吸収性の炭酸水素ナトリウム，非吸収性の酸化マグネシウム，合成ケイ酸

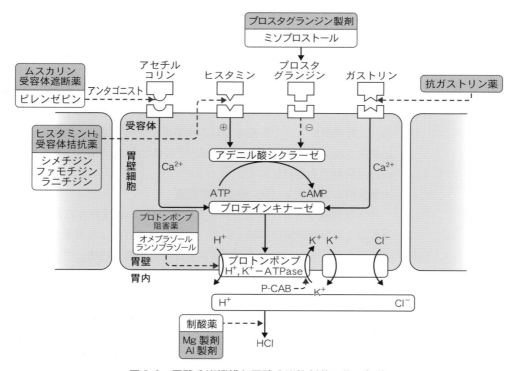

図 9-2　胃酸分泌機構と胃酸分泌抑制薬の作用部位

表 9-1　胃・十二指腸潰瘍治療薬の副作用・相互作用・使用上の注意

		薬物名	副作用	相互作用	使用上の注意・備考
攻撃因子抑制薬	H₂受容体拮抗薬	シメチジン	アナフィラキシー様症状，再生不良性貧血，肝障害，下痢，便秘など	ワルファリン，ベンゾジアゼピン系，抗てんかん薬，三環系抗うつ薬，β受容体遮断薬，Caチャネル遮断薬，抗不整脈薬の作用増強	本剤過敏症には禁忌 腎障害では減量，腹膜透析では除去されない
		ファモチジン		アゾール系薬の作用減弱	本剤過敏症には禁忌，持続時間が長い，内分泌系への影響なし
		ラニチジン塩酸塩		ゲフィチニブの吸収抑制	本剤過敏症には禁忌
	抗コリン薬	ブトロピウム臭化物	ショック，悪心・嘔吐，口渇，頭痛，眼調節障害，排尿困難，心悸亢進，過敏症など	三環系抗うつ薬，MAO阻害薬，抗ヒスタミン薬との併用で本剤の作用増強	緑内障，重篤な心疾患，本剤過敏症・麻痺性イレウス・前立腺肥大による排尿障害には禁忌
		ブチルスコポラミン臭化物			
		アトロピン硫酸塩水和物	ショック，アナフィラキシー様症状，口渇，嚥下障害，皮膚発赤，心悸亢進，瞳孔散大など	抗コリン薬，三環系抗うつ薬，イソニアジド，抗ヒスタミン薬，MAO阻害薬との併用で本剤の作用増強	緑内障，前立腺肥大による排尿障害，麻痺性イレウス・本剤過敏症には禁忌
	M受容体遮断薬	ピレンゼピン塩酸塩水和物	アナフィラキシー様症状，無顆粒球症，口渇，便秘，肝機能異常など		授乳・本剤過敏症には禁忌
	制酸薬	炭酸水素ナトリウム	アルカローシス，Na⁺蓄積による浮腫，胃部膨満など	大量の牛乳・Ca製剤との併用によりミルク・アルカリ症候群，消化管内・体液のpH上昇により併用薬の吸収・排泄に影響	Na摂取制限者には禁忌
		酸化マグネシウム	長期大量投与により高Mg血症，下痢など	大量の牛乳・Ca製剤との併用によりミルク・アルカリ症候群，テトラサイクリン系，ニューキノロン系薬の作用減弱	制酸薬，緩下薬，各種薬剤の配合剤としても使用
		沈降炭酸カルシウム	長期投与で腎・尿路結石，便秘		制酸作用，吸着作用あり
		合成ケイ酸アルミニウム	長期投与で便秘など	テトラサイクリン系，ニューキノロン系薬の作用減弱	透析患者には禁忌．粘膜保護作用，制酸作用あり
		乾燥水酸化アルミニウムゲル	便秘，悪心・嘔吐など		透析患者には禁忌．過剰の胃酸を中和，両性化合物
	プロトンポンプ阻害薬	オメプラゾールランソプラゾール	アナフィラキシー様症状，溶血性貧血，肝障害，発疹，便秘，下痢，頭痛	ジアゼパム，フェニトイン，ワルファリンの作用増強	プロトンポンプに選択的に作用 強力な胃酸分泌抑制作用 本剤過敏症には禁忌
		ラベプラゾールナトリウム		水酸化アルミニウム・水酸化マグネシウムとの併用で本剤の作用減弱，ジゴキシンの作用増強	胃酸分泌抑制
	抗ペプシン薬	スクラルファート	便秘，発疹，蕁麻疹など	テトラサイクリン系，ニューキノロン系薬，ジギタリス，フェニトインの作用減弱．キニジン，クエン酸製剤の作用増強	透析患者には禁忌．胃粘膜保護作用，抗ペプシン作用，制酸作用あり
		エカベトナトリウム水和物	肝機能障害，黄疸，悪心，下痢，便秘など		消化管吸収率低い 授乳には禁忌
	D₂受容体遮断薬	スルピリド	痙攣，パーキンソン症候群，睡眠障害，倦怠感，発疹など	ジギタリスとの併用で本剤の作用減弱，ドパミンとの併用で両作用減弱	プロラクチン分泌性下垂体腫瘍，本剤過敏症には禁忌
		メトクロプラミド	錐体外路症状，眠気，便秘，口渇，発疹など	抗コリン薬との併用で作用減弱	消化管運動促進作用 授乳には禁忌
	P-CAB	ボノプラザンフマル酸塩	高ガストリン血症，細菌過剰繁殖	アタザナビル・リルピビリンと併用禁忌	難治性逆流性食道炎にも有効

表 9-1 つづき

		薬物名	副作用	使用上の注意・備考
防御因子増強薬	プロスタグランジン製剤	ミソプロストール	ショック，腹痛，吐き気，蕁麻疹	妊婦・本剤過敏症には禁忌．PGE$_1$誘導体，NSAIDs 3 カ月以上の投与時に使用
	その他の防御因子増強薬	アズレンスルホン酸ナトリウム水和物	悪心・嘔吐，下痢，便秘など	抗炎症・創傷治癒促進作用あり
		レバミピド	ショック，白血球・血小板減少，黄疸	
		テプレノン	肝障害，黄疸，便秘，頭痛，発疹，総コレステロール値上昇など	
		セトラキサート塩酸塩	便秘，悪心，嘔吐，発疹，肝機能障害など	胃粘膜病変修復作用．抗ウレアーゼ活性
		メタケイ酸アルミン酸マグネシウム配合剤	発疹，蕁麻疹，悪心・嘔吐，肝機能障害など	組織修復作用，胃粘膜保護作用，抗潰瘍作用あり
		乾燥水酸化アルミニウムゲル・酸化マグネシウム・ジサイクロミン塩酸塩配合剤	視調節障害，眼圧亢進，頭痛，口渇，便秘，下痢，長期投与でAl脳症，Al骨症，貧血	緑内障，前立腺肥大による排尿困難，重篤な心疾患，透析患者に禁忌
H. pylori 除菌療法		一次除菌 ランソプラゾール（ボノプラザンフマル酸塩）アモキシシリン水和物 クラリスロマイシン	下痢，軟便，味覚異常，舌炎，口内炎，頭痛など	授乳禁忌．二次除菌はクラリスロマイシンに代えてメトロニダゾールを用いる

MAO：モノアミン酸化酵素，NSAIDs：非ステロイド性抗炎症薬，PGE$_1$：プロスタグランジンE$_1$，P-CAB：カリウムイオン競合型アシッドブロッカー

アルミニウム，乾燥水酸化アルミニウムゲルを内服で，制酸薬同士の配合薬には，水酸化アルミニウムゲル・水酸化マグネシウム配合剤，制酸薬＋抗コリン薬の配合薬としてケイ酸マグネシウム・プロパンテリン臭化物配合剤，乾燥水酸化アルミニウムゲル・酸化マグネシウム・ジサイクロミン塩酸塩配合剤などを内服で使用する．炭酸水素ナトリウムなどの炭酸塩は，中和の際に発生したCO_2ガスが胃粘膜を刺激し，さらに胃酸分泌を促進する（acid rebound）．

$$NaHCO_3 + HCl \rightarrow NaCl + H_2O + CO_2 \uparrow$$

酸化マグネシウムは，Mg^{2+}が胃では難吸収性であるが，腸に達すると炭酸塩を形成し，下痢を起こす可能性がある（緩下剤）．制酸作用は強くかつ遅効性で作用時間も長い．ケイ酸塩は，Al^{3+}やMg^{2+}の作用に加えてゲル状の$SiO_2 \cdot H_2O$が吸着作用，粘膜保護作用をもつ．アルミニウム塩などは即効性ではあるが，制酸作用は弱く作用時間は短い．Al・Mg・Ca・Feなどの重金属類は，ニューキノロン系やテトラサイクリン系との併用で不溶性の錯塩（キレート化合物）を形成し，吸収が阻害されるので服用時間をずらすなどの対策が必要である．

●キレート化合物 p. 61

ガストリン（G）は，胃幽門部 G-細胞から分泌される消化管ホルモンであり，壁細胞を刺激して胃液・塩酸分泌を促進する．

抗ペプシン薬

ペプシンはタンパク分解酵素で，至適 pH は 2.0，pH 4.5 以上で失活する．そして酸から粘膜を守る粘液層を傷害する．本剤は，ペプシンに結合して活性を低下させる．また，潰瘍底タンパク質と結合してペプシンによる消化から粘膜を保護する．スクラルファート，エカベトナトリウム水和物を内服で用いる．スクラルファートは，構造中に Al を含んでいるので制酸作用を有する．しかしアルミニウム脳症やアルミニウム骨症の副作用があり，透析患者には禁忌である．エカベトナトリウム水和物は，抗ペプシン作用，抗 *H. pyroli* 作用により強い抗潰瘍作用をもつ．また，内因性プロスタグランジン量を増加し，胃粘膜保護作用を現す．

ドパミン D_2 受容体遮断薬

→スルピリド
統合失調症 p. 199
ドパミン p. 48

ドパミン D_2 受容体拮抗作用によりアセチルコリンの遊離を介して消化管運動を促進し，消化管粘膜と攻撃因子の接触時間を短縮する．スルピリド，メトクロプラミドを内服・注射で使用する．また，スルピリドは情動に関係する視床下部交感神経中枢抑制作用により胃部血流を改善して治癒を促進する．両者は脂溶性が小さく血液脳関門通過は容易ではないが，長期投与で中枢に移行され錐体外路系障害の副作用が現れるおそれがある．

鎮静薬

ストレス性潰瘍に有効である．抗不安作用により，ストレスなど中枢神経興奮で誘発される胃酸分泌を抑制する．ベンゾジアゼピン系抗不安薬のジアゼパムを内服・注射，クロルジアゼポキシドを内服で使用する．

●防御因子増強薬

防御因子増強薬は粘膜血流・粘液分泌・粘膜増殖・内因性プロスタグランジン増加作用などをもち，粘膜保護・組織修復を亢進する．粘膜血流は，酸素や栄養物質の補給，H^+ や老廃物の排泄，重炭酸イオンの供給などの役割を担っている．

プロスタグランジン（PG）製剤

プロスタグランジン（PG）は消化管粘膜で産生され，サイトプロテクションとよばれる胃粘膜防御作用（低用量）と胃酸分泌抑制作用（高用量）をもっている．特に NSAIDs 起因性潰瘍のうち，NSAIDs の投与中止が不可能な場合に使用する．H_2 ブロッカー，PPI より再発防止効果が強いので，NSAIDs 継続下にも用いられる．PG 製剤は，子宮収縮作用をもつため妊婦には禁忌である．ミソプロストール（PGE_1）を内服で使用する．

その他の防御因子増強薬

これらの薬物は，単独で用いることは少なく，併用されることが多い．

スクラルファート（ショ糖エステル Al 塩）水和物：ペプシン活性抑制，制酸作用（Al^{3+} 含有），粘膜保護作用をもち，内服で用いる．

アズレンスルホン酸ナトリウム：抗炎症，組織修復促進，血管新生促進作用をもち，内服で用いる．

テプレノン：粘液産生増加，胃粘膜 PGE_2・PGI_2 増加，粘膜血流増加作用をもち，内服で用いる．

セトラキサート塩酸塩：粘膜微小循環改善，胃粘膜の PGE_2・PGI_2 生合成増加，粘膜内ペプシノーゲンの活性化抑制・生成抑制，抗カリクレン作用をもち，内服で用いる．

レバミピド：胃粘膜の PGE_2・PGI_2 の生合成促進，活性酸素（$\cdot OH$，O_2^-，${}^1O_2$）消去・産生抑制，胃粘膜保護作用をもち，内服で用いる．

各薬物・副作用・使用上の注意などを**表9-1**に示す．

胆石症 (cholelithiasis)

■ 病態・症状

胆汁成分（脂質，ビリルビン）が胆道内で固まって形成された結石による疾患である．

胆石はその含有成分から①コレステロール胆石，②ビリルビンカルシウム石および黒色石を併せて色素胆石，③その他のまれな胆石に分けられる．コレステロールが多く，胆汁酸・レシチンが少ないとコレステロール過飽和より，コレステロール・リン脂質小胞の融合や凝集が起こり，コレステロール結晶の析出，核形成，胆石結成へとつながっていく．さらに胆囊収縮機能低下，胆汁排泄機能障害なども結石形成の重要な条件である．結石の存在部位から胆囊・総胆管・肝内結石症に分類される．

過剰な脂肪食，肥満，妊娠，過労，高齢化，胆道に感染（特に大腸菌）がある場合などを要因とする．黒色石は溶血性貧血，肝硬変，高カロリー輸液，副甲状腺機能亢進症，弁置換などによるビリルビン代謝が主因となる．

■ 臨床症状

中年，肥満，女性に多い．胆石発作は上腹部や右季肋部に疝痛（特に脂肪食2〜4時間後）が生じる．胆石が総胆管に嵌頓すると，膵液のうっ滞が起こって膵炎を誘発あるいは腸管への胆汁酸の排泄がなくなる閉塞性黄疸を起こす危険が生じる．胆囊炎，胆管炎を併発すると発熱する．

■ 治　療

X線透過性があり（石灰化ほぼなし），胆囊造影で機能良好，直径15 mm以下の小結石の各条件とコレステロール結石の診断を行う．これらが確定された場合①経口胆石溶解療法：ケノデオキシコール酸，ウルソデオキシコール酸を内服する．②体外衝撃波胆石破砕法（extracorporeal shock-wave lithotripsy：ESWL）：コレステロール系胆石で直径30 mm以下，石灰化の

多少あるものも適応となる．消失率は 70〜90％，再発率は 50％以上である．
③胆嚢摘出術，胆管結石症の治療：胆石除去術と胆管炎の治療を行う．

胆道疾患治療薬

薬物・薬理作用・作用機序

図 9-3 を参照．

胆石による疝痛は胆道内圧上昇，胆道壁の炎症性刺激，オッディ括約筋の痙攣などにより起こる．軽度・中等度の痛みには抗コリン薬のブチルスコポラミン臭化物やブトロピウム臭化物を内服する．強い痛みにはアトロピン硫酸塩水和物単独注射あるいは合成非麻薬性鎮痛薬のペンタゾシンを注射で，麻薬鎮痛薬のアヘンアルカロイド塩酸塩を内服・注射で単独または併用投与する．選択的抗ムスカリン（M_3 受容体）薬のチキジウム臭化物は，オッディ括約筋からの灌流量増加，胆嚢内圧減少，胆嚢攣縮抑制，胃痙攣抑制作用があり，軽い痛みに内服で使用する．胆嚢炎，胆管炎などを合併しているときは，抗菌薬を併用する．

利胆薬

肝臓からの胆汁分泌を促進する催胆薬と胆嚢から十二指腸へ胆汁排泄を促す排胆薬に分けられる．催胆薬には胆汁成分はあまり増やさずに，水分を増加させ粘度の低い胆汁分泌を促進する水利胆薬（デヒドロコール酸）と胆汁酸量を増やして胆汁量を増加させる胆汁酸利胆薬（ウルソデオキシコール酸，

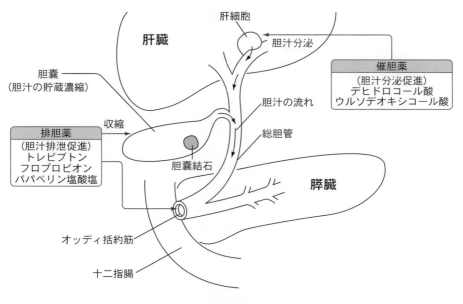

図 9-3　利胆薬の作用点

258 ● 薬理学各論

表 9-2　胆道疾患に用いる薬物の副作用・相互作用・使用上の注意

			薬物名	副作用	相互作用	使用上の注意	備考
利胆薬	催胆薬	胆石溶解薬（胆汁酸利胆薬）	ウルソデオキシコール酸	間質性肺炎，悪心，発疹，下痢，軟便など	経口糖尿病薬の作用増強，コレスチラミン,制酸薬,クロフィブラートとの併用で本剤の作用減弱	完全胆道閉塞，劇症肝炎を悪化させる	利胆作用，肝血流量増加作用，脂肪吸収促進作用あり
			ケノデオキシコール酸	肝機能異常，下痢，軟便，悪心など	経口糖尿病薬の作用増強，制酸薬，コレスチラミンとの併用で本剤の作用減弱	重篤な肝・胆道・膵障害，肝・胆道系閉塞性病変の悪化　妊婦には禁忌	胆汁中コレステロールの溶解促進作用あり，非石灰化コレステロール胆石の溶解
		水利胆薬	デヒドロコール酸	ショック，軟便，下痢，悪心，発熱など		完全胆道閉塞，急性期の肝・胆道疾患，重篤な肝障害，気管支喘息，アレルギー性疾患の悪化　本剤過敏症には禁忌	利胆作用あり
	排胆薬		フロプロピオン	悪心・嘔吐，胸やけ，発疹など			COMT 阻害による鎮痙作用，オッディ括約筋弛緩作用あり
			トレピブトン	発疹，悪心，便秘など		食直後に服用　授乳禁忌	胆石症，慢性膵炎に伴う疼痛ならびに胃腸症状の改善，コリン作用あり
			パパベリン塩酸塩	呼吸抑制，アレルギー性肝障害，発疹，心悸亢進，血圧上昇など	レボドパの作用減弱	房室ブロック（注射），本剤過敏症には禁忌	平滑筋の異常緊張・痙攣抑制作用あり
鎮痛薬			ブチルスコポラミン臭化物	ショック，悪心・嘔吐，口渇，頭痛など	三環系抗うつ薬,MAO阻害薬，抗ヒスタミン薬との併用で本剤の作用増強	緑内障・重篤な心疾患・麻痺性イレウス・前立腺肥大による排尿障害・本剤過敏症・出血性大腸炎には禁忌	
			チキジウム臭化物	口渇，悪心・嘔吐，頭痛，過敏症，ショック，黄疸など		緑内障・重篤な心疾患・麻痺性イレウス・本剤過敏症には禁忌	

COMT：カテコール O-メチル基転移酵素，MAO：モノアミン酸化酵素

　ケノデオキシコール酸）がある．

　排胆薬には，胆囊を収縮するコリン作動薬（トレピブトン）や COMT を阻害して交感神経の緊張を高め，オッディ括約筋を弛緩させて胆汁排泄を促すフロプロピオンを内服で使用する．パパベリン塩酸塩は，Ca^{2+} チャネル遮断やホスホジエステラーゼ阻害による cAMP の分解抑制による平滑筋弛緩作用があり，内服と注射で用いられる．

　各薬物・副作用・相互作用・使用上の注意について**表 9-2** にまとめる．

第10章　呼吸器の疾患

慢性閉塞性肺疾患 (chronic obstructive pulmonary disease：COPD)

■ 病態・症状

　末梢気道を主とした気管支壁肥厚，粘液貯留による内腔の狭小化と肺胞構造の破壊による気腫病変がさまざまな割合で複合的に起こり，進行性である．呼気時の末梢気道の虚脱によって起こる気流閉塞が基本病態である．臨床的には徐々に生じる体動時の呼吸困難や慢性の咳，痰を特徴とする．喫煙，大気汚染，呼吸器感染，粉塵，化学物質や遺伝的素因（α_1 アンチトリプシン欠損症など）などが原因となる．なかでも喫煙は最大の危険因子（90％）である（**図 10-1**）．

■ 治　療　法

　軽度の COPD では，運動や呼吸困難時に短時間作用型の気管支拡張薬を頓服する．中等度では長時間作用型を，重症例では複数の長時間作用型が併用される．高度の気流閉塞で増悪を反復する症例には，吸入ステロイド薬，または喀痰調整薬が併用される．さらに喘鳴，Ⅲ度以上の FEV_1（1 秒量）低下例ではステロイド薬の全身投与を行う．慢性安定期の COPD の管理は，呼吸訓練，運動療法，酸素療法，換気補助療法，栄養療法を必要に応じて行う．

薬物・薬理作用・作用機序

　表 10-1 を参照.
　気管支拡張薬を中心に，原則として内服より副作用が少なく，即効性であ

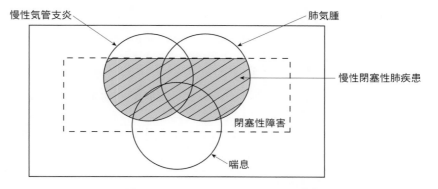

図 10-1　慢性気管支炎，肺気腫，慢性閉塞性肺疾患の関係を示す概念図

（森成元：薬局，50，438-442，1999 より改変）

表 10-1　慢性閉塞性肺疾患治療薬の副作用，相互作用，使用上の注意

適応	分類		薬物名	副作用・相互作用	使用上の注意・備考
慢性気管支炎	気管支拡張薬	交感神経刺激薬 / 交感神経 β 作動薬 — 非選択的 β 作動薬	dl-メチルエフェドリン塩酸塩	重篤な血清K値低下，心悸亢進，不眠など **相互作用** カテコールアミン（アドレナリン，イソプレナリン）など投与中に不整脈，心停止を起こす（併用禁忌）．キサンチン系薬，副腎皮質ホルモン，利尿薬，MAO阻害薬で血清K値低下（併用注意）	カテコールアミン投与中・授乳は禁忌
			イソプレナリン塩酸塩	血清K低下（細胞内へのK$^+$取り込み促進による），心悸亢進（心筋のβ受容体刺激による），振戦（骨格筋のβ$_2$受容体刺激による），便秘（消化管運動の低下による），頭痛など **相互作用** カテコールアミン，エフェドリン製剤投与時に不整脈，心停止を起こすことがある．キサンチン系薬，ステロイド薬，利尿薬で血清K値低下が増強	ジギタリス中毒，カテコールアミンとの併用禁忌
		選択的 β$_2$ 受容体作動薬	インダカテロールマレイン酸塩		COPDの適応があり即効性と持続性をもつ 1日1回吸入
			サルブタモール硫酸塩		本剤過敏症には禁忌．高血圧，甲状腺機能亢進，糖尿病患者には慎重投与 テルブタリン硫酸塩は授乳禁忌
			テルブタリン硫酸塩		
			ツロブテロール		
			プロカテロール塩酸塩水和物		
			フェノテロール臭化水素酸塩		カテコールアミン・本剤過敏症には禁忌．吸入は医師の厳重な管理・監督下で使用
	キサンチン系薬		テオフィリン徐放薬	痙攣，意識障害，動悸，頻脈，アナフィラキシーショックなど **相互作用** 他のキサンチン系薬，中枢興奮薬で増強，フェニトイン，カルバマゼピンで減弱	キサンチン系薬過敏症には禁忌 有効域と中毒域が近い
			アミノフィリン		
	抗コリン薬（M$_3$受容体遮断）		イプラトロピウム臭化物水和物	頭痛，振戦，心悸亢進など	緑内障，前立腺肥大には禁忌
			アクリジニウム臭化物		
	非麻薬性鎮咳去痰薬		チペピジンヒベンズ酸塩	眠気，胃腸障害，過敏症状など	鎮咳・去痰作用あり
			エプラジノン塩酸塩	食欲不振，過敏症状	
	去痰薬	気道分泌促進薬	ブロムヘキシン塩酸塩	胃部不快感など．注射：アナフィラキシーショック様症状，胃腸障害，過敏症状，頭痛など	本剤過敏症には禁忌．気道分泌亢進作用，痰の粘性を低下
			桜皮エキス		非サポニン性配糖体．気道粘液の分泌亢進
		気道粘液溶解薬	アセチルシステイン	気管支閉塞，気管支痙攣，過敏症，発疹，血痰など	
			L-エチルシステイン塩酸塩	頭痛，食欲不振，発疹など	本剤過敏症には禁忌
		気道粘液修復薬	カルボシステイン	肝障害，食欲不振，発疹など	
		気道潤滑薬	アンブロキソール塩酸塩	アナフィラキシー様症状，胃痛，肝障害，嘔吐，過敏症など	本剤過敏症には禁忌．肺サーファクタント分泌作用
肺気腫	副腎皮質ホルモン		プレドニゾロン	副腎皮質ホルモンの副作用は総論7章「ステロイドの副作用」を参照	
	気管支拡張薬		上記項目参照		
	α$_1$-アンチトリプシン欠乏症治療薬		乾燥濃縮人 α$_1$-プロテイナーゼインヒビター		好中球エラスターゼ阻害作用により肺気腫発症を抑制．点滴静注

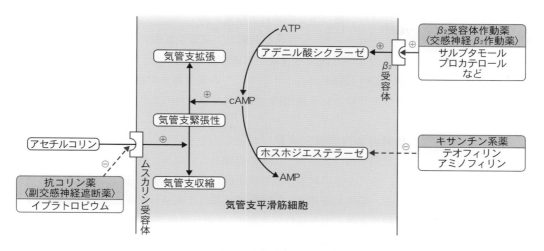

図 10-2　気管支の拡張と収縮・気管支拡張薬の作用点

る吸入薬が用いられる．その他，副腎皮質ステロイド薬，去痰薬や非麻薬性鎮咳去痰薬を使用する．インフルエンザワクチンは，COPD 急性増悪による死亡率を 50％以上低下させる．また，マクロライド系抗生薬長期内服で増悪抑制効果の報告がある．

●気管支拡張薬

　気管支拡張薬には，β_2 受容体作動薬，キサンチン系薬および副交感神経遮断薬（抗コリン薬）がある．一般的に気管支拡張の強さは，吸入抗コリン薬＞吸入 β_2 受容体作動薬＞メチルキサンチンといわれている（**図 10-2**）．

β_2 受容体作動薬

　β_2 受容体に選択性が高いため，β_1 受容体刺激による副作用（心刺激作用，低 K 血症など）は比較的弱い．気管支の β_2 受容体に結合してアデニル酸シクラーゼを賦活化し，ATP をサイクリック AMP（cAMP）に変換して気管支を拡張する．cAMP は，①ヒスタミンなどの気管支収縮物の遊離を阻止・減少させ，②平滑筋弛緩作用を有する．アドレナリン β 受容体作動薬にはdl-メチルエフェドリン塩酸塩が内服・注射，イソプレナリン塩酸塩が吸入・注射で使用される．選択的 β_2 受容体作動薬は，サルブタモール硫酸塩，プロカテロール塩酸塩水和物が内服・吸入，テルブタリン硫酸塩が内服・注射，ツロブテロールが内服・テープなどで臨床応用されている．

キサンチン系薬

　ホスホジエステラーゼⅢ阻害作用により平滑筋細胞内の cAMP 濃度を上昇させ，アデノシン受容体（A_1 受容体）阻害作用により気管支拡張作用を現す．有効安全域は狭いため，$5\sim15\,\mu g/mL$ の血中濃度を維持するように定期的 TDM を行う．テオフィリン徐放薬が内服，アミノフィリンが内服・注射で用いられる．

🔵β 受容体作動薬 p. 46

🔵テオフィリン
　相互作用
　総論　表 7-5 p. 66
　用量と反応 p. 11

➡抗コリン薬 p. 44

抗コリン薬（副交感神経遮断薬）

　ムスカリン M_3 受容体を遮断して気管支拡張作用を現す．気道粘液の粘度を高めないで副交感神経を遮断する短時間型イプラトロピウム臭化物水和物，長時間持続型のチオトロピウム臭化物水和物・アクリジニウム臭化物・グリコピロニウム臭化物・ウメクリジニウム臭化物を吸入する．

●非麻薬性鎮咳去痰薬

　気道粘膜に分泌物，異物の貯留あるいは肺・胸膜・横隔膜などの異常により，そこからの刺激が延髄孤束核にある咳中枢に達し，反射的に咳発作が起こる．鎮咳去痰薬は，鎮咳作用に加えて気道分泌を亢進，気道粘膜線毛上皮運動を亢進して去痰作用を現す．気道分泌促進薬のチペピジンヒベンズ酸塩，エプラジノン塩酸塩を内服，グアイフェネシンを注射で用いる．麻薬性鎮咳薬は痰を伴わない乾性咳に用いられるので，本疾患には適さない．

●去痰薬

　喀痰は気道内の過分泌粘液であり，粘液線毛輸送によって喀出される．本剤は気道分泌の亢進・気道粘液の溶解にて痰の粘稠度を低下させ，気道分泌液の性状を正常化し，肺サーファクタント分泌を促進して容易に喀出させる．

　気道分泌促進薬

塩類去痰薬：炭酸水素ナトリウムを吸入．

刺激性去痰薬：サポニン配糖体を内服．

その他：ブロムヘキシン塩酸塩（漿液性分泌増加）を内服・注射・吸入，チペピジンヒベンズ酸塩，桜皮エキス（非サポニン配糖体），エプラジノン塩酸塩を内服．

　喀痰調整薬

気道粘液溶解薬：アセチルシステインを吸入，L-エチルシステイン塩酸塩を内服．

気道粘液修復薬：カルボシステインを内服．

気道分泌細胞正常化薬：フドステインを内服．

気道潤滑薬：肺サーファクタント分泌を促進し，線毛運動を円滑に維持するアンブロキソール塩酸塩を内服．

慢性気管支炎 (chronic bronchitis)

　気道の慢性炎症により気道の分泌が亢進し，2年以上・慢性的に，ほとんど毎日痰や咳が持続する疾患である．

肺気腫 (pulmonary emphysema)

　呼吸細気管支より末梢の気腔が異常に拡張し，呼吸気管支梢壁あるいは肺

胞壁の破壊を伴う病態をいう．特に中年以降に発症する．原因の 80％以上が喫煙により，進行性である．増悪前に戻すことは困難で，気腫化の進行を阻止することが必要である．

薬物治療

　気道閉塞に対しては気管支拡張薬と副腎皮質ホルモン（中等症から重症の気管支拡張薬不応時の最終的薬物として）を，ATS（米国胸部学会）ではプレドニゾロン 40 mg/日を内服で投与し，約 2 週間後に改善がみられない場合は中断するが，有効例に対しては，漸減して 7.5 mg/日で維持する．
　副作用，相互作用，保管・使用上の注意は，**表 10-1** に示す．

気管支喘息 (bronchial asthma)

■ 病態・症状

　気管支喘息は，①好酸球，肥満細胞，T リンパ球などの炎症細胞とさまざまなメディエイターが関与した気道の慢性炎症性疾患であり，②気道過敏性の亢進，③可逆的気道狭窄を特徴とする．炎症の持続による気道構築の変化（リモデリング）により非可逆性の気道制限を起こすこともある．臨床的には発作性で反復する咳，喘鳴および呼吸困難を示す疾患である．小児・思春期に多いアトピー型と，壮年期以降にみられる非アトピー型に分類される．
　Ⅰ型アレルギーによる発症では，抗原に特異的な Ig E 抗体が多数産生され，感作された肥満細胞が主体となる即時型反応（気道収縮，気道炎症）と好酸球が主体となる遅発型反応（気道収縮，気道炎症，組織障害）が現れる．そこに炎症性・非炎症性のトリガーが複雑にからんで喘息症状が起こる（**図10-3**）．

気管支喘息治療薬

　喘息の治療は重症度や発作状況に応じた段階的薬物療法を行う．発作時の症状改善だけでなく，適切な薬物治療により呼吸機能を正常化し，健常人と変わらない生活を確保することを治療目標とする．治療薬は，①喘息発作や気道閉塞を治療するために短期的に用いる発作治療薬と，②気道炎症を抑制するために継続的に用いる長期管理薬がある．

薬物・薬理作用・作用機序

●発作治療薬（リリーバー）

　治療目標は重篤な低酸素血症補正と気流閉塞（可逆的）をすみやかに改善することである．第一選択薬として使用する短時間作用型吸入 β_2 作動薬（SABA）には，サルブタモール硫酸塩，プロカテロール塩酸塩水和物，フェ

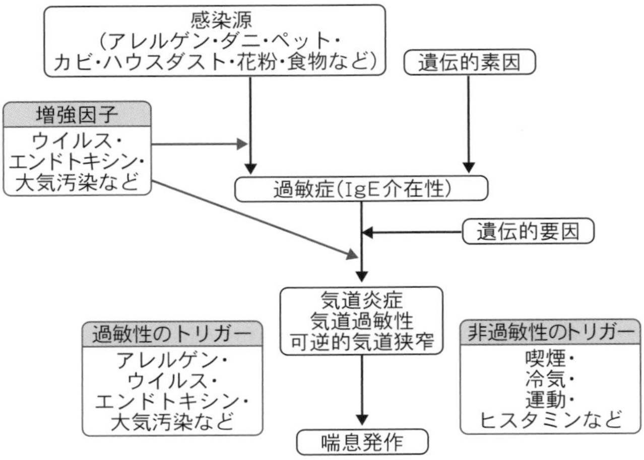

図 10-3　喘息症状の成因

ノテロール臭化水素酸塩などがある．加えてアドレナリン 0.1% 皮下注，アミノフィリン（キサンチン系）点滴静注を行う．効果不十分な場合はヒドロコルチゾン，メチルプレドニゾロンなどのステロイド全身投与（経口または点滴静注）が行われる．ステロイド薬は，T 細胞からのサイトカイン産生抑制，肥満細胞や好酸球減少誘導作用，血管透過性亢進を抑制する．

●長期管理薬（コントローラ）

　喘息症状の軽減や消失および呼吸機能の正常化を目的として用いる薬物である．ガイドラインでは 4 つのステップに分けられ，すべてのステップにおいて吸入ステロイド薬を第一選択薬としている．吸入ステロイド薬の併用薬に長時間作用型気管支拡張薬，抗アレルギー薬などがある．これらの併用薬と高用量吸入ステロイド薬を用いてもコントロール不良の場合には抗体製剤の使用を考慮する（表 10-2）．

吸入ステロイド薬

　吸入ステロイド薬は，気道炎症抑制に最も有用である．本剤にはフルチカゾンプロピオン酸エステル，ブデソニド，シクレソニド，ベクロメタゾンプロピオン酸エステルなどがある．経口ステロイド薬に比較してはるかに副作用が少ない．噴霧により顔にかからないように，吸入後は洗顔やうがいを行い，嗄声，口腔カンジダ，全身性の副作用を防止する．喘息症状の悪化時の経口ステロイド薬による早期治療は，救急時の受診や入院回数の減少につながり，治療に使用するステロイドの総量も少なくする．経口ステロイド薬は大量の吸入ステロイド薬を含めた他の治療法の効果がみられない場合に，短時間の間歇的投与を原則とする．

➡ステロイド薬
副作用 p. 74
作用機序
総論　図 6-6 p. 50
RA p. 123
SLE p. 125
腫瘍 p. 142
皮膚疾患 p. 277

長時間作用型気管支拡張薬

　気道閉塞の改善を目的とする．β_2 作動薬には，プロカテロール塩酸塩水和物の内服・吸入，クレンブテロール塩酸塩の内服，サルメテロールキシナ

表 10-2 喘息治療ステップ

		治療ステップ 1	治療ステップ 2	治療ステップ 3	治療ステップ 4
長期管理薬	基本治療	ICS（低用量）	ICS（低～中用量）	ICS（中～高用量）	ICS（高用量）
		上記が使用できない場合，以下のいずれかを用いる LTRA テオフィリン徐放薬 （症状がまれなら必要なし）	上記で不十分な場合に以下のいずれか1剤を併用 LABA （配合剤の使用可） LAMA LTRA テオフィリン徐放薬	上記に下記のいずれか1剤あるいは複数を併用 LABA （配合剤の使用可） LAMA （配合剤の使用可） LTRA テオフィリン徐放薬 抗 IL-4Rα 抗体	上記に下記の複数を併用 LABA （配合剤の使用可） LAMA （配合剤の使用可） LTRA テオフィリン徐放薬 抗体製剤 経口ステロイド薬
	追加治療	アレルゲン免疫療法（LTRA 以外の抗アレルギー薬）			
増悪治療		SABA	SABA	SABA	SABA

ICS：吸入ステロイド薬，LTRA：ロイコトリエン受容体拮抗薬，LABA：長時間作用型 β_2 刺激薬，LAMA：長時間作用型抗コリン薬，SABA：短時間作用型吸入 β_2 刺激薬，抗 IL-4Rα 抗体：ヒト型抗ヒト IL-4・IL-13 受容体モノクローナル抗体
（日本アレルギー学会 喘息ガイドライン専門部会・監：喘息予防・管理ガイドライン 2021. 協和企画，2021 より引用，改変）

ホ酸塩，ホルモテロールフマル酸塩水和物の吸入などがある．また，キサンチン系薬のテオフィリン徐放薬は抗炎症作用もあり，内服で用いる．

抗アレルギー薬

● 抗アレルギー薬 p. 49，280
● ケミカルメディエーター p. 49

肥満細胞からのケミカルメディエーター（ヒスタミン，セロトニン，ロイコトリエンなど）の遊離抑制，産生・阻害作用がある．

・ケミカルメディエーター遊離抑制薬（酸性抗アレルギー薬）

肥満細胞からのヒスタミン，ロイコトリエン，血小板活性化因子，プロスタグランジンなどの遊離を抑制する．クロモグリク酸ナトリウム，トラニラストなどがある．

・ヒスタミン H₁ 遮断作用のある塩基性抗アレルギー薬（第 2 世代）

● ヒスタミン p. 48

ケミカルメディエーター遊離作用，ヒスタミン H₁ 受容体に競合拮抗することにより，ヒスタミンの生理作用を阻害する．気管支喘息に適応するものにアゼラスチン塩酸塩，オキサトミド，エピナスチン塩酸塩，メキタジンなどがある（表 11-8）．

・ロイコトリエン受容体（LT-R）拮抗薬

LT-R 拮抗薬は，気管支拡張と抗炎症作用を有し，吸入ステロイド薬との併用に有効である．プランルカスト水和物，モンテルカストナトリウムがあり，効果発現には数日から長くて 2～4 週間かかる．

・トロンボキサン A₂（TXA₂）合成酵素阻害薬・受容体拮抗薬

● オザグレルナトリウム p. 214

TXA₂ 合成酵素阻害薬にはオザグレル塩酸塩水和物が，TXA₂ 受容体拮抗薬にはセラトロダスト，ラマトロバンがあり，気道過敏性亢進を抑制する．効果発現はいずれも 2～4 週間を要す．

・Th2 サイトカイン阻害薬

インターロイキン 4（IL-4），IL-5 などの Th2 サイトカイン産生を選択的に抑制することで IgE 産生を特異的に抑制する．効果発現に 6 週間を要する．重症喘息では他薬と併用する．スプラタストトシル酸塩は内服で用いる．

●抗体製剤

いずれも既存治療でコントロール不良の場合に併用する．

抗 IgE 抗体製剤

ヒト化抗ヒト IgE モノクローナル抗体であり，好塩基球・肥満細胞などの炎症細胞の活性化を抑制する．薬物にはオマリズマブがあり，通年性吸入抗原（ダニ，ペット，カビなど）アレルギーをもつ重症喘息に有効である．2 または 4 週間ごとに皮下注．

抗 IL-5 抗体製剤

ヒト化抗ヒト IL-5 モノクローナル抗体である．IL-5 は好酸球の活性化・増殖に関与する．好酸球性喘息に有効である．メポリズマブを注射用蒸留水で溶解し，8 時間以内に皮下注．

抗 IL-5Rα 抗体製剤

ベンラリズマブはヒト化抗ヒト IL-5 受容体 α-モノクローナル抗体である．IL-5 の IL-5α への結合を阻害し，IL-5 の好酸球に対する作用を弱める．また抗体依存性細胞障害（ADCC）活性を有し，好酸球除去効果を併せもつ．遮光，投与 30 分前に室温保管，皮下注．

抗 IL-4Rα 抗体製剤

ヒト型抗ヒト IL-4・IL-13 受容体モノクローナル抗体である．デュピルマブは IL-4Rα サブユニットに特異的に結合することで，好酸球・Th2 細胞・ILC2・マスト細胞による炎症（Type2 炎症）に関与している IL-4 および IL-13 のシグナル伝達を阻害する．2 週間隔で皮下注．

各薬物の副作用，相互作用，使用上の注意について**表 10-3** に示す．

表 10-3　気管支喘息治療薬の副作用，相互作用，使用上の注意

分類		薬物名	副作用	相互作用	使用上の注意・備考
発作治療薬	気管支拡張薬	短時間作用型 β_2 作動薬 副交感神経遮断薬 キサンチン系薬	慢性閉塞性肺疾患の表 10-1 を参照		
	副腎皮質ホルモン	ヒドロコルチゾン メチルプレドニゾロン ベタメタゾン	副腎皮質ホルモンの副作用は総論 7 章「ステロイドの副作用」を参照		
長期管理薬	吸入ステロイド薬	ベクロメタゾンプロピオン酸エステル	口腔・咽頭カンジダ症，嗄声，緑内障・白内障，皮膚の菲薄化・易出血性，副腎機能抑制，骨粗鬆症など		全身真菌症・本剤過敏症などには禁忌．エアゾルの吸入用ステロイド
		フルチカゾンプロピオン酸エステル	吸入後は，口腔内に残った薬は副作用発現の原因となるため必ずうがいをする		深在性真菌症・本剤過敏症には禁忌．ドライパウダー・エアゾールの吸入．抗炎症力最強
		ブデソニド			深在性真菌症・本剤過敏症には禁忌．ドライパウダーの吸入
	長時間作用型気管支拡張薬 β_2 作動薬	クレンブテロール塩酸塩	血清 K 値低下，振戦，頭痛，動悸，悪心，食欲不振など	カテコールアミン系薬投与中に不整脈，心停止を起こす キサンチン系薬，副腎皮質ホルモン，利尿薬で血清 K 値低下	下部尿路閉塞・本剤過敏症・授乳禁忌，持続性
		サルメテロールキシナホ酸塩	重篤な血清 K 値低下，過敏症，心悸亢進，振戦，悪心，頭痛など		本剤過敏症には禁忌．ドライパウダーの長時間作用型（12 時間持続），遅効性のため，喘息の発作止めではない
	抗アレルギー薬	ケミカルメディエーター遊離抑制薬（酸性） クロモグリク酸ナトリウム	気管支喘息に使用：咽喉頭刺激，PIE 症候群，気管支痙攣，アナフィラキシー様症状など		本剤過敏症には禁忌．皮膚・呼吸器のアレルギー反応を抑制 トラニストは妊婦・授乳禁忌
		トラニラスト	肝障害，膀胱炎症状，腎障害，白血球減少など	ワルファリンの作用増強	
		上記に加えてヒスタミン H₁ 遮断作用あり（塩基性） アゼラスチン塩酸塩	口渇，眠気，倦怠感，トランスアミナーゼ上昇，過敏症など	中枢神経抑制薬・アルコールで中枢抑制作用増強	気管支喘息の発作は軽減しない，眠気を催すので注意．LT・ヒスタミンなどの遊離抑制 オキサミドは妊婦禁忌
		オキサトミド	肝障害，アナフィラキシー様症状，血小板減少，眠気，食欲不振など		
		エピナスチン塩酸塩	肝障害，黄疸，血小板減少など		SRS-A 遊離抑制，LTC₄・PAF 誘発抑制 眠気あり　授乳禁忌
		メキタジン	ショック，肝障害，血小板減少，黄疸など	中枢神経抑制薬・抗コリン薬で作用増強．メトキサレンで光線過敏症	緑内障・前立腺肥大には禁忌．ケミカルメディエータ拮抗・遊離抑制作用 眠気あり　授乳禁忌

表 10-3　つづき

<table>
<tr><th colspan="2">分類</th><th>薬物名</th><th>副作用</th><th>相互作用</th><th>使用上の注意・備考</th></tr>
<tr>
<td rowspan="7">長期管理薬</td>
<td rowspan="5">抗アレルギー薬</td>
<td rowspan="2">ロイコトリエン受容体拮抗薬</td>
<td>プランルカスト水和物</td>
<td>アナフィラキシー様症状,白血球・血小板減少症,肝障害,発疹,悪心,発熱など</td>
<td>CYP3A4代謝薬・阻害薬で本剤・併用薬ともに作用増強</td>
<td>本剤過敏症には禁忌.気道収縮抑制作用</td>
</tr>
<tr>
<td>モンテルカストナトリウム</td>
<td>アナフィラキシー様症状,血管浮腫,瘙痒感,頭痛,痙攣,口渇など</td>
<td>フェノバルビタールで本剤作用減弱</td>
<td>本剤過敏症には禁忌.CysLT$_1$受容体に選択的結合し,ケミカルメディエーター遊離抑制</td>
</tr>
<tr>
<td rowspan="2">トロンボキサンA$_2$阻害薬・受容体拮抗薬</td>
<td>オザグレル塩酸塩水和物</td>
<td>発疹,瘙痒感,嘔吐,腹痛,食欲不振,心悸亢進,出血傾向など</td>
<td>抗血小板薬,抗凝固薬,血栓溶解薬の作用増強</td>
<td>小児・本剤過敏症には禁忌</td>
</tr>
<tr>
<td>セラトロダスト</td>
<td>肝障害,発疹,食欲不振,口渇,味覚異常,出血傾向,頭痛など</td>
<td>溶血性貧血を起こす薬物で貧血発現.アスピリンで本剤の作用増強</td>
<td>定期的に肝機能検査.持続性.授乳は禁忌</td>
</tr>
<tr>
<td>Th2サイトカイン阻害薬</td>
<td>スプラタストトシル酸塩</td>
<td>カプセル:肝障害,嘔気,発疹,瘙痒感など,ドライシロップ:鼻出血など</td>
<td></td>
<td>授乳・本剤過敏症には禁忌.IL-4,IL-5,IgE抗体産生抑制</td>
</tr>
<tr>
<td rowspan="2">抗IgE抗体</td>
<td>ヒト化抗ヒトIgEモノクローナル抗体</td>
<td>オマリズマブ</td>
<td>ショック,アナフィラキシー,注射部位の紅斑・腫脹・疼痛・出血,頭痛など</td>
<td></td>
<td>投与後16週で効果検討.溶解後8時間以内に皮下注.</td>
</tr>
</table>

PIE 症候群:肺好酸球症,　PAF:血小板活性化因子,　LT:ロイコトリエン,　CysLT$_1$:システイニルロイコトリエン 1 型
LTC$_4$:ロイコトリエン C$_4$, CYP 3 A 4:チトクロム P-450 の一種, IL:インターロイキン, Th2:タイプ 2 ヘルパー T 細胞
IgE:免疫グロブリン E,　SRS-A:slow release substance-A

第11章　感覚器の疾患

めまい（メニエール病：Ménière disease）

■ 病態・症状

　メニエール病の本態は内耳の内リンパ水腫である．内耳は聴覚をつかさどる蝸牛と平衡機能に関与する前庭迷路（三半規管，耳石器）からなっている．

　内リンパ水腫によって前庭と蝸牛の感覚細胞が障害されて突発的に激しい回転性のめまいと同時に耳鳴り，難聴や耳閉感などの蝸牛障害症状の発作が繰り返す．内リンパ水腫は内リンパ液の産生と内リンパ嚢における内リンパ液の吸収の不均衡により生じると考えられている．内リンパ水腫は主に一側性であるが，両側性に移行する場合も 20〜30％存在する．

　内リンパ水腫の発生する機序は不明であるが，疫学的にメニエール病の発症にはストレスが強く相関している．メニエール病は発作性の耳鳴り，進行性難聴，反復する回転性めまいに嘔気・嘔吐や冷汗などの自律神経症状を伴う．また，眼振が観察されることが多い（表 11-1）．

■ 治　　療

　薬物投与に先立って，特に頭位の変化によってめまいが増減するので，最もめまいの少ない頭位を選ぶことが大切である．しばしば，精神的要素がめまいの誘因ともなるので，心身両面の安静や生活条件の改善も望まれる．第四脳室底部の化学受容器引金帯（chemoreceptor trigger zone：CTZ）が刺激されると，この刺激が迷走神経背外側付近にある延髄の嘔吐中枢に伝わり嘔吐が起こる（図 11-1）．

●制吐薬

→ 5-HT$_3$ 受容体 p. 50

　作用点別に中枢性，末梢性，中枢性・末梢性制吐薬に分類される．中枢性制吐薬は嘔吐中枢や化学受容器引金帯を抑制する．末梢性制吐薬は，主に消化管刺激などの反射性嘔吐を遮断する（表 11-2）．

表 11-1　めまいの分類

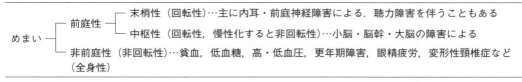

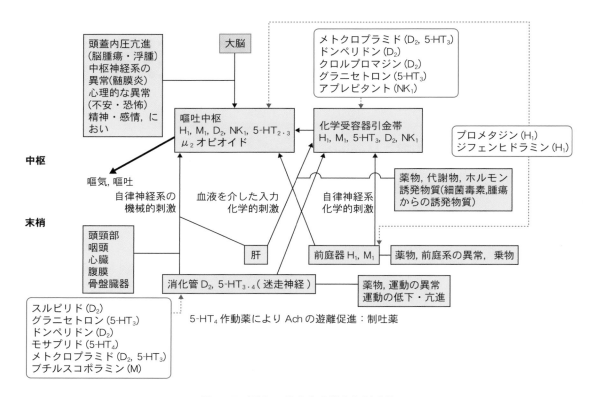

中枢

末梢

図 11-1　悪心・嘔吐発現機序と制吐薬

●対症療法としての鎮暈薬

　抗めまい薬

　　内耳の毛細血管を拡張させて内耳循環障害を改善するとともに，脳循環改
善作用も有し，種々のめまいに有効なベタヒスチンメシル酸塩を内服で使用
する．また椎骨脳底動脈の循環改善作用・前庭神経路の調整作用・眼振抑制
作用をもつジフェニドール塩酸塩を内服で用いる．ジフェンヒドラミン・ジ
プロフィリン配合薬は，前庭神経の興奮を鎮めてめまいを抑える．めまい急
性期（発作期）に内服薬が使用できないときに7%炭酸水素ナトリウム注を
静注，点滴静注する．CO_2による血管拡張作用，虚血に対する抵抗性の増加，
虚血による局所アシドーシスの改善，高浸透圧による効果などの機序が考え
られる．

　　交感神経作動薬（β受容体作動薬）

●β受容体作動薬 p. 46
　　脳血管拡張作用・心送血量増加作用により脳循環改善作用を示す．また，
内耳血流改善・Na^+-K^+交換機能の亢進作用により内耳液の産生・吸収機構
を正常化するイソプレナリン塩酸塩徐放薬が内服で用いられる．

●脳循環・代謝改善薬

●脳循環・代謝改善薬 p. 193
　　椎骨脳底動脈循環不全によるめまいやしびれの治療に，脳血管拡張作用・
脳循環改善作用をもつニセルゴリン，イフェンプロジル酒石酸塩およびイブ

表 11-2　メニエール病治療薬の副作用，相互作用，使用上の注意

分類		薬物名	副作用	相互作用	使用上の注意・備考
制吐薬	フェノチアジン系抗精神病薬（ドパミンD_2受容体遮断薬）	クロルプロマジン塩酸塩	再生不良性貧血，溶血性貧血，遅発性ジスキネジア，肝障害，白血球減少症，血小板性紫斑病，不眠など	アドレナリン（併用禁忌），中枢神経抑制薬，降圧薬，アトロピン様薬，有機リン殺虫剤，リチウム，ドンペリドン，メトクロプラミドで本剤・併用薬ともに増強，レボドパ，ブロモクリプチンメシル酸塩で本剤・併用薬ともに減弱（併用注意）	アドレナリン投与中，昏睡状態，循環虚脱状態，中枢神経抑制薬の強い影響下の患者には禁忌 [備考] 危険を伴う機械の操作などには注意，嘔吐症状を不顕性化
		ペルフェナジン	麻痺性イレウス，遅発性ジスキネジア，角膜・水晶体の混濁，頻脈，白血球・顆粒球減少，肝障害，不眠など		
		プロクロルペラジン			
	ヒスタミンH_1受容体拮抗薬	プロメタジン塩酸塩	乳児突然死症候群，乳児睡眠時無呼吸発作，発疹，光線過敏症，肝障害，白血球・顆粒球減少症，悪心，嘔吐など	抗コリン薬で腸管麻痺，麻痺性イレウス，中枢神経抑制薬で本剤・併用薬とも増強，アルコールで増強	フェノチアジン系薬過敏症，昏睡状態，中枢神経抑制薬投与中，緑内障，前立腺肥大には禁忌 [備考] 作用緩和，鎮静作用強い
		ジメンヒドリナート	眠気，頭痛，手足のしびれ・振戦，不眠，発疹，光線過敏症，口渇，疲労感など	MAO阻害薬で本剤・併用薬とも増強（併用禁忌），中枢神経抑制薬，アルコール，アミノ配糖体系薬（難聴を不顕性化）で本剤・併用薬とも増強（併用注意）	MAO阻害薬服用中・ジフェニルメタン系化合物過敏症には禁忌
		ジフェンヒドラミン・ジプロフィリン配合薬	動悸，頭重感，倦怠感，口渇，過敏症など	中枢神経抑制薬，MAO阻害薬，アルコールで本剤・併用薬とも増強，キサンチン系薬，中枢神経興奮薬の作用増強	緑内障，前立腺肥大には禁忌
	5-HT_3受容体遮断薬	グラニセトロン塩酸塩	アナフィラキシー様症状，発疹，頭痛，肝障害，発熱など 注射：発赤，不眠，めまい，頻脈，顔面潮紅など		本剤過敏症・授乳は禁忌 [備考] 抗腫瘍薬・放射線照射時の制吐
		オンダンセトロン塩酸塩水和物	ショック，アナフィラキシー様症状，てんかん様発作など 注射：動悸，発汗など	CYP3A4誘導体の併用で作用減弱	本剤過敏症・授乳は禁忌 [備考] 抗腫瘍薬投与時の制吐
		パロノセトロン塩酸塩	ショック，アナフィラキシー，便秘		1週間未満の間隔で再投与禁 [備考] 抗腫瘍薬投与時の制吐

（次頁へつづく）

表 11-2 つづき

分類		薬物名	副作用	相互作用	使用上の注意・備考
制吐薬	ドパミンD₂受容体遮断薬	ドンペリドン	ショック, アナフィラキシー様症状, 意識障害, けいれん, 肝機能障害, 女性化乳房, 錐体外路症状など	抗コリン薬で作用減弱, フェノチアジン系・ブチロフェノン系で内分泌機能調節異常や錐体外路症状	妊婦・消化管出血・機械的イレウス・PRL 分泌性の下垂体腫瘍には禁忌, めまい・ふらつき 備考 運転に注意
		メトクロプラミド	ショック, アナフィラキシー様症状, 悪性症候群, 意識障害, 遅発性ジスキネジア, 無月経, 痙攣など		褐色細胞腫・消化管出血・穿孔・器質的閉塞・授乳は禁忌, ねむけ・ふらつき・めまい 備考 運転に注意
	ニューロキニンNK₁受容体遮断薬	アプレピタント	皮膚粘膜眼症候群, アナフィラキシー, 穿孔性十二指腸潰瘍など		併用のステロイドは 50% 減量 備考 抗腫瘍薬投与時の制吐
鎮暈薬	抗めまい薬	ベタヒスチンメシル酸塩	悪心・嘔吐, 発疹など		
		ジフェニドール塩酸塩	発疹, 口渇, 散瞳, 動悸, 胸やけなど		本剤過敏症, 重篤な腎障害には禁忌
	交感神経作動薬	イソプレナリン塩酸塩	重篤な血清K低下, 発疹, 心悸亢進, 頭痛など	β₂受容体作動薬で不整脈を, 副腎皮質ホルモン, キサンチン系薬, 利尿薬で血清K低下（併用注意）	重篤な冠動脈疾患・カテコールアミン・メチルエフェドリン・エフェドリン投与中は禁忌
	制酸薬	炭酸水素ナトリウム	表 9-1 参照（p. 253）		
脳循環・代謝改善薬	狭義	ニセルゴリン	食欲不振, 肝障害, 下痢, 便秘など		頭蓋内出血後止血が終了していない場合・ニセルゴリンは授乳禁忌 備考 脳神経機能改善作用あり
	その他	イフェンプロジル酒石酸塩	胃腸障害, 頭痛, 肝障害, 動悸など	血小板粘着・凝集抑制作用があるので出血傾向をもつ薬物で減弱	
		アデノシン三リン酸二ナトリウム水和物	悪心, 頭痛など 注射：ショック様症状	ジピリダモールでアデノシンの血中濃度上昇	脳出血直後の注射は禁忌 備考 血管拡張作用により, 脳血流増加作用あり
その他	浸透圧利尿薬	イソソルビド	食欲不振, 悪心, 嘔吐, 下痢など		急性頭蓋内血腫には禁忌. 頭部外傷・脳腫瘍に起因する脳圧亢進時の脳圧降下, 緑内障の眼圧降下作用あり

MAO：モノアミン酸化酵素, 5 HT：5-ヒドロキシトリプタミン, PRL：プロラクチン

ジラストを内服で用いる. また, アデノシン三リン酸二ナトリウム水和物は, 脳・心・胃・内耳の血管拡張による血流を増加させ, 内耳機能障害を改善する. 内服・注射で用いる.

各薬物の副作用, 相互作用, 使用上の注意などを表 11-2 に示す.

緑内障 (glaucoma)

■ 病態・症状・分類

毛様体上皮で産生される眼房水は、眼房を循環し水晶体・角膜の栄養と酸素を与え、眼圧を維持している。房水の流出は隅角にある線維柱帯からシュレム管（主経路…房水の 80〜95%）、一部は毛様体筋の間隙を経て後方のぶどう膜・強膜（房水の 5〜20%）より静脈へ排出される。眼圧の上昇は房水の産生増加あるいは排出障害により起こる。眼圧上昇が持続すれば、視神経と網膜の接合部で視神経の圧迫萎縮を起こし視野障害や視力低下が生じ、最終的に失明に至る。眼圧上昇の原因から先天性、原発性および続発性に、また隅角部の状態から開放隅角と閉塞隅角に分類される。また、正常眼圧（10〜20 mmHg）緑内障（normal tension glaucoma：NTG）も増加している。この原因は、視神経の血流障害や先天的な視神経乳頭（視神経の眼内部）の脆弱性によるものと考えられている（**表 11-3**）。

①原発開放隅角緑内障 (primary open-angle glaucoma：POAG)

前房隅角に異常はないが、線維柱帯が目詰りを起こしシュレム管への眼房水排出ができないために、眼圧が正常よりも高く視神経乳頭陥凹や緑内障性視野障害を起こす。両眼性に進行し、眼圧が正常化されても視野障害は悪化していくので注意が必要である。

②原発閉塞隅角緑内障 (primary angle-closure glaucoma：PACG)

瞳孔ブロックと虹彩周辺部の異常などにより前房隅角が狭くなる。さらに閉塞し、前房から線維柱帯への眼房水移動が障害されるため眼圧が上昇する。40 歳以上の女性に多く、隅角閉塞が進行すれば急性発作を起こし（眼圧 50 mmHg 以上）、強い眼痛、嘔吐、腹痛などを自覚する。虹輪視、霧視および視力低下がみられる。治療が遅れると短時日のうちに失明の危険がある。

③先天緑内障 (congenital glaucoma：CG)

開放隅角で線維柱帯やシュレム管の形成不全のために起こるものである。特に 3 歳以下で眼圧が上昇する場合に眼球（とくに角膜）が大きく発育して、牛眼（または水眼）とよばれる。生後数年して発病する場合を若年性緑内障とよぶ。治療は、房水流出路の先天的障害を手術的に除去する。

表 11-3　緑内障の分類

先天性	早発型（牛眼または水眼）	
	晩成型（若年性緑内障）	
後天性	原発性	開放隅角緑内障：POAG
		閉塞隅角緑内障：PACG
	続発性	開放隅角緑内障（ステロイド緑内障，ポスナー・シュロスマン症候群など）
		閉塞隅角緑内障（炎症，腫瘍など）

④**高眼圧症**（ocular hypertension：OH）

　眼圧が 21 mmHg 以上であっても視神経，視野障害のないものをいい，緑内障ではない．40 歳以上にみられる．治療は 25 mmHg 以上の高眼圧がある場合は，20 mmHg 以下を目標に点眼投与を行う．

⑤**続発緑内障**（secondary glaucoma）

　眼炎症，眼腫瘍，糖尿病などの眼病変で眼圧亢進によって緑内障を起こしたもので，緑内障の約 1/3 を占める．眼疾患の治療および眼圧降下を試みる．

緑内障治療薬

⮕炭酸脱水酵素阻害薬 p. 242

　POAG では，薬物治療，手術療法などがあるが，初期には点眼治療が中心となる．点眼薬は副交感神経作動薬，交感神経作動薬，交感神経 α・β 受容体遮断薬，交感神経 β 受容体遮断薬，プロスタグランジン系薬および炭酸脱水酵素阻害薬がある．点眼で眼圧をコントロールできない場合，アセタゾラミドの内服を開始する（**図 11-2**）．

　PACG では，外科的治療が基本である．急性発作，眼痛，充血，頭痛，悪心・嘔吐などをきたした場合，ピロカルピン塩酸塩点眼液（0.5～4%）をただちに頻回投与し，高浸透圧の D-マンニトール（20%），グリセリン（10%）の点滴静注や炭酸脱水酵素阻害薬の内服，注射を行い房水流出の促進や房水産生を抑制して眼圧低下を促す．交感神経作動薬は，散瞳作用を有するので禁忌である．点眼薬は，単剤から開始し十分な眼圧降下が得られない場合は，多剤の併用を試みる．

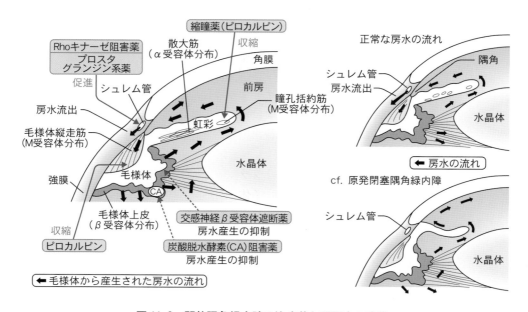

図 11-2　開放隅角緑内障の治療薬と眼房水の流路

縮瞳薬（副交感神経作動薬）

➡コリン作動薬 p. 44

コリン作動薬のピロカルピン塩酸塩（0.5〜4％），コリンエステラーゼ阻害薬のジスチグミン臭化物（0.5, 1％）を使用する．ピロカルピン塩酸塩はムスカリン受容体（M_2，M_3 受容体）が分布している瞳孔括約筋を収縮させて縮瞳を起こす．縮瞳することによって毛様体が薄くなり，前房隅角が広がる．その結果，シュレム管が拡張されて房水排出を促し，眼圧を低下する．

交感神経作動薬

毛様体突起部での cAMP の増加により房水産生が一時的に増加，そののち cAMP の減少に従い房水産生が低下．次いで β 受容体刺激反応が起こり，房水流出が増大する．アドレナリンのプロドラッグであるジピベフリン塩酸塩（0.04, 0.1％），α_2 受容体作動薬のブリモニジン酒石酸塩（0.1％）がある．

交感神経遮断薬

➡β 受容体遮断薬 p. 47

毛様体突起部の交感神経 β 受容体と可逆的に結合し，cAMP が減少して房水産生を抑制する．β 受容体遮断薬にチモロールマレイン酸塩持続性製剤（0.25, 0.5％），カルテオロール塩酸塩（1, 2％）があり，眼圧降下は大きく，瞳孔径や調節，屈折に影響しないので第一選択薬として用いられる．心臓や気管支への副作用に注意する．α および β 受容体遮断薬としてニプラジロール（0.25％），α_1 および β 受容体遮断薬にレボブノロール塩酸塩（0.5％）が

➡α_1 受容体遮断薬 p. 47

あり，α_1 受容体遮断薬にブナゾシン塩酸塩（0.01％）がある．

プロスタグランジン系薬

プロスタグランジン $F_2\alpha$ 誘導体のラタノプロスト（0.005％）やトラボプロスト（0.004％），イオンチャネル開口薬のイソプロピルウノプロストン（0.12％）が使用される．一般的に全身作用が少なく，房水のぶどう膜・強膜流出促進による眼圧降下作用に優れていて第二選択薬である．またオミデネパグイソプロピル（0.002％）は，プロスタノイド EP_2 受容体に選択的に作動し，房水のぶどう膜・強膜および線維柱帯流出を促進する．タフルプロスト（0.0015％）は，プロスタノイド FP 受容体に作用，1 日 1 回で眼圧下降が最大．房水のぶどう膜・強膜流出促進．角膜中のエステラーゼにより加水分解され，生成したカルボン酸が本体であるプロドラッグ，正常眼圧緑内障に有効．

炭酸脱水酵素（carbonic anhydrase：CA）阻害薬

➡炭酸脱水酵素阻害薬 p. 242

ドルゾラミド塩酸塩（0.5, 1％），ブリンゾラミド（1％）がある．毛様体にある炭酸脱水酵素 II 型を特異的に阻害し，房水産生を抑制する．アセタゾラミドを内服で，アセタゾラミドナトリウムを静注・筋注で使用する．細胞外液の浸透圧を高め，硝子体，房水からの液の流出を促進する浸透圧利尿薬のイソソルビドを内服投与する．

Rho キナーゼ阻害薬

リパスジル塩酸塩水和物（0.4％）は，蛋白リン酸化酵素の 1 種 Rho キナーゼを阻害して，房水の線維柱帯–シュレム管流出を促進する．他薬無効時に点眼する．

各薬物の副作用，相互作用，使用上の注意などを**表 11-4** に示す．

表 11-4　緑内障治療薬の副作用，相互作用，使用上の注意

分　類	薬物名	副作用	相互作用	使用上の注意・備考
縮瞳薬	ピロカルピン塩酸塩	長期使用で眼類天疱瘡，眼瞼炎，瘙痒感，白内障，結膜充血，悪心・嘔吐など		虹彩炎には禁忌
	ジスチグミン臭化物	小児に長期使用で虹彩嚢腫，結膜炎，眼痛	脱分極性筋弛緩薬の作用増強（併用禁忌），コリン作動薬で本剤・併用薬ともに増強，抗コリン薬の作用減弱（併用注意）	脱分極性筋弛緩薬投与中，前駆期緑内障には禁忌
交感神経作動薬	ジピベフリン塩酸塩	長期使用で眼類天疱瘡，頭痛，心悸亢進，過敏症など	三環系抗うつ薬，MAO阻害薬で血圧上昇	授乳は禁忌，房水産生抑制・散瞳作用あり
α_2 受容体作動薬	ブリモニジン酒石酸塩	アレルギー性結膜炎，眼瞼炎	降圧薬で降圧増強，中枢神経抑制薬で鎮静効果増強	2歳未満の幼児・授乳は禁忌，ぶどう膜・強膜流出促進作用も有す
β 受容体遮断薬	チモロールマレイン酸塩持続性製剤	長期使用で眼類天疱瘡，気管支痙攣，呼吸不全，うっ血性心不全，脳虚血など	β 受容体遮断薬・Caチャネル遮断薬・カテコールアミンで本剤・併用薬ともに増強	気管支喘息・気管支痙攣・コントロール不十分な心不全・心原性ショック・本剤過敏症・重篤なCOPD・授乳は禁忌，ニプラジロールはぶどう膜・強膜流出促進作用も有す
	カルテオロール塩酸塩			
$\alpha\beta$ 受容体遮断薬	ニプラジロール	喘息発作，結膜充血，頭痛など		
$\alpha_1\beta$ 受容体遮断薬	レボブノロール塩酸塩	角膜炎，結膜充血，瘙痒感，頭痛など		
α_1 受容体遮断薬	ブナゾシン塩酸塩	結膜充血，眼瞼炎，瘙痒感，頭痛など		本剤過敏症は禁忌
プロスタグランジン系薬	ラタノプロスト	虹彩色素沈着，虹彩炎，結膜炎，結膜充血，頭痛など		本剤過敏症は禁忌．1日1回で眼圧降下作用
	イソプロピルウノプロストン	結膜充血，虹彩色素沈着，瘙痒感，頭痛など		副作用は少ない授乳は禁忌
	オミデネパグイソプロピル	黄斑浮腫，角膜肥厚	タフルプロストとは併用禁忌	睫毛伸長・色素沈着は生じない，EP2受容体作動薬
炭酸脱水酵素阻害薬	ドルゾラミド塩酸塩	皮膚粘膜眼症候群	全身投与のCA阻害薬で本剤・併用薬ともに作用増強	重篤な腎障害・本剤過敏症・授乳には禁忌
	ブリンゾラミド	異物感，霧視，味覚障害など		
	アセタゾラミド	ショック，再生不良性・溶血性貧血，急性腎障害，精神錯乱など	降圧薬，カルバマゼピン，ジギタリスの作用増強，アスピリン多量投与で本剤の副作用増強	急性腎不全，副腎機能不全，スルホンアミド・本剤過敏症・授乳には禁忌
Rhoキナーゼ阻害薬	リパスジル塩酸塩水和物	結膜充血，眼瞼炎		全身作用少ない
浸透圧利尿薬	イソソルビド	食欲不振，悪心・嘔吐，下痢，頭痛など		急性頭蓋内血腫には禁忌，脳圧・眼圧降下作用
	D-マンニトール	急性腎不全，電解質異常，頭痛，口渇，脱水症状など		
	グリセリン	乳酸アシドーシス，頭痛，口渇，低Ca血症など		先天性果糖・グリセリン代謝異常・成人発症Ⅱ型シトルリン血症は禁忌，脳圧低下作用

MAO：モノアミン酸化酵素，CA：炭酸脱水酵素，Rhoキナーゼ：蛋白リン酸化酵素の1種，EP$_2$：PGE$_2$受容体

皮膚疾患 (skin disease)

皮膚は人体で最も大きい器官で全身同じような構造をしているが，身体の部位により表皮・真皮・皮下組織の厚さ，強度，柔軟性，角化の程度，毛の分布と種類，腺の密度と種類，色素沈着，血管分布，神経分布などの割合が異なる．そこで，これらの解剖（**図11-3**）・生理学的な働き（**表11-5**）について述べる．

皮膚疾患の治療は局所療法（皮膚外用療法）と全身療法（内科的療法）に分類される．

皮膚外用薬

局所療法では原因にもとづき配合剤（薬効を発揮する薬物）を選択し，症

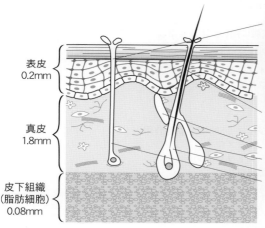

表皮〔薄い・主にケラチノサイト（角化細胞）を含有〕
毛管
角質層（角層：外気と接する細胞・死んだ細胞）
顆粒層（生きた細胞・脂質に富む内容物放出）
有棘層（メラノサイト・ランゲルハンス細胞・メルケル細胞，表皮で一番厚い・上層でセラミド合成）
基底層（基底細胞は1層．細胞分裂をする）
真皮；膠原線維（コラーゲン）を多量含有
膠原線維と弾力組織および線維芽細胞，ヒアルロン酸含有の基質
乳頭層（毛細血管・知覚神経終末）
乳頭下層
網状層（コラーゲン：耐久組織およびエラスチン：弾力組織）
立毛筋
脂腺
毛疱
汗腺（アポクリン腺，エクリン汗腺）の副層
皮下組織（ゆるい結合組織と脂肪組織）

表皮 0.2mm
真皮 1.8mm
皮下組織（脂肪細胞）0.08mm

図 11-3　皮膚の構造

表 11-5　皮膚の機能

表皮（角層）によるバリア： ・知覚，触覚，痛みや快楽の刺激を感受．外界からの有害物（細菌，ウイルス，異物など）の侵入から身体を守る． ・体内からの水分や栄養分の喪失を防止，あるいは水分と電解質のバランスの維持をする． ・紫外線の障害や外傷から身体を守る．ビタミンDの合成に関与する． **皮膚（表皮・真皮）**： ・知覚，触覚．痛みや快楽の刺激を感受して社会的コミュニケーションをとる． ・バリア機能により身体の保護をする． ・血管の拡張・収縮や汗腺・皮脂腺での水分調節により体温調節する． ・内臓，筋肉，神経，血管などを損傷から守る． ・排泄あるいは吸収によって栄養分の体内維持をする． ・紫外線によってホルモン分泌をする． ・メラノサイトでメラニンを産生する． ・線維組織と弾力組織（コラーゲン，エラスチン）により柔軟でかつ丈夫な組織を構成する． ・ランゲルハンス細胞が免疫機能維持し，感染から身体を守る． **皮下組織**： ・身体を外気温から守る．クッションのように身体を保護する．エネルギーを貯蔵する．

表11-6　皮膚外用薬の基剤と配合剤

基剤：配合剤を浸透させて薬効を出現させるもの		
種類と基剤成分	作　用	使用部位
①油脂：白色ワセリン，オリーブ油，ゴマ油	①乾燥防止，鱗屑痂皮の除去	
②油脂性軟膏：亜鉛華単軟膏	②皮膚の保護・痂皮軟化, 消炎作用, 低刺激性	②紅斑・丘疹・びらん・潰瘍
③乳剤性軟膏（クリーム）：親水軟膏（バニシングクリーム），吸水軟膏(ワセリン，ラノリン，コールドクリーム)	③親水型：皮膚内部への薬物の高浸透力，滲出液にも溶解	③親水型：大多数水洗可，浸軟部位への使用は禁忌．吸水型：油性・乾燥性皮膚
④水溶性軟膏：マクロゴール軟膏	④高吸湿性により乾燥	④水疱・びらん・潰瘍などの湿潤部位面
⑤ローション剤：振盪・乳剤性	⑤振盪性：収斂冷却作用．乳剤性：高浸透力	⑤振盪性：発赤面．乳剤性：被髪頭部，湿潤面は禁忌
⑥ゲル基剤：ゼリー状，FAPG	⑥乾燥して薄膜形成	

注：フィルムに塗ったテープ剤の貼付は高浸透力を有する.
FAPG：FA（fatty alcohol：脂肪アルコール）とPG（propylene glycol：プロピレングリコール）からなる基剤

配合剤：塗布・貼付により薬物を皮膚に用いて薬効を出現するもの			
種類	適応疾患	外用薬物名	薬理作用
抗癌薬	皮膚悪性腫瘍　有棘細胞癌，基底細胞癌，パジェット病，悪性黒色腫，皮膚の悪性リンパ腫など	ブレオマイシン塩酸塩，フルオロウラシル	癌細胞増殖の阻害
抗生物質	皮膚細菌感染症　せつ，よう，尋常性毛瘡（カミソリ負け），多発性汗腺膿瘍，伝染性膿痂症（とびひ）など	フラジオマイシン硫酸塩，エリスロマイシン，テトラサイクリン塩酸塩など	抗菌作用
抗真菌薬	表11-6 参照		
抗ウイルス薬	表11-9 参照		
ステロイド性抗炎症薬	表11-8 参照		
非ステロイド性抗炎症薬	瘙痒性皮膚疾患，帯状疱疹	ウフェナマート，イブプロフェンピコノール	抗炎症作用
抗ヒスタミン薬	瘙痒性皮膚疾患，蕁麻疹，湿疹，小児ストロフルス	ジフェンヒドラミン	ヒスタミンは末梢神経終末（H_1受容体分布）を刺激し，表皮や真皮に遊離すると痒みをもたらす．このため本剤は，ヒスタミンH_1受容体拮抗作用により瘙痒を抑制する
免疫抑制薬	アトピー性皮膚炎	タクロリムス水和物	炎症起因物質であるサイトカインの産生抑制
活性型ビタミンD_3	乾癬，角化症，魚鱗癬	タカルシトール水和物	表皮角化細胞の増殖抑制作用と分化誘導
皮膚潰瘍治療薬・褥瘡治療薬	表11-10 参照		

候に合った基剤（担体機能をもつ）により皮膚への浸透を図る．経皮吸収に影響を及ぼす因子は身体の部位，そこの性状, 基剤や配合剤（薬物）の種類，

薬物の含有率などである．たとえば皮膚の pH，病巣部の状態などにより病巣部における薬効が異なる．また顔面・頸部・陰囊・腋窩あるいは表皮や皮脂膜の欠損面は経皮吸収が亢進するので，配合剤の薬効・副作用・薬物消失などへの変化に注意を要する．基剤と配合剤を**表 11-6** に示す．

　以下によくみられる皮膚疾患とその治療薬について述べる．

表在性白癬 (tinea superficialis)
皮膚粘膜カンジダ症 (candidiasis)

　白癬菌症は夏に多く，皮膚角質層，爪などに皮膚糸状菌が感染することにより発症する．

　皮膚・口腔カンジダ症は免疫能が低下している患者でよくみられ，難治性である（**表 11-7**）．表在性真菌症の治療は局所療法で対応できるが（**図 11-4**），角質増殖型足白癬，爪白癬や再発性白癬ではテルビナフィン塩酸塩，イトラコナゾールの内服などを行う．両者は抗菌力が強く，皮膚や爪への貯留が多い．非常に注意を要する薬剤であるので，使用前には添付文書を熟読し

⊃真菌症 p. 108

表 11-7　主な皮膚科用抗真菌薬

薬物	適応症	注意事項
テルビナフィン塩酸塩	表在性・深在性皮膚真菌症,爪カンジダ症.剤形によって抗菌作用・適応症が異なる	定期的に肝機能・血液検査が必要．投与開始前に添付文書を熟読．酵素の種々の分子種で代謝・阻害に働く薬がある
イトラコナゾール	表在性・深在性皮膚真菌症，爪白癬．剤形によって抗菌作用・適応症が異なる	トリアゾラム・エルゴタミン・シンバスタチンなど併用で CYP 3 A 4 を阻害，併用薬の血中濃度上昇，鎮静増強，血管攣縮，横紋筋融解症など
ミコナゾール	口腔・食道カンジダ症，白癬，でん風	
クロトリマゾール	白癬，カンジダ症，でん風	刺激感，発赤などの副作用
ブテナフィン塩酸塩	白癬，でん風	瘙痒，水疱，紅斑

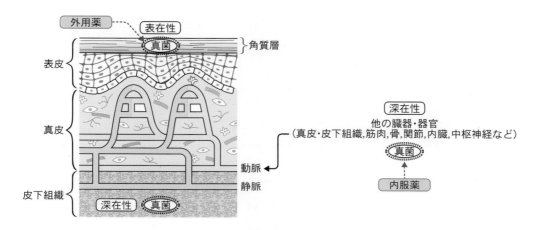

図 11-4　皮膚の構造と真菌感染症

て使用する.

アトピー性皮膚炎（瘙痒性皮膚疾患）

（atopic dermatitis）

本疾患は，瘙痒のある湿疹を主病変とする疾患で，増悪と寛解を繰り返し，患者の多くはアトピー性素因をもっていることが多い．この痒みは，アレルギー性炎症に伴う化学伝達物質（炎症のケミカルメディエーターを参照）と皮膚バリア機能障害に伴う痒み閾値の低下（ドライスキン・発汗・ストレス・表皮内神経分布の増加）によるものの両者の相互関係が考えられる．治療は化学伝達物質の遊離抑制によってアレルギー性炎症を抑制することである．「アトピー性皮膚炎診療ガイドライン2021」では，ステロイド外用薬，タクロリムス水和物軟膏，デルゴシチニブ軟膏などの外用薬で寛解導入を図る．ステロイド外用薬が基本であり，適切なランクを適切な期間用いることが重要である．中等症以上の難易例では，同外用薬に加えて，シクロスポリン内服，デュピルマブ皮下注，バリシチニブ内服および保湿外用薬，スキンケアを継続，補助療法として抗ヒスタミン薬（抗アレルギー薬）内服も考慮する．

シクロスポリンは免疫抑制剤であり，リンパ球の増殖を特異的かつ可逆的に抑える．タクロリムス水和物は1日1〜2回塗布，潰瘍面・びらん面へは使用禁止，約12時間空ける．デルゴシチニブは種々のサイトカインのシグナルを伝達するヤヌスキナーゼ（JAK）を阻害（JAK 1，JAK 2，JAK 3）およびチロシンキナーゼ2（Tyk 2）活性も阻害する．JAKはIFNα（γ），IL，GM-CSF，EPOなどのサイトカインシグナル伝達を行う酵素である．バリシチニブはJAK 1，JAK 2を阻害する．

●ヒスタミン p. 48

第2世代抗ヒスタミン薬は中枢抑制作用や抗コリン作用が弱く，抗ヒスタミン作用の少ないものは，即効性に劣る．抗アレルギー性炎症薬として，特

表11-8　第2世代抗ヒスタミン薬（抗アレルギー薬）の作用機序と適応症

	ケトチフェンフマル酸塩	アゼラスチン塩酸塩	セチリジン塩酸塩	オキサトミド	エピナスチン塩酸塩	フェキソフェナジン塩酸塩	エメダスチンフマル酸塩	ベポタスチンベシル酸塩	ロラタジン	エバスチン
H₁R拮抗作用	○	○	○	○	○	○	○	○	○	○
H遊離抑制作用	○	○	○	○	○	○	○	○	○	○
LT遊離抑制作用	○	○	○		○	○				
LTR拮抗作用	○	○			○					
PAFR拮抗作用	○	○			○					
好酸球遊走抑制	○	○					○	○	○	○
適応症	気管支喘息，①	気管支喘息，①	①	①	気管支喘息，①	①，アトピー性皮膚炎	①	①	①	①

備考　H₁：ヒスタミン₁，R：受容体，LT：ロイコトリエン，PAF：血小板活性化因子，適応症①：湿疹・皮膚炎，皮膚瘙痒症，痒疹，蕁麻疹，アレルギー性鼻炎を①として略す

に痒みの強いときに使用される（**表 11-8**），主な副作用としては眠気，倦怠感，口渇などであるが，第 1 世代抗ヒスタミン薬と比べて弱い．

　過量投与やマクロライド系抗生物質，アゾール系抗真菌薬との併用，グレープフルーツの摂取で心室性不整脈，心電図の QT 時間延長，肝障害の副作用を発症することがある．また，抗アレルギー薬と中枢神経抑制薬，アルコール，抗ヒスタミン薬，シメチジンなどとの併用には注意を要する．非常に注意を要する薬剤であるので，使用前には添付文書を熟読して使用する．

⬇抗アレルギー薬 p. 265

接触皮膚炎 (contact dermatitis)

参考 パッチテストとは，衣類・化学薬品・化粧品などを実際に皮膚に貼りつけて，皮膚の反応をみるものである．光パッチテストは，光線過敏症であるかを光をあてて調べる．

　衣類・化粧品・金属・食物・樹脂・薬物（アミノグリコシド系抗菌薬，クロラムフェニコール，バシトラシン，イミダゾール系抗菌薬，トルナフタートまた消炎鎮痛薬のイブプロフェンピコノールなど）・動植物毒などの刺激物あるいは分子量 1,000 以下の化学物質（ハプテン）と接した皮膚の部位に限局する皮膚炎である．それぞれ刺激性・アレルギー性接触皮膚炎といい，IV 型アレルギーの機序により発症する．炎症の原因を確定するためにパッチ

表 11-9　主なステロイド外用薬の適応症

	薬　物	適応症		薬　物	適応症
最強	● クロベタゾールプロピオン酸エステル ジフロラゾン酢酸エステル	【湿疹，皮膚炎群，痒疹群，乾癬など】……❶ の適応症はステロイド外用薬のほとんどに共通のもの この他に慢性円板状エリテマトーデス，紅皮症，掌蹠膿疱症，円形脱毛症，虫刺され，扁平紅色苔癬など	強力	● デキサメタゾンプロピオン酸エステル	❶ と同様
				ベタメタゾン吉草酸エステル	❶ と同様
				デキサメタゾン吉草酸エステル	❶＋掌蹠膿疱症，扁平苔癬
				フルオシノロンアセトニド	❶ と同様
				デプロドンプロピオン酸エステル	❶＋掌蹠膿疱症，虫刺され，慢性円板状エリテマトーデス
非常に強力	● ベタメタゾンジプロピオン酸エステル	❶＋慢性円板状エリテマトーデス	中等度	プレドニゾロン吉草酸エステル酢酸エステル	❶＋掌蹠膿疱症，虫刺され
	● ジフルコルトロン吉草酸エステル	❶＋紅皮症		トリアムシノロンアセトニド	❶＋掌蹠膿疱症，虫刺され
	● フルオシノニド	❶＋掌蹠膿疱症，円形脱毛症，尋常性白斑など		ヒドロコルチゾン	皮膚炎群，熱傷
	● アムシノニド	❶＋扁平苔癬，紅皮症など		クロベタゾン酪酸エステル	アトピー性皮膚炎，皮膚炎・湿疹（顔面，頸部，陰部）
	● ベタメタゾン酪酸エステルプロピオン酸エステル	❶＋虫刺され，紅皮症		アルクロメタゾンプロピオン酸エステル	❶＋掌蹠膿疱症，虫刺され
	● モメタゾンフランカルボン酸エステル	❶＋掌蹠膿疱症，扁平紅色苔癬など		デキサメタゾン	❶＋虫刺され
	ジフルプレドナート酪酸プロピオン酸ヒドロコルチゾン	❶＋虫刺されなど ❶ と同様		ヒドロコルチゾン酪酸エステル	❶＋掌蹠膿疱症
			弱い	フルドロキシコルチド	❶ と同様
				プレドニゾロン	❶＋薬疹・中毒疹

●は劇薬

テスト（貼布試験）や光パッチテストを行うことは対症療法のみでなく予防療法からも有益である．抗ヒスタミン薬や副腎皮質ホルモン（ステロイド性抗炎症薬：**表11-9**）の外用薬・内服薬が用いられる．

ステロイド性抗炎症薬

ⓐステロイド性抗炎症薬
作用機序
総論　図6-6 p.50
RA p.123
腫瘍 p.142

効力の弱い薬物でも湿疹・皮膚炎群・乾癬に有効で，ほとんどの薬物はこれらの疾患に痒疹群を加えたものに薬効を示す．最も強力な薬物は慢性円板状エリテマトーデス，紅皮症，掌蹠膿疱症，円形脱毛症，虫刺され，扁平紅色苔癬などにも使用する．同じ薬物でも基剤や塩基（製剤時に薬物を溶かしているもの：塩酸や酢酸など）によって使用される部位あるいは疾患が異なることがある．

ⓐ副腎皮質ステロイド薬の
副作用 p.74

ステロイド性抗炎症薬は種々のサイトカイン産生抑制とホスホリパーゼA_2阻害ならびにシクロオキシゲナーゼ2（COX-2）阻害によるプロスタグランジン生成抑制を主とする抗炎症，抗アレルギー，免疫抑制作用などにより薬効を示す．その効果はNSAIDsより強力で広範囲であり，副作用も全身・局所のものと多岐にわたる．特に長期使用で重大である．

疱　疹（ヘルペス）(herpes)

疱疹には単純疱疹ウイルス（HSV-1, -2）と水痘・帯状疱疹ウイルス（VZV）による感染がある．皮膚や粘膜に小水疱やびらんを主体とする病変ができる．

単純疱疹（単純ヘルペスウイルス感染症）

単純ヘルペスウイルスの病変は初感染・再感染・再発と呼称が異なる．初感染は乳幼児期に不顕性感染が多いが，高熱などの全身症状が強いこともある．潜伏感染が持続し，発熱，月経，ストレス，疲労，薬剤などによる免疫低下によって皮膚・粘膜に再発性病変が生じる．1型は口唇（顔面）を中心に上半身へ小水疱の集まりを形成して治癒後再発する．2型は性器を中心に下半身に再発する．

ⓐ抗ウイルス薬 p.110

全身療法としてアシクロビル・ビダラビンの点滴静注，アシクロビル・バラシクロビル塩酸塩（アシクロビルのプロドラッグ）を内服する（**表11-10**）．二次感染予防のためゲンタマイシン硫酸塩などの抗生物質，水疱やびらんなどの皮膚疾患にポビドンヨードなどの消毒薬，前記抗ウイルス薬の軟膏・眼軟膏や点眼，亜鉛華軟膏などを適宜使用する．

表11-10　主な抗ヘルペス薬

薬　物	注意事項
アシクロビル，バラシクロビル塩酸塩（プロドラッグ）	アナフィラキシーショック，汎血球減少，DICなどの副作用
ビダラビン	精神神経障害，骨髄機能抑制，ショックなどの副作用
ファムシクロビル（プロドラッグ）	錯乱，幻覚，意識消失，急性腎不全，DICなどの副作用
アメナメビル	アシクロビル低感受性株にも有効．リファンピシン併用禁忌

表 11-11　褥瘡・抗潰瘍外用薬

薬　物	適応症	注意事項
ジメチルイソプロピルアズレン	湿疹・熱傷などによるびらん・潰瘍	
スルファジアジン銀	中等度および重症の熱傷，皮膚潰瘍	新生児には禁忌
トレチノイントコフェリル，ブクラデシンナトリウム	褥瘡，皮膚潰瘍	
白糖・ポビドンヨード複合薬	褥瘡，皮膚潰瘍	ショックの副作用
ヨウ素	褥瘡，皮膚潰瘍	ヨウ素過敏症には禁忌
アルプロスタジルアルファデクス	褥瘡，皮膚潰瘍	8 週後に効果判定
トラフェルミン	褥瘡，皮膚潰瘍	癌の部位には禁忌．冷所保存
亜鉛華軟膏	収斂，消炎，保護，防腐，皮膚疾患のびらん，潰瘍，湿潤面	重度・広範囲の熱傷には禁忌

水痘・帯状疱疹

　水痘・帯状疱疹（V2）は脊髄神経後根，脳神経節に潜伏していた V2 ウイルスの誘因（加齢・ストレス・疲労・免疫機能の低下・手術や放射線照射など）により再活性化して起こる疾患である．帯状の紅斑・小水疱などの病変が胸部と顔面の皮膚や粘膜および神経痛様疼痛を主徴とし，20 歳代と 50 歳代以上に好発する．

　単純疱疹に対する治療に準じ，発病早期に抗ウイルス薬の点滴静注，内服を行う．アシクロビルは腎排泄型であり，腎機能障害患者は血中濃度上昇に伴う中枢神経障害が生じやすい．ファムシクロビルは，ペンシクロビルのプロドラッグであり，経口吸収良好，比較的長時間濃度が維持され，帯状疱疹に 1 日 3 回内服する．アメナメビルは，ヘルペスウイルスのヘリカーゼ・プライマーゼ活性を直接阻害しウイルスの DNA 複製を選択的に阻止する．1日 1 回服用する．疼痛に対して NSAIDs（メフェナム酸，フルフェナム酸アルミニウムなど）では期待できない．末梢神経障害性疼痛に適応のあるプレガバリンが推奨される．プレドニゾロンの内服薬も用いられる．γ-グロブリンの静脈内注射を重症化防止目的として用いる．潰瘍形成時には抗潰瘍薬の外用薬（表 11-11）を用いる．副腎皮質ステロイド外用薬は皮膚のウイルス増殖を長引かせて潰瘍化の原因となるので使用を避ける．

●参考文献

・堀　正二ら　編：治療薬ハンドブック 2023 薬剤選択と処方のポイント．じほう，東京，2023．

・グッドマン・ギルマン：高折修二，福田英臣，赤池昭紀監訳：薬理書 薬物治療の基礎と臨床 上・下（第 12 版）．廣川書店，東京，2013．

・栗山欣弥ら　編：医科薬理学（第 4 版）．南山堂，東京，2005．

・東野英明ら：医学生のための薬理学，南山堂，東京，1999．

・今井　正，宮本英七 編：標準薬理学 第 6 版．医学書院，東京，2001．

・中村幹雄 編：薬理学（第 4 版）．医学評論社，東京，2002．

・柳澤輝行 編：新薬理学入門　改訂 3 版．南山堂，東京，2008．

・田中千賀子，加藤隆一 編：NEW 薬理学（改訂第 6 版）．南江堂，東京，2011．

・越前宏俊：図解　薬理学　病態生理から考える薬の効くメカニズムと治療戦略（第 2 版）．医学書院，東京，2008．

・高田寛治：改訂薬物動態学―基礎と応用（改訂 2 版）．じほう，東京，2002．

・日本臨床薬理学会 編：臨床薬理学 第 4 版．医学書院，東京，2017．

・澤田康文：薬物間相互作用と医薬品の適正使用．月刊薬事 2 月臨時増刊号，薬業時報社，東京，1996．

・中嶋敏勝 監，米田和子 編：表形式 薬物相互作用禁忌一覧―作用機序・対処法等の解説．じほう，東京，2007．

・渡邉建彦，上崎善規：分子を標的とする薬理学（第 2 版）．くすりの効き方を科学する．医歯薬出版，東京，2008．

・中垣正幸：薬物の生体内移行．南江堂，東京，1969．

・宮本剛典，川合真次，橋本あきら，志賀弘康 編：表解注射薬の配合変化　改訂 9 版．じほう，2005．

・佐藤哲男，仮家公夫，北田光一：医薬品トキシコロジー（改訂 4 版）．南江堂，東京，2010．

・日本公定書協会 編：ヘルシンキ宣言「ヒトを対象とする医生物学的研究に携わる医師に対する勧告」新薬臨床評価ガイドライン．薬事日報社，東京，1997．

・高久史麿ら　監：治療薬マニュアル 2014，医学書院，東京，2014．

・日本医薬情報センター 編：日本医薬品集　医療薬 2014 年版．じほう，2014．

・城武昇市，江戸清人 編：医療薬剤学．栄光堂，東京，1995．

・今日の診療，WEB 版．医学書院，東京，2013．

・山口　徹，北原光夫 編：今日の治療指針 2014 第 56 版．医学書院，東京，2014．

・南山堂：医学大辞典プロメディカ ver. 3，南山堂，東京，2007．

・齋藤宗靖 編：循環器病の薬物療法．メジカルビュー社，東京，2006．

・安孫子　保，戸田　昇 編：循環器系治療薬の作用メカニズム．南江堂，東京，1998．

・辻本豪三 編：α 交感神経受容体の分子治療学．メディカルレビュー社，東京，1997．

・荻原俊男，築山久一郎ら 編：β 遮断薬のすべて 第 3 版．先端医学社，東京，2009．

・島田和幸，桑島　巌 編：新時代の降圧薬療法―個別的な降圧薬選択のために．新興医学出版社，東京，1996．

・日本高血圧学会高血圧治療ガイドライン作成委員会 編：高血圧治療ガイドライン 2009 年版．日本高血圧学会，東京，2009．

・白土城照 編：緑内障の薬物治療．文光堂，東京，2001．

・中村久男 編：特集　緑内障の薬物治療―専門医からの情報提供―．南山堂，東京，2001．

・田中清介，宗圓聰：慢性関節リウマチ　関節破壊とその対策．メジカルビュー社，東京，1998．

・井村裕夫ら 編：内分泌・代謝病学（第 4 版）．医学書院，東京，1997．

・須永克佳ら：特集　薬物療法と栄養．臨床栄養，101 巻 1 号，医歯薬出版，東京，2002．

・井上浩一ら：特集　保健機能食品―その現状と課題．臨床栄養，105 巻 1 号，医歯薬出版，東京，2004．

・山口和克ら：病気の地図帳．講談社，東京，2000．

・佐藤昭夫，佐伯由香 編：人体の構造と機能 第 3 版．医歯薬出版，東京，2012．

・日本生化学会 編：生化学データブック［I］―生体物質の諸性質・生体の組成．東京化学同人，東京，1981．

・河合　忠，屋形　稔ら 編：異常値の出るメカニズム 第 6 版．医学書院，東京，2013．

・基本医療六法編集委員会 編：基本医療六法 平成 22 年版．中央法規出版，東京，2009．

・医療法制研究会 監：医療六法 平成 25 年版．中央法規出版，東京，2013．

・日本呼吸器学会 医療・介護関連肺炎（NHCAP）診療ガイドライン作成委員会　編：医療・介護関連肺炎診療ガイドライン．日本呼吸器学会，東京，2011．

・日本老年医学会 日本医療研究開発機構研究費・高齢者の薬物治療の安全性に関する研究班編：高齢者の安全な

薬物療法ガイドライン2015. メジカルビュー, 東京, 2015.

・上田順宏ら：ビスフォスフォネート関連口腔粘膜潰瘍の1例. 日口腔外会誌, 66：25-30, 2020.

・上田幹子ら：口腔機能に着目した医歯薬連携の必要性-口腔領域の副作用に対する保険薬局の役割-. 医療薬学, 43：320-327, 2017.

・Hardman JG, Limbird LE and Gilman AG eds. : Goodman & Gilman's The Pharmacological Basis of Therapeutics (12th ed.). McGraw-Hill, New York, 2011.

・Katzung BG ed. : Basic & Clinical Pharmacology, 10th ed. McGraw-Hill, New York, 2007. (柳澤輝行 監訳：カッツング・薬理学 (原書10版). 丸善, 東京, 2009.)

・Ahya SN, Flood K, Schaiff RA eds. : The Washington Manual of Medical Therapeutics, 33th ed. Lippincott Williams Wilkins, Philadelphia, 2010. (高久史麿, 和田攻 監訳：ワシントン マニュアル 第12版. メディカル・サイエンス・インターナショナル, 東京, 2011.)

・Koda-Kimble MA and Young LY eds. : Applied Therapeutics The Clinical Use of Drugs (10th ed.). Lippincott Williams & Wilkins, Philadelphia, 2013.

・Fauci AS et al. eds. : Harrison's Principles of Internal Medicine (18th ed.). McGraw-Hill, New York, 2011.

・Gibson GG and Skett P eds. : Introduction to Drug Metabolism, 3rd ed. Chapman & Hall, New York, 2001.

・Fehske KJ, Müller WE and Wollert U : The location of drug binding sites in human serum albumin. Biochem Pharmacol. 30 : 687—692, 1981.

・Wallach J ed. : Interpretation of Diagnostic Tests, 6th ed. Little, Brown and Company, New York, 1996. (田島裕 訳：ワラック検査値ハンドブック 第6版. 医歯薬出版, 東京, 1997.)

・Mammen GJ ed. : Clinical Pharmacokinetics Drug Data Handbook 1990. ADIS Press, New Zealand, 1990.

・Ritschel WA ed. : Gerontokinetics-Pharmacokinetics of Drugs in the Elderly, Telford Press, Florida, 1988. (岩本文一 訳：老年期の薬物動態学. 薬業時報社, 東京, 1991.)

・American Psychiatric Association eds. : Diagnostic and Statistical Manual of Mental Disorders, 5th ed. American Psychiatric Press, Washington, 2013.

・JIS Robertson & MG Nicholls eds. : The Renin-Angiotensin System. Gower Medical Publishing, London, 1993.

・Okazaki T et al. : Association between sarcopenia and pneumonia in older people : Geriatr Gerontol Int, 20 : 7-13, 2020.

・Aoki T et al. : Multimorbidity patterns in relation to polypharmacy and dosage frequency : a nationwide, cross-sectional study in a Japanese population. Sci Rep, 8 : 3806, 2018.

・Rochon PA, Gurwitz JH : The prescribing cascade revised. Lancet, 389 : 1778-1780, 2017.

・Edwin CK Tan et al. : Medications that causes dry mouth as an adverse effect in older people : A systematic review and metaanalysis. J Am Geriatr Soc, 66 : 76-84, 2018.

・Kose E et al. : Polypharmacy and malnutrition management of elderly perioperative patients with cancer : A systematic review. Nutrients, 13 : 1961, 2021.

●セルフチェック

総論　第1章　生命，生活，疾病と死

□□ 問1 次の文章で誤っているのはどれか.
ⓐ地球の南北の軸が 23.4° 傾いて公転している.
ⓑ生物が光合成によって有機物を生成する.
ⓒオゾン層は有害な宇宙線や紫外線を遮断する.
ⓓ大気中には窒素，酸素のみである.
ⓔ生物は複数の細胞によって組織，器官，臓器をつくる.

□□ 問2 次の文章で誤っているのはどれか.
ⓐ食物は体内で化学変化を起こし栄養物質になる.
ⓑ若者の低体温の主原因は代謝の低下，自律神経の乱れである.
ⓒ 1℃の体温低下で免疫力が 37% 低下する.
ⓓ 1℃の体温低下で基礎代謝が 12% 低下する.
ⓔ基礎代謝低下で皮下脂肪，体重が減少する.

□□ 問3 バイタルサインに含まれないのはどれか.
ⓐ血圧は末梢のどこまで血液が届くかの指標である.
ⓑ脈拍数は末梢の送血液量の指標となる.
ⓒ呼吸は肺で酸素・炭酸ガスの交換をする.
ⓓ体温は細胞，特に脳が活動に必要である.
ⓔ脳の状態を示す対光反応を加える.

□□ 問4 疾病に影響を及ぼす環境でないのはどれか.
ⓐ人は毎日，睡眠・食事・残りの時間を労働を含む運動をする.
ⓑ気候とは気圧，日照時間，温度，雨量，湿度などである.
ⓒ動物，家畜，魚など収穫可能な生物農産物である.
ⓓ自然環境の排気ガス，煤煙，火山，津波，地震などが影響する.
ⓔ人的環境は家庭生活環境である.

□□ 問5 日常生活をいかに過ごすべきか.
ⓐ病気の発症は住んでいる地域，環境，文化などにより異なる.
ⓑバイオリズムに逆らわない，同調した生活を行う.
ⓒ生活環境，行動，食事，室内の環境などを整える.
ⓓ寝室の湿度は 50±5%，温度は 33±1℃ で十分寝やすい.
ⓔ標準体重労働レベルから必要エネルギー量を計算する.

□□ 問6 快適な睡眠を得るための条件はどれか.
ⓐ起床時の脳の賦活はエネルギーの補給である.
ⓑ昼間の運動と自然光で昼夜の生活にめりはりをつける.
ⓒ就寝前に寝酒，喫煙でリラックスする
ⓓよい睡眠は疲労回復によい.

ⓔ寝具は硬度・保湿重量の分散を考慮する.

総論　第2章　医療における薬物

□□ 問7 次の文章で誤っているのはどれか.
ⓐ憲法によって QOL が保障されている.
ⓑ医療は患者中心に行わなければならない.
ⓒ看護師には法律上守秘義務が規定されている.
ⓓ医事法規に関係したものに保健師助産師看護師法がある.
ⓔ薬事法規に関係したものに薬事法，薬剤師法がある.

□□ 問8 次の文章で誤っているのはどれか.
ⓐリハビリテーションにおける温熱療法は物理的療法の一つである.
ⓑ風邪にかかったときに服薬する解熱薬は対症療法である.
ⓒインフルエンザにならないようにするためのワクチンは予防療法である.
ⓓ甲状腺摘出手術後の甲状腺ホルモン薬の服用は補充療法の一つである.
ⓔカウンセリングは精神療法の一つである.

□□ 問9 次の文章で誤っているのはどれか.
ⓐテオフィリンは気管支平滑筋を収縮させる.
ⓑテオフィリンは有効域が狭い.
ⓒテオフィリンの副作用として不整脈，呼吸促迫を生じる.
ⓓテオフィリンの薬理作用に過度の心拍数増加がある.
ⓔ LD_{50} は 50% の個体で毒性を受ける投与量である.

□□ 問10 次の文章で誤っているのはどれか.
ⓐテオフィリンは cAMP の分解を阻害するので，強心作用があらわれる.
ⓑテオフィリンは強心作用によって心拍出量を増加させ，利尿作用が強く現れる.
ⓒ生体側の生理的因子を考慮して，薬物および投与条件を決めなければならない.
ⓓコンプライアンスは治療には無関係である.
ⓔ日内変動（24 時間周期の生体機能の変動）を考慮して服薬量を変えて薬物の投与をする.

総論　第3章　生体における薬物の移動

□□ 問11 次の文章で誤っているのはどれか.
ⓐ薬物の血中濃度によって作用強度あるいは薬理作用の出現が異なる.
ⓑ薬物の吸収とは人体を循環している血液やリンパ液の中に薬物が入ることである.
ⓒ薬物の投与方法を分類すると経口投与と非経口投与に分けられる.
ⓓ経口投与する場合，初回通過効果によって薬効が減少することがある.
ⓔ剤形の相違によって薬物の吸収速度が異なる.

□□ 問12 次の文章で誤っているのはどれか.
ⓐ気体による薬物の吸収は鼻・気道・肺などの細胞から行われる.
ⓑ小腸を単なる円筒と考えた場合の表面積に比べて，実際の小腸の吸収面積はほぼ600倍となる.
ⓒ小腸の吸収面積はほぼ198 m²である.
ⓓ水溶性の薬物はイオン型のものが吸収される.
ⓔ薬物は咬んで服用したほうが早く吸収されてよい.

□□ 問13 次の文章で誤っているのはどれか.
ⓐアナフィラキシー反応を生じやすい薬物では皮内注射を行って発作発現の予防をする.
ⓑ硝酸イソソルビドテープは初回通過効果を受けないようにするために左胸部に貼付する.
ⓒ坐薬はあまり奥に挿入しないほうが，肛門周辺のリンパ腺から吸収され初回通過効果を受けないのでよい.
ⓓ薬物・異物による影響を少なくするために，血液脳関門という生態防御機構が存在する.
ⓔワルファリンは血漿蛋白質と99%結合しているので，投与量の1%ほどしか薬理作用の発現に関与しない.

□□ 問14 次の文章で誤っているのはどれか.
ⓐコデインの代謝産物（モルヒネ）は同じ薬効を発現する.
ⓑ脂溶性の薬物は代謝されて抱合体となり，水溶性が増し，排泄されやすくなる.
ⓒニトログリセリンの服薬では初回通過効果が小さい.
ⓓバイオアベイラビリティとは生体に投与された薬物がどれくらい生体内で利用されるかを示す概念である.
ⓔ点眼薬，点鼻薬・坐薬などの投与方法は生物学的利用率を上げる.

□□ 問15 次の文章で誤っているのはどれか.
ⓐ生物学的半減期はインドメタシンよりジゴキシンのほうが長い.
ⓑジギトキシンは肝臓でグルクロン酸抱合されて腸管に排泄され，腸内細菌のグルクロニダーゼによって加水分解されて血中に再度吸収される.
ⓒレボドパは血液脳関門を通過するが，ドパミンは通過しない.
ⓓカルビドパは血液脳関門を通過する.
ⓔCYP3Aは多くの薬物を代謝する薬物代謝酵素である.

総論　第4章　薬物に影響を与える生体の因子
□□ 問16 次の文章で誤っているのはどれか.
ⓐ肥満体の人では脂溶性薬物の薬効持続時間が長い.
ⓑ肥満者にはフェニトインの投与量を少なくする.
ⓒ向精神薬に対する反応は女性で高く，合成オピオイドによる麻酔効果は男性で高い薬効を示す.
ⓓ抗結核薬のイソニアジドはアセチル転移酵素によって代謝される.

ⓔ日本人ではアセチル化を受ける薬物の代謝の遅いslow acetylator（スロー・アセチレーター）が10%存在する.

□□ 問17 次の文章で誤っているのはどれか.
ⓐスロー・アセチレーターはイソニアジドの服用により多発性末梢神経炎を高頻度に発症するので，ビタミンB₆（ピリドキシン）を併用して予防する.
ⓑアミノ配糖体のストレプトマイシンによる蓄積によって腎障害を起こす.
ⓒモルヒネは中枢作用に対しては耐性を起こすが，末梢作用では起こさない.
ⓓアルコールで耐性が生じたとき，エーテルでも耐性が生じることを交叉耐性が生じるという.
ⓔある薬物で耐性が生じたら，類似構造の薬物で耐性を生じやすい.

□□ 問18 次の文章で誤っているのはどれか.
ⓐアルデヒド脱水素酵素欠損者は二日酔いになりにくい.
ⓑ生物学的半減期が長いジギタリスは初回量と同量を服薬し続けると蓄積効果によりジギタリス中毒を起こす.
ⓒモルヒネを連用すると中枢作用では耐性が起こるが，末梢作用では起こらない.
ⓓアンジオテンシン変換酵素阻害薬の蓄積効果によって腎障害を起こす.
ⓔ薬物耐性は閾値（最小有効濃度）の上昇あるいは薬物血中濃度の低下によって起こる.

□□ 問19 次の文章で誤っているのはどれか.
ⓐ溶解性が高く，浸透性が高い薬物のテオフィリンは食前に与えるほうが，速く血中濃度が上昇する.
ⓑフェニトイン・ミダゾラムは溶解性が低く，浸透性が高いので，脂肪量に比例して吸収量が増加する.
ⓒ溶解性が高く，浸透性が低いカプトプリルは食事によって吸収が減少する.
ⓓ溶解性が低く，浸透性が低いメベンダゾールは吸収が悪いので，鞭虫駆除薬として有益である.
ⓔ一般に薬物の服用は食後がよい.

□□ 問20 次の文章で誤っているのはどれか.
ⓐ肝機能障害患者では活性型薬物の服薬量を増量する.
ⓑ肝機能が悪い患者ではプロドラッグの服薬量を減らす.
ⓒ腎不全の患者はジギトキシンの服薬量を減らす.
ⓓストレプトマイシン硫酸塩は腎血流量が低下すると排泄量が少なくなる.
ⓔ心拍出量が低下すると，リドカイン塩酸塩の薬効が増強される.

総論　第5章　ライフサイクルと薬物

□□ **問21** 妊婦の生体変化による薬物への影響について誤っているのはどれか.

ⓐ腎クリアランスが低下するので, 遊離型薬物の血中濃度が減少する.

ⓑ胎児の成長に伴い妊婦の心拍出量が増加する. そのため肝臓での薬物代謝が増加する.

ⓒ遊離脂肪酸などの蛋白結合阻害物質の増加が起こるので, 肝臓での薬物代謝が低下する.

ⓓ蛋白結合阻害物質が増加するため, 蛋白結合率の高い薬物は腎臓での排泄が促進される.

ⓔ妊婦への薬物投与は妊婦自身の薬物動態を考慮するとともに, 胎児への影響にも注意しなければならない.

□□ **問22** 胎児への薬物移行について誤っているのはどれか.

ⓐ母体の栄養物質が胎盤を介して胎児へ移行する.

ⓑ解熱鎮痛薬は血液胎盤関門を通過しにくい.

ⓒ経口糖尿病治療薬は血液胎盤関門を通過しやすい.

ⓓ妊娠18週までは奇形発生の危険が大きい.

ⓔ以前, 不眠時に用いられたサリドマイドによって, ほとんどの女性服用者から短肢症の子どもが生まれた.

□□ **問23** 次の文章で誤っているのはどれか.

ⓐ母親が飲酒すると授乳を介して乳児にアルコールが移行する.

ⓑ小腸から能動的に吸収されるビタミンB_1は加齢により吸収が増加する.

ⓒ新生児は血液脳関門が未発達のため, サルファ薬の服薬によって核黄疸を起こしやすい.

ⓓ新生児・乳児期にクロラムフェニコールを過剰投与するとグレイ症候群を発症することがある.

ⓔ糸球体におけるろ過は生後1カ月でおおむね成人レベルに達する.

□□ **問24** 老人の薬物動態について誤っているのはどれか.

ⓐ25歳を最高として心拍出量が年に約0.9％（0.75〜1.01）ずつ低下する.

ⓑ脳の血流速度は25歳から年に約0.4％（0.35〜0.5）ずつ低下する.

ⓒ高齢化に伴い胃液分泌が減少するため, 胃内腔pHが上昇する.

ⓓシメチジンは加齢に伴い, 組織移行率が増加する.

ⓔアミノ配糖体系抗生物質は高齢化に伴い生物学的半減期が長くなる.

総論　第6章　薬物の効く仕組み（薬力学）

□□ **問25** 次の文章で誤っているのはどれか.

ⓐ腎臓から分泌されるレニンはα受容体の刺激により分泌が亢進し, β受容体の刺激により分泌が減弱する.

ⓑ肝臓の$β_1$受容体が興奮するとグリコーゲンの分解が促進するため, 血糖が上昇する.

ⓒコリンエステラーゼ阻害薬を投与すると徐脈になる.

ⓓアトロピン硫酸塩水和物を点眼すると長時間散瞳するため, まぶしく感じる.

ⓔアドレナリンを静脈内注射すると$α_1$受容体の刺激により血圧が上昇した後, $β_1$受容体の刺激により血圧が低下する.

□□ **問26** 次の文章で誤っているのはどれか.

ⓐ交感神経節後線維において, チロシン→ドパ→ドパミン→ノルアドレナリン→アドレナリンの生合成が行われ, 神経終末より遊離された各神経伝達物質がシナプスで上昇する.

ⓑ神経伝達物質のノルアドレナリンがα受容体に結合すると, アデニル酸シクラーゼの活性化が起こり, サイクリックAMPの増加によって蛋白質のリン酸化を生じて心拍数が増加する.

ⓒモノアミン酸化酵素阻害薬のプロプラノロールは双極性感情障害の治療薬である.

ⓓ統合失調症, パーキンソン病はドパミン含量が関係するので, 治療には服薬量に注意して薬物投与を行う.

ⓔベンゾジアゼピン系薬物はGABAA受容体を刺激し, バルプロ酸はGABAの分解を阻害することにより, 痙攣の治療をする.

□□ **問27** 次の文章で誤っているのはどれか.

ⓐヒスタミン, アドレナリン, セロトニンはオータコイドである.

ⓑステロイドホルモンはホスホリパーゼA2やシクロオキシゲナーゼという酵素を阻害して消炎作用を示す.

ⓒサルポグレラート塩酸塩, オンダンセトロン塩酸塩水和物, タンドスピロンクエン酸塩は$5—HT_1$受容体作動薬である.

ⓓオメプラゾールはNa^+-K^+-ATPアーゼを阻害して胃・十二指腸潰瘍を治療する.

□□ **問28** 次の文章で誤っているのはどれか.

ⓐリドカイン塩酸塩は局所麻酔薬でアドレナリンと合剤にして作用の持続を延長する.

ⓑ脊髄麻酔とはくも膜下腔に薬物を注入し, 運動線維と知覚線維を麻痺させて, 下半身の麻痺をねらいとする.

ⓒプロカインは血漿中のコリンエステラーゼにより分解されて薬効を失う.

ⓓ全身麻酔薬の麻酔深度は4段階に分類され, Ⅰ・Ⅲ期には手術が可能である.

ⓔチオペンタールナトリウムは上行性網様体賦活系の機能を抑制して, 鎮痛効果を示す.

□□ **問29** 次の文章で誤っているのはどれか.

ⓐ寝つきの悪いときにはトリアゾラム, エチゾラムといった就眠薬を使用する.

ⓑ不眠の治療を行う場合, まず物理的な原因の除去, 疼

痛・発熱などの身体の外的因子の治療を行い，それで
も効果がないとき睡眠薬を用いる.
ⓒベンゾジアゼピン系薬の薬理作用は抗不安，抗うつ，
鎮静，催眠，筋弛緩，抗痙攣などである.
ⓓジアゼパムにより GABA_A 受容体が活性化されて Cl⁻
チャネルが開き，細胞内へ Cl⁻ が流入して過分極状態
となり，中枢神経抑制作用があらわれる.
ⓔバルビツール酸系薬は REM 睡眠，NREM 睡眠の 3
相と 4 相の著明な短縮，NREM 睡眠の 2 相から REM
睡眠までは延長する. 睡眠リズムがだんだんと明け方
には短縮され，REM の回数が多くなる.

総論　第 7 章　薬物の相互作用，薬物と食物の相互作用

□□ 問 30 次の文章で誤っているのはどれか.
ⓐ複数の薬物を同時に使用すると，必ず作用の増強がみ
られる.
ⓑ複数の薬物を併用した場合，それぞれの単独投与によ
る作用強度を加えたものより作用強度が大きいときに
相乗作用がみられたという.
ⓒ睡眠前にコーヒーの多飲やチョコレートを過食すると
寝にくいことがしばしば起こる.
ⓓ薬物血中濃度あるいは閾値が上昇すると，作用が強く
現れ，持続時間も長い.
ⓔ薬物を併用したとき，主作用が増強すれば，必ず副作
用も増強する.

□□ 問 31 次の文章で誤っているのはどれか.
ⓐ蛋白と結合していた薬物を遊離させると，薬理作用が
増強する.
ⓑ鉄欠乏性貧血の治療中にセフェム系抗生物質のセフジ
ニルは使用しないほうがよい.
ⓒプロトンポンプ阻害薬により，胃内の pH が上昇する.
ⓓメトクロプラミドとジギタリスを同時に服薬するとジ
ギタリスの吸収が低下する.
ⓔセロトニンとジギタリスを服薬するとジギタリスの吸
収速度，吸収率が低下する.

□□ 問 32 次の文章で誤っているのはどれか.
ⓐ手術患者がレボドパを服薬している場合，手術時のモ
ルヒネによってレボドパの吸収が増強するので服薬量
を少なくする.
ⓑ血液脳関門を抗パーキンソン病薬のドパミン，抗ヒス
タミン薬のジフェンヒドラミン塩酸塩は通過する.
ⓒパーキンソン病の治療でレボドパを服薬している患者
にビタミン B6 を併用すると，レボドパが減少して病
状を悪化することがある.
ⓓインドメタシンとワルファリンカリウムを併用した場
合，出血傾向がみられる.
ⓔメトトレキサートとアスピリンを併用すると，リンパ
球増殖抑制作用がみられる.

□□ 問 33 次の文章で誤っているのはどれか.
ⓐ抗痙攣薬のフェニトインを服薬中の人がイソニアジド
を服用すると肝障害を起こしやすい.
ⓑセイヨウオトギリソウを飲用している人では，抗不整
脈薬のキニジン硫酸塩水和物の薬効が減弱することが
ある.
ⓒニフェジピン服薬中の者がグレープフルーツを食べる
とニフェジピンの生体内利用率が高まる.
ⓓセフェム系抗生物質のラタモキセフナトリウム服薬中
に飲酒をすると，二日酔いの症状になりやすい.
ⓔイソニアジドで結核を治療中に赤ワインを飲酒すると
頭痛，頻脈，心悸亢進などの高血圧発作の症状を発症
する.

□□ 問 34 次の文章で誤っているのはどれか.
ⓐモノアミン酸化酵素阻害薬を服用しているときに，サ
バを食べるとヒスタミン中毒を起こすことがある.
ⓑ鎮痛薬のインドメタシンを服薬中に炭酸リチウムを併
用すると炭酸リチウム中毒を生じやすくなる.
ⓒ抗不整脈薬のプロカインアミド塩酸塩使用時にシメチ
ジンを併用すると，低血圧，徐脈を誘発することがあ
る.
ⓓ制酸薬をキニジン硫酸塩水和物と併用した場合，キニ
ジン硫酸塩水和物の作用持続がみられる.
ⓔアミノ配糖体系抗生物質のストレプトマイシンとスキ
サメトニウム塩化物水和物を併用すると，筋弛緩作用
が増強する.

□□ 問 35 次の文章で誤っているのはどれか.
ⓐジアゼパムを服用中に飲酒すると急性アルコール中毒
になりやすい.
ⓑワルファリンカリウムの服用中にはビタミン K を多く
含有する納豆や緑黄色野菜の摂取は控える.
ⓒ糖尿病の治療中に三環系抗うつ薬を併用すると，低血
糖を増強する.
ⓓインスリン製剤で治療中に β 遮断薬を使用すると，低
血糖からの回復が遅くなる.
ⓔカナマイシン硫酸塩とフロセミドを併用すると腎毒性
が増強される.

総論　第 8 章　副作用・中毒

□□ 問 36 次の文章で誤っているのはどれか.
ⓐフェニトインを過量に服薬すると，眠くなることがあ
る.
ⓑジアゼパムを服薬しすぎると，失禁を生じる.
ⓒワルファリンカリウムを服薬しすぎると，骨の形成不
全が起こる.
ⓓ妊娠中にワルファリンカリウムを服薬すると，胎児に
出血が起こりやすい.
ⓔ薬原病の一つに医原病がある.

□□ 問37 次の文章で誤っているのはどれか.
ⓐ認知症の高齢者がゴキブリ団子を突然多量に食べて慢性中毒を起こした.
ⓑ薬用量の単位を間違えて毒薬を投薬ミスしたが,何も変化がなかった.
ⓒ意識不明の自殺者が運び込まれた場合,病歴や周囲の状況を付き添いの人によく聞く.
ⓓ中毒患者に出会った場合,生命の確保・毒物の吸収に対する処置をしながら,原因を追究し,毒物が吸収されないようにする.
ⓔ意識不明の場合,催吐を行うと誤飲することがある.

□□ 問38 ステロイドホルモンの副作用について誤っているのはどれか.
ⓐ症状がなくなるにつれて,副腎皮質が萎縮した場合服薬中止とともに離脱症状があらわれる.
ⓑ低血糖,脂質異常症,脂肪沈着などにより動脈硬化・高血圧・狭心症・心筋梗塞,腹部脂肪・野牛肩・体重増加などが起こる.
ⓒ多幸性・うつ病・不眠・興奮などの精神症状の変化をきたすことがある.
ⓓ炎症を起こしやすく,治りにくい,ムーンフェイス,消化性潰瘍,出血,アナフィラキシー様症状を起こしやすい.
ⓔ骨粗鬆症を起こし,骨折をしやすい.

□□ 問39 次の文章で誤っているのはどれか.
ⓐ免疫抑制薬のシクロスポリンにより,腎前性血流障害を起こして急性腎不全に陥る.
ⓑβラクタム系抗生物質により,糸球体に障害を起こす.
ⓒインドメタシン,イソニアジド,リファンピシン,アロプリノールなどが肝細胞内のある物質と結合して抗原となり,免疫反応によりアレルギー性肝障害を起こすことがある.
ⓓフロセミドは用量依存的に中毒性肝障害を発症させる.
ⓔ肝臓の毎分血流量は腎臓より20%多いが,肝重量は腎重量の5倍あるので,肝臓の機能負担は腎臓より少ない.

□□ 問40 次の文章で誤っているのはどれか.
ⓐヒ素による中毒にジメルカプロール,ペニシラミンを解毒薬として用いる.
ⓑ食中毒には解毒薬として高張ブドウ糖を用いる.
ⓒモルヒネの解毒薬はコカインである.
ⓓD-マンニトール,フロセミドの利尿作用によって中毒物質の腎臓からの排泄を促す.
ⓔ低血圧・循環血液量の低下時・電解質異常の場合,下剤は禁忌で乳幼児や高齢者では特に注意が必要である.

総論　第9章　薬物の保管・管理
□□ 問41 次の文章で誤っているのはどれか.
ⓐ毒薬のLD$_{50}$は経口投与で,30 mg/kg以上である.
ⓑ劇薬の50%致死量は皮下注射で200 mg/kg以下である.
ⓒ普通薬の50%致死量は静脈内注射で100 mg/kgより大きい.
ⓓ劇薬は被包に白地に赤枠,赤字で局方名および「劇」と書く.
ⓔ毒薬は被包に白地に黒枠,黒字で局方名および「毒」と書く.

□□ 問42 次の文章で誤っているのはどれか.
ⓐ普通薬は鍵のかからないところで保管できる.
ⓑ普通薬は暗い棚で保管する.
ⓒ劇薬は鍵のかかるところで保管する.
ⓓジスチグミン臭化物は毒薬である.

□□ 問43 次の文章で誤っているのはどれか.
ⓐコカイン,アヘンは麻薬で麻薬取締法で規制されている.
ⓑヘロインは覚せい剤取締法で規制されている.
ⓒヒロポン®は鍵のかかるところで,移動できない棚に保管する.
ⓓ麻薬の使用にあたって,医師・薬剤師は都道府県知事に申請し,許可を得なければならない.
ⓔ麻薬の使用にあたっては,収支を明らかにしなければならない.

□□ 問44 次の文章で誤っているのはどれか.
ⓐ麻薬処方箋には病名,主要症状,品名,数量,発行年月日を記載する.
ⓑ調剤済みの麻薬で残存物が出た場合,麻薬管理者の責任のもとで,下水放流または焼却処分をする.
ⓒ向精神薬の廃棄は一般人の回収困難な方法で行う.
ⓓ覚せい剤による治療では医師が直接患者に交付しなければならない.
ⓔ麻薬,向精神薬,覚せい剤などは依存を起こすので注意が必要である.

□□ 問45 次の文章で誤っているのはどれか.
ⓐ遮光するために褐色ガラス容器に保存されている.
ⓑ薬物は光によって酸化される.
ⓒ微生物の侵入防止,気体にさらされないために密封容器に入れて保存する.
ⓓ乾燥甲状腺末は湿気を吸いやすいので,保存に注意が必要である.
ⓔ薬物の有効期限は通常2年である.

総論　第10章　薬物と臨床検査

□□ 問46 薬物血中濃度測定について誤っているのはどれか.

ⓐ薬物の血中濃度を測定することにより,ノンコンプライアンスを確認することができる.

ⓑジギタリス,テオフィリン,炭酸リチウム,ハロペリドール,インドメタシンなどは薬物血中濃度モニタリングによって,薬物治療管理料が請求できる.

ⓒ安全域が小さい値より大きい値の薬物のほうが安心して使用できる.

ⓓ検査用に採血した血液を保存する場合,1週間以内ならば冷蔵保存でよい.

ⓔ採血部位は薬物を点滴投与した体側と同側で行う.

□□ 問47 薬物による尿の色調変化について誤っているのはどれか.

ⓐイブプロフェン,フェニトイン,インドメタシン,リファンピシン,トリアムテレンの服薬後の尿は赤色を呈する.

ⓑ PAS,ダイオウ,ワルファリンカリウム,レボドパ,リボフラビン酪酸エステルを服薬すると黄色い尿が出る.

ⓒサリチル酸,クロルプロマジン塩酸塩,メチルドパ水和物,ドキソルビシン塩酸塩を服薬すると,茶色の尿が排泄される.

ⓓセンナは尿のpHによって尿の着色が異なる.

ⓔ健常者の尿の色は淡黄色から黄褐色である.

□□ 問48 便の着色について誤っているのはどれか.

ⓐサリチル酸の服薬にて消化管出血により黒色便になることがある.

ⓑインドメタシン服薬では緑色便になる.

ⓒ貧血治療薬の鉄塩により,緑色便になる.

ⓓ抗ヘリコバクター・ピロリ薬のビスマス製剤によって黒色便になる.

ⓔワルファリンカリウムにより黒色便になる.

□□ 問49 次の文章で誤っているのはどれか.

ⓐ腎機能が悪くなると尿の比重に変化が起こる.

ⓑ金製剤服薬者では尿蛋白が検出されやすい.

ⓒイソニアジド服薬者は高血糖を起こすことがある.

ⓓクロラムフェニコール服薬者では尿中ウロビリノゲンが減少することがある.

ⓔクロルプロマジン塩酸塩服薬者で妊娠反応が偽陽性になることがある.

総論　第11章　サプリメント・ビタミン・輸液

□□ 問50 次の文章で誤っているのはどれか.

ⓐ水溶性ビタミンCのアスコルビン酸の欠乏症として壊血病,色素沈着,出血などがある.

ⓑ水溶性ビタミンEのトコフェロール酢酸エステルでは溶血性貧血,不妊,新生児皮膚硬化症の欠乏症が起こ

る.

ⓒビタミンAの過剰症状に皮膚・粘膜の変化,口唇炎,知覚異常,脳圧亢進などがある.

ⓓビタミンB_2は別名リボフラビンとよび,欠乏すると成長障害,口内炎,口唇炎,舌炎,脂漏性皮膚炎,結膜炎,肛門周囲びらんなどが起こる.

ⓔビタミンEは動脈硬化,アルツハイマー病に対する予防効果がある.

□□ 問51 栄養機能食品について誤っているのはどれか.

ⓐビタミンAは夜間の視力の維持を助ける栄養素である.

ⓑビタミンDは腸管のCaの吸収を促進し,骨の吸収を助ける栄養素である.

ⓒ栄養機能食品の規格基準では,ビタミンEの1日当たりの摂取目安量に含まれる栄養成分量は5〜150 mgである.

ⓓビタミンAは妊娠3カ月以内または妊娠を希望する女性は過剰摂取にならないようにと注意喚起表示をしなければならない.

ⓔ栄養機能食品には注意喚起表示をしなければならない.

□□ 問52 次の文章で誤っているのはどれか.

ⓐ一般食品とはわれわれが健康の維持や成長に必要なものとして毎日摂っている食べ物である.

ⓑ特定保健用食品とは生理機能に影響を与える成分を含み特定の保健を目的として摂取される食品である.

ⓒ保健機能食品には特定保健用食品と栄養機能食品がある.

ⓓ栄養機能食品とは日常の食事摂取でとりきれない栄養素の補給・補完を目的に摂取される食品である.

ⓔサプリメントとはハーブ,ビタミン,ミネラル,アミノ酸などの栄養成分を一種類以上含む栄養補給のための製品をいうと米国の法律では定義されている.

□□ 問53 次の文章で誤っているのはどれか.

ⓐヒトは水分,食物の摂取により生命の維持を確保している.

ⓑ栄養補給を目的に糖質・脂肪・アミノ酸・高カロリーの輸液がつくられている.

ⓒ5%糖液を多量に輸液すると高Na血症になりやすい.

ⓓ10%のブドウ糖液で浸透圧が高くなると,中心静脈栄養法では血管痛,静脈炎,血管閉塞を起こしやすい.

ⓔブドウ糖輸液は低張性脱水の患者には禁忌で,糖尿病患者には慎重に使用しなければならない.

総論　第12章　老年歯科と服薬

□□ 問54 次の文章で誤っているのはどれか

ⓐ服薬支援は,医師,薬剤師,栄養士,歯科医師など必要な専門家と連携し行う.

ⓑ薬剤の処方箋の管理と調剤の監査を行い，支援体制を
整備する．
ⓒ特定の食品と薬物の併用に関する注意事項を理解し，
適切に服薬を調整するよう指導する．
ⓓ高齢者では薬の認識，飲み込みの機能など服薬過程の
評価が必要である．
ⓔ看護師は患者の身近におり多職種連携の要となる．

□□ 問 55 次の文章で誤っているのはどれか
ⓐ服薬支援には，問題点の迅速な把握と情報共有，また
支援の統一が必要である．
ⓑ入院患者や高齢者の服薬支援は，食事支援に通じる．
ⓒ歯科疾患の予防や口腔ケアの重要性を患者に伝えるの
は歯科専門職の仕事である．
ⓓ患者の身近にいる看護師は多職種連携の要となる．
ⓔ経口摂取が困難な患者に対して，歯科医師と連携して
適切な対策や補助方法を検討する．

□□ 問 56 次の文章で誤っているのはどれか
ⓐ薬剤は口腔乾燥症の最も頻度の高い原因である．
ⓑ高齢者では多併存疾患が増加し，処方カスケードが起
こりやすい．
ⓒ口腔内の薬剤残留では，口腔機能の低下を疑い調剤の
工夫を検討する．
ⓓ薬剤により食欲低下や嚥下障害が生じることがある．
ⓔガイドラインは，複数疾患への対応を前提に作成され
ている．

各論　第1章　炎　症　Ⅰ　感染症
□□ 問 57 次の文章で誤っているのはどれか．
ⓐサルファ薬をワルファリンカリウムと同時に用いると
ワルファリンカリウムの作用が強く出るため，出血し
やすくなる．
ⓑセファロスポリン系薬は一般に空腹時に吸収されやす
い．
ⓒペニシリン系薬はアナフィラキシーショックを起こす
ことがあるので，皮内テストをしてから注射をする．
ⓓエリスロマイシンの副作用に胆汁うっ滞性肝炎，腹部
の痙攣痛がある．
ⓔテトラサイクリン系薬は歯牙着色，エナメル質形成不
全を起こすので，高齢者や若い男性には使用しないほ
うがよい．

□□ 問 58 左の薬物と右の副作用の組合せで誤ってい
るのはどれか．
ⓐオフロキサシン　　　　　　痙攣，めまい
ⓑリンコマイシン系薬　　　　偽膜性腸炎，便秘
ⓒセファロスポリン系薬　　　ジスルフィラム様作用，
　　　　　　　　　　　　　　アナフィラキシーショック
ⓓクロラムフェニコール系薬　グレイ症候群，骨髄抑制
ⓔニューキノロン系薬　　　　傾眠，光線過敏症

□□ 問 59 次の組合せで誤っているのはどれか．
ⓐペニシリン系抗菌薬　　　細胞壁の合成阻害　静菌作用
ⓑリファンピシン　　　　　核酸の合成阻害　　殺菌作用
ⓒパラアミノサリチル酸　　葉酸の合成阻害　　殺菌作用
　カルシウム水和物
ⓓストレプトマイシン　　　蛋白の合成阻害　　殺菌作用
ⓔポリペプチド系抗菌薬　　細胞膜の合成阻害　静菌作用

□□ 問 60 次の文章で誤っているのはどれか．
ⓐアシクロビルは抗ヘルペス薬で副作用の発生頻度が低
い．
ⓑリバビリンはC型肝炎の治療薬で副作用として溶血
性貧血を生じることがある．
ⓒザナミビル水和物は抗インフルエンザ薬で蛋白合成を
阻害して作用する．
ⓓジドブジンはウイルスの非核酸系の逆転写酵素阻害作
用があるので，HIVの治療薬に用いられる．
ⓔラミブジンはC型肝炎やHIVの治療に使用される
が，横紋筋融解症や血液障害などの副作用を生じるこ
とがある．

□□ 問 61 次の薬物と感受性菌の組合せで誤っている
のはどれか．
ⓐクラリスロマイシン――――――ブドウ球菌，
　　　　　　　　　　　　　　　　サルモネラ菌
ⓑドキシサイクリン塩酸塩水和物――連鎖球菌，
　　　　　　　　　　　　　　　　マイコプラズマ
ⓒノルフロキサシン――――――――サルモネラ菌，
　　　　　　　　　　　　　　　　バクテロイデス
ⓓイミペネム――――――――――緑膿菌，結核菌
ⓔセファレキシン―――――――――スピロヘータ，
　　　　　　　　　　　　　　　　エンテロバクター

各論　第1章　炎症　Ⅱ　消毒薬
□□ 問 62 次の文章で誤っているのはどれか．
ⓐポビドンヨード（イソジン®液）は細菌芽胞菌を除き
ほとんどの微生物を消毒することができる．
ⓑクロルヘキシジングルコン酸（ヒビテン®液）は結核
菌，芽胞，HIVウイルスには無効である．
ⓒグルタルアルデヒド（グルタラール）はほとんどの微
生物に薬効があるが，人体には使用してはいけない．
ⓓエタノールはほぼ80％で，またイソプロパノールは
50％・70％で消毒用に使用され，芽胞を除くほとんど
の微生物に抗菌作用を示す．
ⓔアクリノール（0.1，0.2％）はグラム陽性あるいは陰
性細菌に有効で，細菌の呼吸酵素を阻害して薬効を生
じ，有機物があると無効である．

□□ 問 63 次の文章で誤っているのはどれか．
ⓐベンゼトニウム塩化物（ハイアミン®）は部屋の消毒
には0.2％を塗布，医療用具には0.1％に10分間浸潤，
手指・皮膚には0.05〜0.1％，手術部位には0.01〜

0.025％を使用する.
ⓑクレゾールを消毒液に用いる場合，0.1％を膣，0.5～1％を手術部位・手指・医療用具・部屋，1.5％を排泄物に使用する.
ⓒ毒性係数が大きく，最低発育阻止濃度が大きい薬物はよい消毒薬である.
ⓓ消毒薬の MIC が高濃度のものほど殺菌力は大きく，よい消毒薬である.
ⓔエタノールの殺菌力は 20％液が最も強い抗菌力を有する.

□□ 問64 次の文章で誤っているのはどれか.
ⓐベンゼトニウム塩化物，クレゾール，エタノール，アクリノール水和物，グルタラール，ポビドンヨード，オキシドール，次亜鉛素酸 Na などは遮光して保存しなければならない.
ⓑホルマリンは皮膚，目，鼻，のどへの付着に注意しなければならない.
ⓒオキシドールは創面のカタラーゼにより分解し，酵素を発生して薬効をあらわす.
ⓓポビドンヨード，クレゾール，アルコール，クロルヘキシジングルコン酸，ベンゼトニウム塩化物などには過敏症に注意をする.
ⓔベンゼトニウム塩化物，オキシドールなどの使用においては有機物の付着は薬効に影響がない.

各論　第1章　炎症　Ⅲ　ワクチン・予防接種
□□ 問65 正しい内容の文章はどれか，一つ選べ.
ⓐ生ワクチンとは，病原性を低下させた生きた病原体を用いた製剤である.
ⓑ不活化ワクチンとは，生きているが増殖能のない病原体を用いた製剤である.
ⓒトキソイドとは，細菌が産生する毒素を微量用いた製剤である.
ⓓ抗毒素とは，毒素を中和する有機化合物製剤である.
ⓔヒト免疫グロブリンにはすべての疾病を予防する抗体が含まれている.

□□ 問66 正しい内容の文章はどれか，一つ選べ.
ⓐ急な発熱患者にもワクチンの接種をしてもよい.
ⓑ食事が摂れない患者には，点滴をしてワクチン接種を行う.
ⓒ急性肺炎患者には肺炎球菌ワクチンを接種してもよい.
ⓓ妊娠中期にはワクチン接種が可能である.
ⓔワクチン接種前には，既往歴の聴取が必須である.

□□ 問67 正しい内容の文章はどれか，一つ選べ.
ⓐワクチン接種1週間後には免疫が成立する.
ⓑワクチン初回接種5年後でも免疫は強く持続している.
ⓒ抗毒素の注射後半年間は感染予防効果が持続している.
ⓓウマ抗毒素の副作用に血清病があるので注意する.
ⓔヒト免疫グロブリン製剤は，AIDS 感染の危険性がある.

□□ 問68 正しい内容の文章はどれか，一つ選べ.
ⓐ能動免疫とは，感染を受ける前に人為的に免疫状態を作ることである.
ⓑ受動免疫とは，感染を受けた後に免疫が成立することである.
ⓒ抗原には病原体のみがなることができ，マクロファージが貪食する.
ⓓ抗体は主として IgA グロブリンよりなり，形質細胞が産生する.
ⓔ抗原抗体反応は抗原が抗体と結合して病的作用を及ぼすことである.

□□ 問69 正しい内容の文章はどれか，一つ選べ.
ⓐ発熱があってもワクチン接種は問題がない.
ⓑ疾病の増悪期でもワクチン接種は可能である.
ⓒ妊婦でも感染予防のためにワクチン接種は可能である.
ⓓ乳児の同一時期に種類の異なるワクチン接種は可能である.
ⓔ卵白アレルギーがあってもインフルエンザワクチン接種は可能である.

□□ 問70 正しい内容の文章はどれか，一つ選べ.
ⓐポリオワクチンは不活化ワクチンである.
ⓑ麻しんワクチンは不活化ワクチンである.
ⓒ BCG ワクチンは不活化ワクチンである.
ⓓ肺炎球菌ワクチンは弱毒生ワクチンである.
ⓔインフルエンザ HA ワクチンは弱毒生ワクチンである.

□□ 問71 国内で用いられている新型コロナ感染症（SARS-CoV-2）ワクチンの種類はどれか，二つ選べ.
ⓐ弱毒生ワクチン
ⓑ不活化ワクチン
ⓒ組換え蛋白質ワクチン
ⓓ組換えウイルスベクターワクチン
ⓔ核酸（m RNA）ワクチン

□□ 問72 任意接種のワクチンの対象疾患はどれか，一つ選べ.
ⓐ麻しん・風しん
ⓑ水痘
ⓒジフテリア
ⓓ破傷風
ⓔ結核

各論　第1章　炎症　Ⅳ　自己免疫疾患
□□ 問73 正しい内容の文章はどれか，一つ選べ.
ⓐピリン系薬には強力な抗炎症作用がある.
ⓑサリチル酸系薬の薬物は喘息を起こさない.
ⓒ NSAIDs はワルファリンカリウムの作用を増強する.
ⓓ NSAIDs の服用は胎児に動脈管開存症を起こすことがある.

ⓔ COX-2 選択的阻害薬は胃腸傷害性が高い.

□□ 問74 正しい内容の文章はどれか, 一つ選べ.
ⓐアスピリンの服用だけでは喘息を誘発しない.
ⓑアスピリンは心筋梗塞の予防薬になる.
ⓒアスピリンは短時間作用型の抗炎症薬である.
ⓓアスピリンは胃潰瘍を起こしにくい抗炎症薬である.
ⓔアスピリンには解熱作用以外に強い抗リウマチ作用が
　ある.

□□ 問75 正しい内容の文章はどれか, 一つ選べ.
ⓐインドメタシンは遅効性の抗炎症薬である.
ⓑオキシカム系薬の NSAIDs は血中半減期が短い.
ⓒ塩基性 NSAIDs は抗リウマチ作用が強い.
ⓓプレドニゾロンリン酸エステルナトリウムはコルチゾ
　ルより抗炎症作用が弱い.
ⓔデキサメタゾンは長時間作用するステロイド薬である.

□□ 問76 糖質コルチコイドの説明で正しいのはどれ
　　　　か, 一つ選べ.
ⓐ細胞膜よりアラキドン酸を遊離させる.
ⓑ好中球の遊走やリンパ球の増殖を抑制する.
ⓒ関節リウマチの第1選択薬である.
ⓓ関節リウマチには長期間使用して抗炎症を図る.
ⓔ消化性潰瘍や骨粗鬆症の副作用が NSAIDs より小さい.

□□ 問77 正しい内容の文章はどれか, 一つ選べ.
ⓐペニシラミンはビタミン B_2 欠乏を起こしやすい.
ⓑメトトレキサートは COX-2 阻害薬である.
ⓒ金製剤には造血障害, 皮疹などの副作用がある.
ⓓミゾリビンはイミダゾール誘導体でピリミジン拮抗作
　用がある.
ⓔサラゾスルファピリジンは速効性の抗リウマチ薬である.

□□ 問78 正しい内容の文章はどれか, 一つ選べ.
ⓐ全身性エリテマトーデス (SLE) には糖質コルチコイ
　ドは適当でない.
ⓑ腺型シェーグレン症候群の治療には糖質コルチコイド
　が必要である.
ⓒ腺外型シェーグレン症候群に NSAIDs を投与するこ
　とは適当でない.
ⓓ関節リウマチの治療には糖質コルチコイドを用いると
　よい.
ⓔ特発性血小板減少性紫斑病 (ITP) の治療には糖質コ
　ルチコイドを用いるとよい.

□□ 問79 正しい内容の文章はどれか, 一つ選べ.
ⓐ関節リウマチは壮年期の男性に好発する.
ⓑ関節リウマチは抗骨抗体による自己免疫疾患である.
ⓒ関節リウマチはガイドラインで DMARDs 単独での治
　療を推奨している.
ⓓ関節リウマチに対する生物学的製剤の多くは抗 TGF

β 作用を示す.
ⓔ生物学的製剤で関節リウマチ治療をする際は感染症罹
　患に注意する.

□□ 問80 正しい内容の文章はどれか, 一つ選べ.
ⓐシクロホスファミド水和物は主として T 細胞系リンパ
　球増殖を抑制する.
ⓑアザチオプリンは主として B 細胞系リンパ球増殖を
　抑制する.
ⓒ副腎皮質ステロイドは B・T 両細胞系リンパ球増殖を
　抑制する.
ⓓミゾリビンはピリミジン代謝拮抗によりリンパ球増殖
　を抑制する.
ⓔタクロリムス水和物は B 細胞系リンパ球での遺伝子
　転写を抑制する.

□□ 問81 抗リウマチ薬について正しい内容の文章は
　　　　どれか, 一つ選べ.
ⓐメトトレキサートは葉酸代謝促進作用によりリンパ球
　増殖が抑制される.
ⓑ副腎皮質ホルモンは関節リウマチ治療の安全な第一選
　択薬である.
ⓒ csDMARDs は生薬製剤で, 数系統の薬品がある.
ⓓ bDMARDs は炎症性サイトカイン製剤である.
ⓔ現在の tsDMARDs は経口できるヤヌスキナーゼ
　(JAK) 分子標的阻害薬である.

□□ 問82 誤った内容の文章はどれか, 一つ選べ.
ⓐ関節リウマチに NSAIDs が抗炎症と疼痛緩和のため
　に投薬される.
ⓑ全身性エリトマトーデス (SLE) には副腎皮質ステロ
　イド薬や免疫抑制薬を用いる.
ⓒ乾燥症状だけの腺型シェーグレン症候群も積極的に免
　疫抑制療法を行う.
ⓓ腺外型シェーグレン症候群は副腎皮質ホルモンによる
　免疫抑制療法を行う.
ⓔ重症の特発性血小板減少性紫斑病 (ITP) はシクロフォ
　スファミド水和物などの免疫抑制療法を実施する.

各論　第2章　腫瘍
□□ 問83 抗癌薬による治療で完治可能な腫瘍はどれ
　　　　か, 一つ選べ.
ⓐ直腸癌
ⓑ肺小細胞癌
ⓒホジキン病
ⓓ乳癌
ⓔ慢性骨髄性白血病

□□ 問84 DNA の複製に関与しないで抗癌作用を発揮
　　　　する薬物はどれか, 一つ選べ.
ⓐフルオロウラシル
ⓑダウノルビシン塩酸塩

ⓒシスプラチン
ⓓl-アスパラギナーゼ
ⓔメトトレキサート

☐☐ 問85 他の４薬と異なる作用機序の抗腫瘍薬はどれか，一つ選べ.
ⓐタキソテール
ⓑイリノテカン塩酸塩水和物
ⓒビンクリスチン硫酸塩
ⓓビンデシン硫酸塩
ⓔビンブラスチン硫酸塩

☐☐ 問86 抗腫瘍薬とそれがもつ高頻度の副作用との組合せで正しいのはどれか，一つ選べ.
ⓐシクロホスファミド水和物―――脱水
ⓑフルオロウラシル――――――排尿障害
ⓒl-アスパラギナーゼ――――――肺線維症
ⓓマイトマイシンC――――――出血性膀胱炎
ⓔダウノルビシン塩酸塩―――――心筋傷害

☐☐ 問87 次の腫瘍のホルモン療法のうち誤りはどれか，一つ選べ.
ⓐ乳癌：タモキシフェンクエン酸塩（抗卵胞ホルモン作用薬）
ⓑ乳癌：アナストロゾール（アロマターゼ阻害薬）
ⓒ前立腺癌：エストラムスチンリン酸エステルナトリウム（卵胞ホルモン作用薬）
ⓓ前立腺癌：フルタミド（抗アンドロゲン作用薬）
ⓔ前立腺癌：トレミフェンクエン酸塩（抗卵胞ホルモン作用薬）

☐☐ 問88 抗腫瘍薬による副作用の対処法で誤りはどれか，一つ選べ.
ⓐメトトレキサート過剰投与：ビタミンK早期投与
ⓑ抗癌薬による顆粒球減少症：G-CSF投与
ⓒシクロホスファミド水和物による出血性膀胱炎：メスナ（mesna）投与
ⓓ抗腫瘍薬投与時の嘔吐：オンダンセトロン塩酸塩水和物前投与
ⓔシスプラチンによる腎毒性：大量輸液

☐☐ 問89 放射性アイソトープを用いて治療できる腫瘍はどれか，一つ選べ.
ⓐ肺癌
ⓑ胃癌
ⓒ甲状腺癌
ⓓ大腸癌
ⓔ膀胱癌

☐☐ 問90 分子標的薬でないのはどれか，一つ選べ.
ⓐイマチニブ
ⓑゲフィチニブ

ⓒリツキシマブ
ⓓインターフェロン
ⓔトラスツズマブ

☐☐ 問91 現在使用承認されている免疫チェックポイント阻害薬の作用点でないのはどれか，一つ選べ.
ⓐ CD80/CD86
ⓑ CTLA-4
ⓒ PD-1
ⓓ PD-L1/PD-L2
ⓔ HER2

☐☐ 問92 結腸癌の標準一次化学療法で用いる略字（FOLFOX）の薬物でないのはどれか，二つ選べ.
ⓐフルオロウラシル（5-FU）
ⓑレボホリナートカルシウム
ⓒオキサリプラチン
ⓓセツキシマブ
ⓔイマチニブ

各論　第3章　代謝・内分泌の異常による疾患

☐☐ 問93 糖尿病の記述として正しいのはどれか，二つ選べ.
ⓐ1型糖尿病は高齢者や肥満者に発症しやすい.
ⓑ2型糖尿病と診断されればただちに経口糖尿病薬を投与して血糖値を下げる.
ⓒ2型糖尿病は，遺伝的な背景のうえに過食，肥満，運動不足，ストレスによって発症する.
ⓓ糖尿病の悪化は高血糖持続で起こり，脂質や蛋白代謝異常は関係がない.
ⓔ糖尿病の三大合併症とは，腎症，網膜症，神経障害である.

☐☐ 問94 次の薬物の副作用として不適当なものはどれか，一つ選べ.
ⓐスルホニル尿素（SU）薬：低血糖
ⓑビグアナイド（BG）薬：アルカローシス
ⓒインスリン：リポアトロフィー
ⓓα-グルコシダーゼ阻害薬：腹部膨満
ⓔインスリン抵抗性改善薬：肝障害

☐☐ 問95 糖尿病に対して過量投与すると乳酸アシドーシス性昏睡を起こす危険性のある薬物はどれか，一つ選べ.
ⓐスルホニル尿素（SU）薬
ⓑビグアナイド（BG）薬
ⓒインスリン製剤
ⓓα-グルコシダーゼ阻害薬（アカルボース）
ⓔインスリン抵抗性改善薬（ピオグリタゾン塩酸塩）

□□ 問 96 甲状腺ホルモンの投与が有効な疾患はどれか, 一つ選べ.
ⓐ急性甲状腺炎
ⓑ亜急性甲状腺炎
ⓒ慢性甲状腺炎
ⓓクレチン症
ⓔバセドウ病

□□ 問 97 抗甲状腺薬（チアマゾール）の副作用はどれか, 一つ選べ.
ⓐ高血圧
ⓑ頻脈
ⓒ体重減少
ⓓ下痢
ⓔ白血球減少

□□ 問 98 脂質異常症の治療でまず行わねばならない治療法はどれか, 一つ選べ.
ⓐ食事療法
ⓑHMG-CoA 還元酵素阻害薬投与
ⓒ陰イオン交換樹脂（コレスチラミン）投与
ⓓ過酸化抑制薬（プロブコール）投与
ⓔフィブラート系薬剤投与

□□ 問 99 痛風の治療薬の説明で正しいのはどれか, 一つ選べ.
ⓐコルヒチンは慢性炎症に効果がある.
ⓑNSAIDs は初期治療に効果がない.
ⓒアロプリノールは尿酸の産生を抑制する.
ⓓプロベネシドは尿酸の異化を促進する.
ⓔウラリット® は尿を酸性にして尿酸排泄を促す.

□□ 問 100 無排卵症の治療法で正しいのはどれか, 一つ選べ.
ⓐ視床下部性のものにはエストロゲンを投与する.
ⓑ下垂体性のものには GnRH を投与する.
ⓒ卵巣性のものにはプロゲステロンを投与する.
ⓓ無月経・乳汁分泌症候群にはドパミン作用薬のブロモクリプチンメシル酸塩を投与する.
ⓔ甲状腺低下症にはメチマゾールを投与する.

□□ 問 101 不妊症の治療法として正しいのはどれか, 一つ選べ.
ⓐ男性不妊の乏精子症にはアンドロゲン投与を試みる.
ⓑ男性不妊の正常精子不妊症には hMG-hCG 療法を試みる.
ⓒ女性不妊の卵巣因子性不妊にはクロミフェン投与を試みる.
ⓓ女性不妊の卵管因子性不妊にはエストロゲン投与を試みる.
ⓔ子宮内膜症で女性不妊の場合にはプロゲステロン投与を試みる.

□□ 問 102 アルコール性肝障害の治療法として正しいのはどれか, 一つ選べ.
ⓐ脂肪肝の場合には食事療法が基本で禁酒は必要でない.
ⓑ肝線維症の場合には肝硬変の前駆病変としての治療が必要である.
ⓒアルコール性肝炎の場合には外来でビタミン投与などの治療を行う.
ⓓ肝硬変の場合には治療の効果が期待できないので経過観察のみでよい.
ⓔ黄疸を認める場合には利尿薬を投与してビリルビンを体外に排泄する.

□□ 問 103 骨粗鬆症の治療ガイドラインで効果の根拠が不明確とされている薬物はどれか, 一つ選べ.
ⓐ選択的エストロゲンモジュレーター製剤
ⓑビスホスホネート製剤
ⓒ活性型ビタミン D_3 製剤
ⓓカルシトニン製剤
ⓔカルシウム製剤

□□ 問 104 閉経後骨粗鬆症の成因と関係がないのはどれか, 一つ選べ.
ⓐカルシウム摂取不足
ⓑエストロゲン分泌低下
ⓒ若齢時の過剰なダイエット
ⓓカルシトニン分泌増加
ⓔ副甲状腺ホルモン（PTH）分泌亢進

□□ 問 105 破骨細胞活性を亢進させるのはどれか, 二つ選べ.
ⓐビタミン D
ⓑカルシトニン
ⓒエストロゲン
ⓓビスホスホネート
ⓔ副甲状腺ホルモン（PTH）

□□ 問 106 ビタミン D について誤りはどれか, 一つ選べ.
ⓐ高カルシウム血症を起こすことがある.
ⓑ骨芽細胞と破骨細胞の双方を活性化させる.
ⓒ副甲状腺ホルモン（PTH）分泌を促進する.
ⓓ小腸からのカルシウムやリン吸収を促進する.
ⓔ腎臓で 1α 位が, 肝臓で 25 位が水酸化されて活性化される.

□□ 問 107 骨粗鬆症治療薬の説明で誤りはどれか, 二つ選べ.
ⓐカルシトニン製剤は破骨細胞機能を抑制して骨量の低下を防ぐ.
ⓑビスホスホネート製剤には骨吸収抑制作用と造骨作用がある.

ⓒラロキシフェン塩酸塩はエストロゲンとして性腺にも
作用する.
ⓓカルシウム製剤は骨で利用されるカルシウムを補給する.
ⓔビタミン K はオステオカルシンを Gla 化して骨量を
増加させる.

各論　第4章　脳・神経の疾患

□□ 問 108 次の抗てんかん薬についての組合せで正し
いのはどれか，一つ選べ.
ⓐフェニトイン――T 型 Ca^{2+} チャネル遮断薬――全般
発作に有効
ⓑプリミドン――バルビツール酸系薬――熱性痙攣に有
効
ⓒジアゼパム――ベンゾジアゼピン系薬――小発作に有
効
ⓓバルプロ酸ナトリウム――GABA トランスアミナー
ゼ阻害薬――てんかん重積症に有効
ⓔエトスクシミド――電位依存性 Na^+ チャネル遮断薬―
―小発作に有効

□□ 問 109 正しい内容の文章はどれか，二つ選べ.
ⓐメロキシカムは COX-1 を選択的に阻害するため胃障
害が少ない.
ⓑスマトリプタンはセロトニン $5-HT_{1B}$ および $5-HT_{1D}$
受容体の作動薬である.
ⓒエルゴタミン製剤は片頭痛に無効である.
ⓓわが国において片頭痛への適応が認められている
Ca^{2+} チャネル遮断薬にロメリジン塩酸塩，ニフェジ
ピン，ベラパミル塩酸塩がある.
ⓔカルバマゼピンは三叉神経痛発作に対する予防効果を
示す.

□□ 問 110 次の抗パーキンソン病薬についての組合せ
で正しいのはどれか，一つ選べ.
ⓐレボドパ――――――――――ドパミン前駆物質
ⓑトリヘキシフェニジル塩酸塩―モノアミン酸化酵素阻
害薬
ⓒブロモクリプチンメシル酸塩―ドパミン遊離促進薬
ⓓアマンタジン塩酸塩―――――ドパミン受容体作動薬
ⓔセレギリン塩酸塩――――――抗コリン薬

□□ 問 111 正しい内容の文章はどれか，一つ選べ.
ⓐアルツハイマー病に特徴的な病理学的所見は β-アミ
ロイド蛋白の沈着である.
ⓑアルツハイマー病に特徴的な生化学的所見はコリンア
セチルトランスフェラーゼ活性の上昇である.
ⓒわが国で認可されているアルツハイマー病治療薬はド
ネペジル塩酸塩のみである.
ⓓドネペジル塩酸塩はコリンアセチルトランスフェラー
ゼ阻害薬である.
ⓔドネペジル塩酸塩の副作用として末梢性ニコチン受容
体刺激作用に起因する嘔気・嘔吐などの消化器症状が

出現することがある.

□□ 問 112 正しい内容の文章はどれか，二つ選べ.
ⓐくも膜下出血の原因としては脳腫瘍が最も多い.
ⓑファスジル塩酸塩水和物はトロンボキサン A_2 産生を
阻害してくも膜下出血時の脳血管攣縮を抑制する.
ⓒ脳内出血の最大のリスクファクターは高血圧症である.
ⓓ脳内出血時の血圧管理に用いる降圧薬としてプロプラ
ノロール塩酸塩などのアドレナリン β 受容体拮抗薬が
第一選択薬である.
ⓔ脳損傷時の頭蓋内圧亢進の抑制には D-マンニトール
などの浸透圧利尿薬を用いる.

□□ 問 113 次の組合せで正しいのはどれか，一つ選べ.
ⓐミドドリン塩酸塩――――ノルアドレナリン再取込み阻害
作用――脳貧血に有効
ⓑアメジニウムメチル硫酸塩――アドレナリン α_1 受容
体刺激作用――脳貧血に有効
ⓒオザグレルナトリウム――――トロンボキサン A_2 産生阻
害作用――脳塞栓症に有効
ⓓエダラボン――――フリーラジカル捕捉作用――脳梗塞急
性期に有効
ⓔワルファリンカリウム――――抗凝固薬――脳血栓症に有
効

各論　第5章　精神の疾患

□□ 問 114 次の文章で誤っているのはどれか，二つ選べ.
ⓐ脳血管障害のリスクファクターは高血圧・脂質異常症・
糖尿病である.
ⓑ脳血管障害の再発予防には血小板凝集抑制薬であるア
スピリンやチクロピジン塩酸塩が有効である.
ⓒ脳血管性認知症に用いられる脳循環代謝改善薬として
イフェンプロジル酒石酸塩やニセルゴリンがある.
ⓓイフェンプロジル酒石酸塩やニセルゴリンは脳血管性
認知症の中核症状に著効を示す.
ⓔ脳血管性認知症に付随する抑うつ状態にはフルボキサ
ミンマレイン酸塩やハロペリドールなどを用いる.

□□ 問 115 正しい内容の文章はどれか，一つ選べ.
ⓐ統合失調症の成因として脳内ドパミン作動性神経の機
能低下が関与する.
ⓑハロペリドールはドパミン D_2 受容体刺激作用に起因
する錐体外路系障害を引き起こす.
ⓒスルピリドは抗精神病作用のみならず中等量では抗う
つ作用も示す.
ⓓリスペリドンはセロトニン $5-HT_2$ 受容体，セロトニ
ン $5-HT_6$ 受容体，ドパミン D_2 受容体，ドパミン D_3
受容体，ドパミン D_4 受容体，アドレナリン α_1 受容体，
ヒスタミン H_1 受容体に対してほぼ同程度の拮抗作用
を示す多元受容体標的化抗精神病薬である.
ⓔオランザピンはセロトニン $5-HT_{2A}$ 受容体拮抗作用と
ドパミン D_2 受容体拮抗作用を併せもつ.

□□ 問 116 正しい内容の文章はどれか，二つ選べ.
ⓐイミプラミン塩酸塩は抗コリン作用を有するため口渇や排尿障害が副作用である.
ⓑフルボキサミンマレイン酸塩はセロトニンの再取込みを選択的に阻害する.
ⓒわが国ではセルトラリン塩酸塩は強迫性障害に対しても適応薬として認可されている.
ⓓミルナシプラン塩酸塩はセロトニンとドパミンの再取込みを選択的に阻害する.
ⓔ炭酸リチウムは躁状態を誘発する.

□□ 問 117 正しい内容の文章はどれか，二つ選べ.
ⓐ不安神経症の発症は高齢の男性で多い.
ⓑジアゼパムは $GABA_A$ 受容体—ベンゾジアゼピン複合体に作用し，$GABA_A$ 受容体刺激による Na^+ チャネルの開口を延長させる.
ⓒジアゼパムの長期服用時には中断により離脱症候群が生じることがある.
ⓓタンドスピロンクエン酸塩はセロトニン 5-HT_{1A} 受容体を選択的に刺激する.
ⓔタンドスピロンクエン酸塩は投与後早期に不安神経症に対する治療効果が期待できる.

各論　第6章　血液の疾患
□□ 問 118 貧血の治療について正しい組合せはどれか.
ⓐ再生不良性貧血————エリスロポエチン
ⓑ自己免疫性溶血性貧血——骨髄移植
ⓒ巨赤芽球性貧血————ビタミン B_{12}, 葉酸
ⓓ腎性貧血————脾臓摘出
ⓔ遺伝性球状赤血球症———副腎皮質ステロイド

□□ 問 119 鉄欠乏性貧血について正しいのはどれか.
ⓐ原因として消化管出血が最も多い.
ⓑ体内鉄の半分以上はヘモグロビンとして利用されている.
ⓒヘモグロビン以外の鉄はヘモジデリンとして貯えられる.
ⓓ鉄剤は，お茶と同時に服用するのは厳禁される.
ⓔ鉄剤の服用中に黒色便がみられた場合は，ただちに投与を中止する.

□□ 問 120 抗血小板薬について正しいのはどれか.
ⓐトロンビンが架橋してできた強固な血栓をトロンビン血栓という.
ⓑ血小板は活性化されると，アデノシン二リン酸やセロトニンを放出する.
ⓒアスピリンは，トロンボキサン合成酵素阻害薬である.
ⓓジピリダモールは，細胞内サイクリック AMP を減少させる.
ⓔサルポグレラート塩酸塩は，ヒスタミン H_2 受容体拮抗薬である.

□□ 問 121 ヘパリンとワルファリンについて正しいのはどれか.
ⓐヘパリンは，アンチトロンビンⅢが減少しているときに効果が弱い.
ⓑ納豆は，ヘパリンの作用を阻害する.
ⓒワルファリンはビタミン D 依存性凝固因子の生成を阻害する.
ⓓプロタミン硫酸塩は，ワルファリンの特異的拮抗薬である.
ⓔワルファリンは，即効性の注射剤である.

各論　第7章　循環器の疾患
□□ 問 122 高血圧について正しいのはどれか.
ⓐ高血圧症と診断された場合は，ただちに薬物治療を開始する.
ⓑ高齢者に対する薬物治療には，少量から開始する.
ⓒ女性では，閉経後に血圧がやや低下する傾向にある.
ⓓ早歩きなどの運動療法は，高血圧症患者には勧められない.
ⓔ高血圧が持続すると，心臓は小さくなる.

□□ 問 123 抗高血圧薬について正しい組合せはどれか.
ⓐプラゾシン塩酸塩————$β$ 受容体遮断薬
ⓑニフェジピン————Ca 拮抗薬
ⓒヒドロクロロチアジド—利尿薬
ⓓカプトプリル————アンジオテンシン受容体遮断薬
ⓔアテノロール————$α$ 受容体遮断薬

□□ 問 124 レニン・アンジオテンシン・アルドステロン系について正しいのはどれか.
ⓐアンジオテンシノゲンは，腎臓傍糸球体細胞から血液中に分泌される.
ⓑ生理活性をもっているのは，アンジオテンシンⅠである.
ⓒアンジオテンシンは，強力な血管弛緩作用をもつ.
ⓓアンジオテンシンは，心臓肥大，動脈硬化，腎臓機能障害の病態に関与する.
ⓔアンジオテンシン変換酵素阻害薬の特徴的な副作用は，出血傾向である.

□□ 問 125 うっ血性心不全の治療について正しいのはどれか.
ⓐうっ血性心不全の治療には，血管拡張薬は禁忌である.
ⓑ利尿薬は左室拡張末期圧を上昇させる.
ⓒ細胞内サイクリック AMP を増加させるものに，ジギタリスがある.
ⓓサイクリック AMP は，プロテインキナーゼ C を活性化する.
ⓔデノパミンは，経口投与が可能である.

□□ 問 126 ジギタリスについて正しいのはどれか.
ⓐナトリウム／カルシウム交換系を直接阻害する.

ⓑ心不全の急性増悪期に用い，長期間の投与はすべきでない．
ⓒ作用を増強するものに利尿薬があり，減弱するものに非ステロイド性抗炎症薬がある．
ⓓ安全域も大きいので，副作用に特に注意を払う必要はない．
ⓔ心房細動での心拍数減少を目的に投与される場合がある．

□□ 問127 抗不整脈薬について正しい組合せはどれか．
ⓐプロカインアミド塩酸塩——Na⁺チャネル抑制——心室性不整脈抑止
ⓑリドカイン——Cl⁻チャネル抑制——最大脱分極速度低下
ⓒアミオダロン塩酸塩——K⁺チャネル抑制——活動電位持続時間短縮
ⓓベラパミル塩酸塩——Ca²⁺チャネル抑制——房室伝導促進
ⓔプロプラノロール塩酸塩——α受容体遮断——心筋内サイクリックGMP上昇

□□ 問128 狭心症，抗狭心症薬について正しいのはどれか．
ⓐ狭心症症状は，相対的な心筋への酸素供給過剰によって起こる．
ⓑ労作性狭心症とは，冠動脈のスパズムによって起こる．
ⓒニトログリセリンは，心筋の仕事量を増加させる．
ⓓ異型狭心症では，短時間作用型のカルシウム拮抗薬が第一選択薬である．
ⓔアデノシンは，特異的な受容体を介して抗狭心症作用を発揮する．

各論　第8章　腎臓・泌尿器の疾患
□□ 問129 浮腫の原因について正しい組合せはどれか．
ⓐ大量輸液————血管透過性の亢進
ⓑリンパ管閉塞————絶対的体液過剰
ⓒネフローゼ————血中アルブミン濃度の低下
ⓓうっ血性心不全————リンパ流のうっ滞
ⓔブラジキニン————静脈圧上昇

□□ 問130 腎臓における水・電解質の再吸収について正しいのはどれか．
ⓐ再吸収とは，尿細管管腔側から尿細管細胞側へ物質が移行することをいう．
ⓑブドウ糖は，輸送体を介してK⁺を伴って再吸収される．
ⓒヘンレループ上行脚の太い部分は，水の透過性が高い．
ⓓ遠位尿細管にはNa⁺，K⁺，Cl⁻の共輸送系がある．
ⓔ集合管では，アルドステロンの影響で尿の濃縮が行われる．

□□ 問131 利尿薬について正しいのはどれか．
ⓐアセタゾラミドは，アルカリ尿を呈する．
ⓑループ利尿薬は，近位尿細管のNa⁺，Cl⁻の共輸送系を阻害する．
ⓒチアジド系利尿薬は，遠位尿細管のNa⁺，K⁺，Cl⁻の共輸送系を阻害する．
ⓓアルドステロン拮抗薬は，低K血症に注意しなければならない．
ⓔ浸透圧利尿薬は，心不全患者に有効な利尿薬である．

□□ 問132 下部尿路機能障害に使用する薬物に関する記載で正しいのはどれか．
ⓐ蓄尿障害にはコリンエステラーゼ阻害薬が使用される．
ⓑ蓄尿障害には抗コリン薬が使用されるが，残尿を増加させたり尿閉を引き起こすことがあり注意が必要である．
ⓒ冬期に総合感冒剤を服用した高齢男性が尿閉になることがあるのは，総合感冒薬に含まれるβ刺激薬のためである．
ⓓ前立腺肥大症の治療にはα₁受容体刺激薬が使用される．
ⓔ抗アンドロゲン薬の副作用として，性欲減退や性機能障害がある．

各論　第9章　消化器の疾患
□□ 問133 次のうち胃・十二指腸潰瘍に対する攻撃因子抑制薬でないのはどれか．
ⓐH₂受容体拮抗薬
ⓑ抗ガストリン薬
ⓒプロトンポンプ阻害薬
ⓓプロスタグランジン製剤
ⓔ制酸薬

□□ 問134 次の組合せで誤っているのはどれか．
ⓐプロトンポンプ阻害薬————オメプラゾール
ⓑH₂受容体拮抗薬————ジフェンヒドラミン
ⓒムスカリン受容体遮断薬————塩酸ピレンゼピン
ⓓ制酸薬————酸化マグネシウム

□□ 問135 次のうち，胃・十二指腸潰瘍に対する防御因子増強薬でないのはどれか．
ⓐレバミピド
ⓑミソプロストール
ⓒセトラキサート
ⓓアズレンスルホン酸ナトリウム
ⓔ炭酸水素ナトリウム

□□ 問136 次のうち，胆道疾患に用いる薬物ではないのはどれか．
ⓐパパベリン
ⓑブチルスコポラミン
ⓒデヒドロコール酸
ⓓテオフィリン
ⓔフロプロピオン

各論　第 10 章　呼吸器の疾患

□□ 問 137 次の薬物の組合せで, 誤っているのはどれか.
ⓐキサンチン系薬————アミノフィリン
ⓑ交感神経β作動薬————イソプレナリン
ⓒ副腎皮質ホルモン————プロカテロール
ⓓ気道分泌促進薬————ブロムヘキシン
ⓔ気道粘液修復薬————カルボシステイン

□□ 問 138 次の気管支拡張薬のうち, 交感神経β作用薬でないのはどれか.
ⓐテオフィリン
ⓑツロブテロール
ⓒサルブタモール
ⓓメチルエフェドリン
ⓔプロカテロール

□□ 問 139 気管支喘息の発作治療薬として, 用いられないのはどれか.
ⓐ交感神経β作動薬
ⓑ副交感神経遮断薬
ⓒキサンチン系薬
ⓓステロイド吸入薬
ⓔ抗アレルギー薬

□□ 問 140 去痰薬として, 用いられないのはどれか.
ⓐアセチルシステイン
ⓑ塩酸アンブロキソール
ⓒクロモグリク酸ナトリウム
ⓓブロムヘキシン
ⓔセネガ

各論　第 11 章　感覚器の疾患

□□ 問 141 めまいに関する次の文章で誤っているのはどれか.
ⓐ種々の内因・外因によって発症し, 肉体的・精神的ストレスが発作の誘引となってめまいが発症する.
ⓑ悪心・嘔吐によりめまいを発症するから, 原因療法薬として制吐薬のペルフェナジン, オンダンセトロン, ジメンヒドリナートなどを使用する.
ⓒ抗めまい薬のベタヒスチンの内服薬を対症療法に使用するが, 悪心・嘔吐・発疹などの副作用がみられることがある.

ⓓグラニセトロンを注射すると発赤, 不眠, めまい, 頻脈, 顔面潮紅などの副作用がみられることがある.
ⓔプロメタジンの服薬はフェノチアジン系薬物過敏症, 前立腺肥大には禁忌である.

□□ 問 142 緑内障に関する次の文章で誤っているのはどれか.
ⓐ緑内障は, 眼圧亢進により視神経軸索の障害が生じ, 視神経乳頭障害と視野異常などの視野機能異常をきたす疾患である.
ⓑピロカルピンは副交感神経支配の毛様体縦走筋を収縮させることにより, シュレム管からの房水の排泄を促進するので, 眼圧が低下する.
ⓒ交感神経作動薬のニプラジロールは喘息や不整脈を有する患者には有効である.
ⓓプロスタグランジン誘導体のラタノプロストは房水の流出を促進して眼圧を下降させる. また, 重篤な全身副作用が少なく, 弱いので使用される.
ⓔ副交感神経作動薬のジピベフリンはアドレナリンのプロドラッグで緑内障に用いられる.

□□ 問 143 皮膚疾患治療薬の次の組合せで間違っているのはどれか.

疾患名	薬物	副作用
ⓐ表在性白癬	テルビナフィン	肝機能障害
ⓑ蕁麻疹	ケトチフェン	痙攣　膀胱炎
ⓒ接触性皮膚炎	ステロイド外用薬	易感染症
ⓓ単純疱疹	ビダラビン	ショック 骨髄機能抑制
ⓔ皮膚カンジダ症	クロトリマゾール	刺激感　発赤

□□ 問 144 次の文章で誤っているのはどれか.
ⓐびらんあるいは紅斑がみられる皮膚に乾燥防止・鱗屑痂皮の除去の目的で白色ワセリン, オリーブ油などの基剤を使用する.
ⓑテトラサイクリンの軟膏は広域スペクトルの抗菌スペクトルにより皮膚細菌感染症の治療薬として塗布する.
ⓒ抗ヒスタミン薬のヒドロキシジンは飲酒や中枢神経抑制薬の併用により中枢作用を増強する.
ⓓバラシクロビルはプロドラッグで, 精神神経障害, DIC, 汎血球減少などの副作用は生じない.
ⓔ褥瘡, 皮膚潰瘍で白糖・ポビドンヨード複合薬の外用薬を使用したとき, ショックがみられることがある.

解答

総論1章	問1 d	問2 e		問69 d	問70 a
	問3 e	問4 誤りなし	各論1章Ⅳ	問71 c, e	問72 b
	問5 d	問6 c		問73 c	問74 b
総論2章	問7 a, e	問8 誤りなし		問75 e	問76 b
	問9 a, e	問10 d		問77 c	問78 e
総論3章	問11 誤りなし	問12 d, e		問79 e	問80 c
	問13 e	問14 a, c		問81 e	問82 c
	問15 d		各論2章	問83 c	問84 d
総論4章	問16 誤りなし	問17 誤りなし		問85 b	問86 e
	問18 a	問19 b		問87 e	問88 a
	問20 a, b			問89 c	問90 d
総論5章	問21 a, c	問22 b, e		問91 e	問92 d, e
	問23 b	問24 誤りなし	各論3章	問93 c, e	問94 b
総論6章	問25 a, b, e	問26 b, c		問95 b	問96 c
	問27 a, c, d	問28 誤りなし		問97 e	問98 a
	問29 e			問99 c	問100 d
総論7章	問30 a, d, e	問31 誤りなし		問101 c	問102 b
	問32 a, b	問33 誤りなし		問103 e	問104 d
	問34 誤りなし	問35 誤りなし		問105 a, e	問106 c
総論8章	問36 e	問37 a, b		問107 b, c	
	問38 b	問39 b	各論4章	問108 b	問109 b, e
	問40 a, b, c			問110 a	問111 a
総論9章	問41 a, b, e	問42 b, c		問112 c, e	問113 d
	問43 a, b, c, e	問44 誤りなし	各論5章	問114 d, e	問115 c
	問45 b, e			問116 a, b	問117 c, d
総論10章	問46 b, e	問47 a, b, c	各論6章	問118 c	問119 b
	問48 c	問49 誤りなし		問120 b	問121 a
総論11章	問50 b	問51 c	各論7章	問122 b	問123 b, c
	問52 誤りなし	問53 c, d		問124 d	問125 e
総論12章	問54 b	問55 c		問126 e	問127 a
	問56 e			問128 e	
各論1章Ⅰ	問57 e	問58 b	各論8章	問129 c	問130 a
	問59 a, c, e	問60 d, e		問131 a	問132 b, e
	問61 a, c, d, e		各論9章	問133 d	問134 b
各論1章Ⅱ	問62 a, e	問63 c, d, e		問135 e	問136 d
	問64 e		各論10章	問137 c	問138 a
各論1章Ⅲ	問65 a	問66 e		問139 e	問140 c
	問67 d	問68 a	各論11章	問141 b	問142 c, e
				問143 誤りなし	問144 d

● よく使われる薬の商品名・一般名（または薬剤名）対照表

商品名	一般名（または薬剤名）	備考（数字は本書の参照頁）
5-FU	フルオロウラシル	がん（ピリミジン代謝拮抗薬）　133,134,143
ATP	アデノシン三リン酸二ナトリウム水和物	脳循環・代謝改善，脳梗塞治療薬（代謝賦活薬）　233,272
MS コンチン	モルヒネ硫酸塩水和物徐放剤	
PL	非ピリン系感冒薬	
SP トローチ	デカリニウム塩化物	口腔・咽喉感染予防薬
アーチスト	カルベジロール	降圧薬（αβ 遮断薬）
アイソボリン	レボホリナートカルシウム	がん（葉酸代謝拮抗薬）　134,143
アイミクス	イルベサルタン・アムロジピンベジル酸塩配合	降圧薬（長時間作用型 ARB・持続性 Ca 拮抗薬）
アイリーア	アフリベルセプト	加齢黄斑変性
アカルボース「テバ」	アカルボース	糖尿病（α-グルコシダーゼ阻害薬）　150
アクテムラ	トシリズマブ	抗リウマチ薬（ヒト化抗ヒト IL-6 レセプターモノクロナール抗体）
アクトス	ピオグリタゾン塩酸塩	糖尿病（インスリン抵抗性改善血糖降下薬）　150
アクトネル	リセドロン酸ナトリウム水和物	骨粗鬆症治療薬（ビスホスホネート製剤）170
アコファイド錠	アコチアミド塩酸塩水和物	機能性ディスペプシア治療薬（膨満感）
アサコール	メサラジン	潰瘍性大腸炎治療薬
アザルフィジン EN	サラゾスルファピリジン	潰瘍性大腸炎治療薬，抗リウマチ薬
アシノン	ニザチジン	ヒスタミン H_2 受容体拮抗薬　251
アジルバ	アジルサルタン	降圧薬（A II 受容体拮抗薬（ARB））
アスタット	ラノコナゾール	抗真菌薬
アストミン	ジメモルファンリン酸塩	鎮咳薬
アズノール	アズレンスルホン酸ナトリウム水和物	胃・十二指腸潰瘍（防御因子増強薬）　256
アスパラ	L-アスパラギン酸カリウム・マグネシウム	カリウム補給剤
アスベリン	チペピジンヒベンズ酸塩	非麻薬性・中枢性鎮咳去痰薬　262
アダラート CR	ニフェジピン	高血圧・狭心症治療薬（ジヒドロピリジン系 Ca 拮抗薬）　180,196,221
アディノベイト	ルリオクトゴグ アルファ ペゴル	血液製剤
アデホス	アデノシン三リン酸二ナトリウム水和物	脳循環・代謝改善，脳梗塞治療薬（代謝賦活剤）　233,272
アテレック	シルニジピン	降圧薬（ジヒドロピリジン系 Ca 拮抗薬）
アドエア	サルメテロールキシナホ酸塩・フルチカゾンプロピオン酸エステル配合	気管支喘息（吸入ステロイド薬：β 刺激薬）
アドシルカ	タダラフィル	肺動脈性肺高血圧症（PDE-5 阻害薬）　248,249
アドフィード	フルルビプロフェン	鎮痛薬
アドベイト	ルリオクトゴグ アルファ	血友病（血液凝固第Ⅷ因子）
アトラント	ネチコナゾール塩酸塩	イミダゾール系表在性抗真菌薬
アバスチン	ベバシズマブ	抗 VEGF ヒト化モノクロナール抗体悪性腫瘍薬（分子標的治療薬）　143
アバプロ	イルベサルタン	降圧薬（長時間作用型 ARB）
アブラキサン	パクリタキセル（アルブミン懸濁型）	乳がん（微小管阻害薬）
アプレース	トロキシピド	胃炎・消化性潰瘍治療薬（粘膜保護）
アベロックス	モキシフロキサシン塩酸塩	ニューキノロン系抗菌薬
アマリール	グリメピリド	糖尿病（スルホニル尿素薬）　149

商品名	一般名（または薬剤名）	備考（数字は本書の参照頁）
アミティーザ	ルビプロストン	慢性便秘症（クロライドチャネルアクチベーター）
アミノレバン EN	肝不全用成分栄養剤	肝不全用経腸栄養剤
アムビゾーム	アムホテリシン B	ポリエンマクロライド系深在性抗真菌薬　109
アムロジン	アムロジピンベシル酸塩	降圧薬（ジヒドロピリジン系 Ca 拮抗薬）
アモバン	ゾピクロン	シクロピロロン系睡眠薬
アリセプト	ドネペジル塩酸塩	アルツハイマー型認知症治療薬　185
アリムタ	ペメトレキセドナトリウム水和物	悪性胸膜中皮腫（葉酸代謝拮抗薬）
アルサルミン	スクラルファート	胃・十二指腸潰瘍（抗ペプシン薬）　255
アルダクトンA	スピロノラクトン	カリウム保持性利尿・降圧薬（MR 拮抗薬）166,221,244,248
アルタット	ロキサチジン酢酸エステル塩酸塩	胃・十二指腸潰瘍（ヒスタミン H_2 受容体拮抗薬）　251
アルツ	精製ヒアルロン酸ナトリウム	抗リウマチ薬，変形性膝関節症
アルファロール	アルファカルシドール	活性型ビタミン D_3 製剤
アレグラ	フェキソフェナジン塩酸塩	抗アレルギー薬（ヒスタミン H_1 受容体拮抗薬）
アレジオン	エピナスチン塩酸塩	抗アレルギー薬（ヒスタミン H_1 受容体拮抗薬）　265
アレビアチン	フェニトイン	抗てんかん薬　175
アレロック	オロパタジン塩酸塩	抗アレルギー薬（ヒスタミン H_1 受容体拮抗薬）
アローゼン	センナ	便秘症（腸刺激性下剤）
アロキシ	パロノセトロン塩酸塩	5-HT_3 受容体拮抗制吐薬
アンサー 20	結核菌熱水抽出物	白血球減少抑制薬
アンジュ 21,-28	エチニルエストラジオール・レボノルゲストレル配合	経口避妊薬
アンテベート	ベタメタゾン酪酸エステルプロピオン酸エステル	副腎皮質ホルモン　281
アンヒバ	アセトアミノフェン	非オピオイド鎮痛薬　56
アンプラーグ	サルポグレラート塩酸塩	抗血栓薬（抗血小板薬）（5-HT_2 遮断薬）214,215
イーケプラ	レベチラセタム	抗てんかん薬（シナプス小胞蛋白質 2A 拮抗薬）　176
イオパミロン	イオパミドール	造影剤（ヨード造影剤）
イオメロン	イオメプロール	造影剤（ヨード造影剤）
イグザレルト	リバーロキサバン	抗凝固薬（直接 Xa 因子阻害薬）　216
イクスタンジ	エンザルタミド	がん（ホルモン療法薬）
イソジン	ポビドンヨード	消毒薬　116,282
イトリゾール	イトラコナゾール	トリアゾール系深在性・表在性抗真菌薬109,279
イナビル	ラニナミビルオクタン酸エステル水和物	ノイラミニダーゼ阻害薬・抗インフルエンザ薬
イベニティ	ロモゾスマブ	骨粗鬆症治療薬（抗スクレロスチン抗体）
イムネース	テセロイキン	インターロイキン-2 製剤
イメンドカプセル	アプレピタント	中枢性選択的 NK_1 受容体拮抗型制吐薬　272
イリボー	ラモセトロン塩酸塩	下痢型過敏性腸症候群治療薬（5-HT_3 受容体拮抗薬）
イルトラ	イルベサルタン・トリクロルメチアジド	長時間作用型 ARB・サイアザイド系利尿薬（AⅡタイプ 1 受容体拮抗薬）

商品名	一般名（または薬剤名）	備考（数字は本書の参照頁）	
イルベタン	イルベサルタン	長時間作用型 ARB（AⅡ受容体拮抗薬）	
インテバン	インドメタシン	インドール酢酸系解熱消炎鎮痛薬	159
インタール	クロモグリク酸ナトリウム	気管支喘息（ケミカルメディエーター遊離抑制薬）	265
ウテメリン	リトドリン塩酸塩	切迫流・早産治療 β_2 刺激薬	
ウプトラビ	セレキシパグ	肺動脈性肺高血圧症（選択的 PGI_2 受容体作動薬）	
ウリトス	イミダフェナシン	過活動膀胱治療薬（抗コリン薬）	
ウルソ	ウルソデオキシコール酸	胆石症・胆道疾患（催胆薬）	256,257
エースコール	テモカプリル塩酸塩	降圧薬（ACE 阻害薬）	
エクア	ビルダグリプチン	糖尿病（DPP-4 阻害薬）	148
エクセグラン	ゾニサミド	抗てんかん薬（ナトリウムチャネルを遮断）	
エクセラーゼ	サナクターゼ配合総合消化酵素薬	消化薬	
エストラーナ	エストラジオール	女性ホルモン製剤	21
エストラサイト	エストラムスチンリン酸エステルナトリウム水和物	前立腺がん治療薬（卵胞ホルモン作用薬）	140
エスポー	エポエチンアルファ	赤血球造血刺激因子	
エディロール	エルデカルシトール	骨粗鬆症治療薬（活性型ビタミン D_3 製剤）	
エバステル	エバスチン	抗アレルギー薬（ヒスタミン H_1 受容体拮抗薬）	
エパデール	イコサペント酸エチル	脂質異常症治療薬	
エバミール	ロルメタゼパム	ベンゾジアゼピン系睡眠薬	
エビスタ	ラロキシフェン塩酸塩	骨粗鬆症治療薬（選択的エストロゲン受容体モジュレーター）	169,170
エビプロスタット	オオウメガサソウエキス・ハコヤナギエキス配合剤	前立腺肥大症治療薬	
エビリファイ	アリピプラゾール	統合失調症（ドパミン受容体部分作動薬；DSS）	199
エフィエント	プラスグレル塩酸塩	抗血栓薬（抗血小板薬）（ADP 受容体阻害薬）	215
エブランチル	ウラピジル	降圧薬・排尿障害（α_1 遮断薬）	248
エポジン	エポエチンベータ	赤血球造血刺激因子	
エラスポール	シベレスタットナトリウム水和物	急性肺障害治療薬（好中球エラスターゼ阻害薬）	
エリル	ファスジル塩酸塩水和物	くも膜下出血治療薬（蛋白リン酸化酵素阻害薬）	187
エルシトニン	エルカトニン	骨粗鬆症治療薬（カルシトニン製剤）	171
エルプラット	オキサリプラチン	消化器下部のがん（白金化合物）	136
エンシュア・リキッド	経腸成分栄養剤	半消化態栄養剤	
エンブレル	エタネルセプト	抗リウマチ薬（安全ヒト型可溶性 $TNF\alpha/LT\alpha$ レセプター製剤）	126
オイグルコン	グリベンクラミド	糖尿病（スルホニル尿素薬）	149
オーグメンチン	アモキシシリン水和物・クラブラン酸カリウム配合	広域ペニシリン系抗菌薬	
オキサロール	マキサカルシトール	二次性副甲状腺機能亢進症（尋常性乾癬等角化症治療薬）	
オキシコンチン	オキシコドン塩酸塩水和物徐放剤	癌疼痛治療薬	
オキファスト	オキシコドン塩酸塩水和物	癌疼痛治療注射薬	
オノアクト	ランジオロール塩酸塩	短時間作用型 β_1 選択的遮断薬	

商品名	一般名（または薬剤名）	備考（数字は本書の参照頁）
オノン	プランルカスト水和物	抗アレルギー薬（ロイコトリエン受容体拮抗薬） 265
オパルモン	リマプロスト アルファデクス	血管拡張薬（PGE_1 製剤）
オフェブ	ニンテダニブエタンスルホン酸塩	特発性肺線維症（抗線維化薬, チロシンキナーゼ阻害薬）
オプジーボ	ニボルマブ	がん・黒色腫（分子標的治療薬） 137
オプチレイ	イオベルソール	造影剤（ヨード造影剤）
オムニパーク	イオヘキソール	造影剤（ヨード造影剤）
オメプラゾン	オメプラゾール	プロトンポンプ阻害薬 189, 251
オルベスコ	シクレソニド	気管支喘息（吸入ステロイド薬） 264
オルメテック	オルメサルタンメドキソミル	降圧薬（A II 受容体拮抗薬；ARB） 220
オレンシア	アバタセプト	抗リウマチ薬（bDMARD） 126
オングリザ	サキサグリプチリン水和物	糖尿病（DPP-4 阻害薬）
カイトリル	グラニセトロン塩酸塩	制吐薬（$5\text{-}HT_3$ 受容体遮断薬） 50, 271
ガスター	ファモチジン	ヒスタミン H_2 受容体拮抗薬 189, 251
ガストローム	エカベトナトリウム水和物	胃・十二指腸潰瘍（粘膜保護）（抗ペプシン薬） 255
ガスモチン	モサプリドクエン酸塩水和物	$5\text{-}HT_4$ 受容体作動薬
ガスロン N	イルソグラジンマレイン酸塩	胃炎・胃潰瘍治療薬（粘膜保護）
カタクロット	オザグレルナトリウム	くも膜下出血・脳梗塞・血栓症（トロンボキサン A_2 合成酵素阻害薬） 187, 193, 214, 265
カタリン	ピレノキシン	白内障治療薬
ガチフロ	ガチフロキサシン水和物	ニューキノロン系抗菌薬
カデュエット	アムロジピンベシル酸塩・アトルバスタチンカルシウム水和物配合	持続性 Ca 拮抗薬/HMG-CoA 還元酵素阻害薬
カナグル	カナグリフロジン水和物	糖尿病（SGLT2 阻害薬） 150, 246
ガナトン	イトプリド塩酸塩	消化管運動賦活剤，D2R 拮抗により Ach 遊離促進
カナリア	テネリグリプチン臭化水素酸塩水和物・カナグリフロジン水和物配合	糖尿病（DPP-4 阻害薬＋ SGLT2 阻害薬）
カバサール	カベルゴリン	抗パーキンソン病薬（ドパミン受容体作動薬）
カルスロット	マニジピン塩酸塩	ジヒドロピリジン系 Ca 拮抗薬
カルデナリン	ドキサゾシンメシル酸塩	降圧薬（α_1 受容体遮断薬） 221
カルブロック	アゼルニジピン	ジヒドロピリジン系 Ca 拮抗薬
カルベニン	パニペネム・ベタミプロン配合	カルバペネム系抗菌薬 106
カロナール	アセトアミノフェン	アニリン系非オピオイド鎮痛薬 56
キイトルーダ	ペムブロリズマブ	がん（分子標的治療薬） 137
キネダック	エパルレスタット	糖尿病（アルドース還元酵素阻害薬） 150
キプレス	モンテルカストナトリウム	気管支喘息（抗アレルギー薬/ロイコトリエン受容体拮抗薬） 265
キュバール	ベクロメタゾンプロピオン酸エステル	気管支喘息（吸入ステロイド薬） 264
キロサイド	シタラビン	ピリミジン代謝拮抗薬 133, 134
キンダリー	人工透析液（透析型）	透析型人工腎臓灌流液
グーフィス	エロビキシバット水和物	慢性便秘症
グラクティブ	シタグリプチンリン酸塩水和物	糖尿病（選択的 DPP-4 阻害薬） 148
グラケー	メナテトレノン	止血機構賦活ビタミン K_2 製剤 92
クラビット	レボフロキサシン水和物	マイコプラズマ肺炎治療薬（ニューキノロン系抗菌薬）
クラリシッド	クラリスロマイシン	マクロライド系抗菌薬 105, 252

商品名	一般名（または薬剤名）	備考（数字は本書の参照頁）
クラリス	クラリスロマイシン	マクロライド系抗菌薬　　　105,252
クラリチン	ロラタジン	抗アレルギー薬（ヒスタミン H₁ 受容体拮薬）
グラン	フィルグラスチム	G-CSF 製剤
グランダキシン	トフィソパム	ベンジアゼピン系自律神経調整剤
グリミクロン	グリクラジド	糖尿病（スルホニル尿素薬）　　149
グルカゴンGノボ	グルカゴン	膵臓ホルモン　　　151,166
グルファスト	ミチグリニドカルシウム水和物	糖尿病（速効型インスリン分泌促進薬）　149
グルベス	ミチグリニドカルシウム水和物・ボグリボース	糖尿病（速効型インスリン分泌促進・食後過血糖改善薬）
グレースビット	シタフロキサシン水和物	ニューキノロン系広範囲経口抗菌製剤
クレストール	ロスバスタチンカルシウム	脂質異常症（HMG-CoA 還元酵素阻害薬）157
クレナフィン	エフィナコナゾール	爪白癬（トリアゾール系表在性抗真菌薬）
クレメジン	球形吸着炭	慢性腎不全用吸着薬
グロウジェクト	ソマトロピン	ヒト成長ホルモン
ケイキサレート	ポリスチレンスルホン酸ナトリウム	高カリウム血症治療薬
ケタス	イブジラスト	脳循環・代謝改善（ホスホジエステラーゼ阻害薬，メディエーター遊離抑制薬）　196
ケフレックス	セファレキシン	セフェム系抗菌薬　　106
献血ヴェノグロブリン-IH	ポリエチレングリコール処理人免疫グロブリン	血漿分画製剤（ヒト免疫グロブリン）
献血グロベニン-I	乾燥ポリエチレングリコール処理人免疫グロブリン	血漿分画製剤（ヒト免疫グロブリン）
献血ベニロン-I	乾燥スルホ化人免疫グロブリン	血液成分製剤（ヒト免疫グロブリン）
コソプト	ドルゾラミド塩酸塩・チモロールマレイン酸塩	緑内障・高眼圧症治療薬（炭酸脱水素酵素阻害薬/β-遮断薬配合）
ゴナックス	デガレリクス酢酸塩	前立腺がん（GnRH 受容体拮抗薬）
コニール	ベニジピン塩酸塩	ジヒドロピリジン系 Ca 拮抗薬
コバシル	ペリンドプリルエルブミン	降圧薬（ACE 阻害薬）　　220
コロネル	ポリカルボフィル カルシウム	過敏性腸症候群（吸水薬）
サアミオン	ニセルゴリン	脳循環・代謝改善薬　194,196,270
サイトテック	ミソプロストール	胃・十二指腸潰瘍（プロスタグランジン E₁ 誘導体製剤）　255
サイラムザ	ラムシルマブ	がん（分子標的治療薬）
ザイロリック	アロプリノール	高尿酸血症（尿酸生成阻害薬）　160
サインバルタ	デュロキセチン塩酸塩	抗うつ薬（セロトニン・ノルアドレナリン再取込み阻害薬：SNRI）　202
ザジテン	ケトチフェンフマル酸塩	抗アレルギー薬（ヒスタミン H₁ 受容体拮抗薬）
サムスカ	トルバプタン	非ペプチド性バソプレシン V₂ 受容体拮抗薬　244,246
サラジェン	ピロカルピン塩酸塩	口腔乾燥症状改善薬　128
ザルティア	タダラフィル	排尿障害（PDE-5 阻害薬）　248
サワシリン	アモキシシリン水和物	広域ペニシリン系抗菌薬　104,252
サンディミュン	シクロスポリン	免疫抑制薬（カルシニューリン阻害薬）　280
サンリズム	ピルシカイニド塩酸塩水和物	不整脈治療薬（Na チャネル遮断薬（Ic 群））
シアリス	タダラフィル	勃起不全（PDE-5 阻害薬）
ジーラスタ	ペグフィルグラスチム	発熱性好中球減少症
ジェニナック	メシル酸ガレノキサシン水和物	ニューキノロン系抗菌薬
ジェムザール	ゲムシタビン塩酸塩	がん（ピリミジン代謝拮抗薬）　134

商品名	一般名（または薬剤名）	備考（数字は本書の参照頁）	
ジクアス	ジクアホソルナトリウム	ドライアイ，角結膜疾患	128
シグマート	ニコランジル	抗狭心症薬（冠血管拡張薬）	239
ジスロマック	アジスロマイシン水和物	マクロライド系抗菌薬（15員環アザライト型）	106
シダキュア	アレルゲンエキス	アレルギー（スギ花粉症）	
シプレキサ	オランザピン	統合失調症（抗精神病薬）	199
シムビコート	ブデソニド・ホルモテロールフマル酸塩水和物配合	ドライパウダー吸入式喘息・COPD 治療配合薬（β刺激薬）	
ジャディアンス	エンパグリフロジン	糖尿病（SGLT2 阻害薬）	150
シュアポスト	レパグリニド	糖尿病（速効型インスリン分泌促進薬）	
ジルテック	セチリジン塩酸塩	アレルギー性疾患治療（ヒスタミン H_1 受容体拮抗薬）	280
シングレア	モンテルカストナトリウム	気管支喘息・抗アレルギー薬（ロイコトリエン受容体拮抗薬）	265
シンポニー	ゴリムマブ	抗リウマチ薬（bDMARD）	126
シンメトレル	アマンタジン塩酸塩	抗パーキンソン病薬（ドパミン遊離促進薬）	183
新レシカルボン	炭酸水素ナトリウム・無水二リン酸二水素ナトリウム配合	便秘症（坐薬・浣腸薬，直腸刺激）	
スーグラ	イプラグリフロジン L-プロリン	糖尿病（SGLT2 阻害薬）	150
スキャンドネスト	メビバカイン塩酸塩	局所麻酔薬（歯科/口腔外科の湿潤麻酔薬）	
スターシス	ナテグリニド	糖尿病（速効型インスリン分泌促進薬）	149
ステーブラ	イミダフェナシン	過活動膀胱治療薬	
ステラーラ	ウステキヌマブ	潰瘍	
スピリーバ	チオトロピウム臭化物水和物	長時間作用型吸入気管支拡張薬（抗コリン薬）	262
スプレキュア	ブセレリン酢酸塩	子宮内膜症治療薬（視床下部ホルモン GnRH 誘導体）	163
スペリア	フドステイン	慢性的な去痰（気道分泌細胞正常化薬）	262
スベニール	精製ヒアルロン酸ナトリウム	変形性膝関節症，肩・膝関節痛	
スミフェロン	インターフェロンアルファ	がん（インターフェロン製剤）	138
スルペラゾン	セフォペラゾンナトリウム・スルバクタムナトリウム配合	βラクタマーゼ阻害薬配合セフェム系抗菌薬	
セイブル	ミグリトール	糖尿病（α-グルコシダーゼ阻害薬）	150
セクター	ケトプロフェン	プロピオン酸系経皮消炎鎮痛薬	124
ゼチーア	エゼチミブ	脂質異常症（小腸コレステロールトランスポーター阻害薬）	157
セファドール	ジフェニドール塩酸塩	抗めまい薬	270
セフゾン	セフジニル	セフェム系抗菌薬	106
ゼフナート	リラナフタート	表在性抗真菌薬	
セララ	エプレレノン	降圧・利尿薬（MR 拮抗薬）	244
セルタッチ	フェルビナク	鎮痛消炎薬（フェンブフェン活性体）	
セルベックス	テプレノン	胃・十二指腸潰瘍（防御因子増強薬）	256
セレキノン	トリメブチンマレイン酸塩	過敏性腸症候群	
セレクトール	セリプロロール塩酸塩	血管拡張性 β_1 遮断薬	
セレコックス	セレコキシブ	非ステロイド系消炎鎮痛薬	
セレジスト	タルチレリン水和物	脊髄小脳変性症治療薬	
セレベント	サルメテロールキシナホ酸塩	長時間作用型気管支拡張薬（β_2 刺激薬）	264
セロクエル	クエチアピンフマル酸塩	統合失調症治療薬（非定型 MARTA）	

商品名	一般名（または薬剤名）	備考（数字は本書の参照頁）
セロクラール	イフェンプロジル酒石酸塩	脳循環・代謝改善，脳梗塞治療薬 194, 196, 270
ゾシン	タゾバクタム・ピペラシリン水和物配合	ペニシリン系βラクタマーゼ阻害薬配合抗菌薬
ゾビラックス	アシクロビル	単純疱疹（抗ヘルペス薬） 110, 282
ゾフルーザ	バロキサビル マルボキシル	A・B型抗インフルエンザ薬（キャップ依存性エンドヌクレアーゼ阻害薬）
ソリタ		補液，電解質液
ソルデム		電解質液
ソルラクト	乳酸リンゲル	電解質液 94
ダイドロネル	エチドロン酸ニナトリウム	骨粗鬆症治療薬（ビスホスホネート製剤）170
タガメット	シメチジン	抗潰瘍薬（ヒスタミン H_2 受容体拮抗薬）251
タグリッソ	オシメルチニブメシル酸塩	がん（分子標的治療薬）
タケキャブ	ボノプラザンフマル酸塩	胃・十二指腸潰瘍（P-CAB） 251
タケプロン	ランソプラゾール	プロトンポンプ阻害薬 251
タナトリル	イミダプリル塩酸塩	降圧薬（ACE 阻害薬）
タプロス	タフルプロスト	緑内障・高眼圧症治療薬（プロスタグランジン系薬） 275
タミフル	オセルタミビルリン酸塩	抗インフルエンザウイルス薬（ノイラミニダーゼ阻害薬） 110
タリオン	ベポタスチンベシル酸塩	抗アレルギー薬（ヒスタミン H_1 受容体拮抗薬）
チエナム	イミペネム・シラスタチンナトリウム配合	カルバペネム系抗菌薬
チモプトール XE	チモロールマレイン酸塩持続性製剤	緑内障・高眼圧症治療薬（β受容体遮断薬） 275
チモプトール	チモロールマレイン酸塩	緑内障・高眼圧症治療薬（β受容体遮断薬）
チラーヂン S	レボチロキシンナトリウム水和物	甲状腺ホルモン薬 152
ツルバダ	エムトリシタビン・テノホビル ジソプロキシルフマル酸塩	HIV-1 感染症（抗ウイルス化学療法薬：ヌクレオシド系逆転写酵素阻害薬）
ツロブテロール	ツロブテロール	経皮吸収型気管支拡張薬（β受容体作動薬） 261
ティーエスワン	テガフール・ギメラシル・オテラシルカリウム配合	ピリミジン代謝拮抗薬
ディオバン	バルサルタン	降圧薬（AⅡ受容体拮抗薬；ARB） 220
ディナゲスト	ジエノゲスト	子宮内膜症治療薬
ディフェリン	アダパレン	尋常性痤瘡治療薬
デエビゴ	レンボレキサント	睡眠薬（オレキシン受容体拮抗薬）
テオドール	テオフィリン	気管支拡張薬（キサンチン系薬） 261
テオロング	テオフィリン	気管支拡張薬（キサンチン系薬） 261
テグレトール	カルバマゼピン	抗てんかん薬（イミノスチルベン系 Na チャネル遮断薬） 175
テセントリク	アテゾリズマブ	乳がん（分子標的治療薬） 137
テネリア	テネリグリプチン臭化水素酸塩水和物	糖尿病（DPP-4 阻害薬）
テノーミン	アテノロール	降圧・抗狭心症薬（β受容体遮断薬） 239
デパケン R	バルプロ酸ナトリウム	抗てんかん薬 176
デパス	エチゾラム	ベンゾジアゼピン系抗不安薬 191
デュロテップ MT	フェンタニル	合成オピオイド系鎮痛薬 56
テリボン	テリパラチド酢酸塩	骨粗鬆症治療薬（副甲状腺ホルモン）
テレミンソフト	ビサコジル	便秘・術前（ジフェニル体による直腸刺激）

商品名	一般名（または薬剤名）	備考（数字は本書の参照頁）
トビエース	フェンテロジンフマル酸塩	過活動膀胱治療薬
ドプス	ドロキシドパ	抗パーキンソン病薬（ノルアドレナリン前駆物質）　184
トボネックス	カルシポトリオール	尋常性乾癬治療薬
トミロン	セフテラム ピボキシル	セフェム系抗菌薬
ドラール	クアゼパム	ベンゾジアゼピン系睡眠薬
トライコア	フェノフィブラート	脂質異常症（フィブラート系薬）　158
トラゼンタ	リナグリプチン	糖尿病（DPP-4 阻害薬）
トラベルミン	ジフェンヒドラミン・ジプロフィリン配合	抗めまい薬　270
トラムセット	トラマドール塩酸塩・アセトアミノフェン配合	慢性疼痛・抜歯後疼痛治療薬
トランサミン	トラネキサム酸	抗プラスミン薬
トルツ	イキセキズマブ	乾癬
ドルナー	ベラプロストナトリウム	抗血小板薬（PGI_2 誘導体）
トルリシティ	デュラグルチド	糖尿病（GLP-1 受容体作動薬）
トレドミン	ミルナシプラン塩酸塩	抗うつ薬（セロトニン・ノルアドレナリン再取り込み阻害薬；SNRI）　202
トレリーフ	ゾニサミド	抗パーキンソン病薬（ドパミン代謝賦活薬）
トロンビン	トロンビン	局所用止血薬　217
ナイロジン	複合ビタミン B 剤	神経・筋機能賦活薬
ナウゼリン	ドンペリドン	消化管運動促進薬・制吐薬（ドパミン D_2 受容体遮断薬）　272
ナボール群	ジクロフェナクナトリウム	頭痛（フェニル酢酸系消炎鎮痛薬）　159,179
ニコリン	シチコリン	意識障害治療薬
ニセルゴリン	ニセルゴリン	脳循環・代謝改善，脳梗塞治療薬　194,196,270
ニトロール R	硝酸イソソルビド	抗狭心症薬　230
ニトロダーム TTS	ニトログリセリン	抗狭心症薬　230
ニバジール	ニルバジピン	降圧薬（ジヒドロピリジン系 Ca 拮抗薬）
ニュープロ	ロチゴチン	抗パーキンソン病薬（ドパミン受容体作動薬）
ニューロタン	ロサルタンカリウム	降圧薬（AⅡ受容体拮抗薬；ARB）　220
ネオーラル	シクロスポリン	免疫抑制薬（カルシニューリン阻害薬）　280
ネオキシ	オキシブチニン塩酸塩	過活動膀胱治療薬
ネキシウム	エソメプラゾール マグネシウム水和物	プロトンポンプ阻害薬　251
ネシーナ	アログリプチン安息香酸塩	糖尿病（DPP-4 阻害薬）　148
ネスプ	ダルベポエチンアルファ	腎性貧血
ノイトロジン	レノグラスチム	G-CSF 製剤
ノウリアスト	イストラデフィリン	抗パーキンソン病薬（アデノシン A_{2A} 受容体拮抗薬）　184
ノボラピッド	インスリンアスパルト	糖尿病（超速効型インスリン）　148
ノボリン R	インスリンヒト	糖尿病（速効型インスリン）
ノルスパン	ブプレノルフィン	経皮吸収型持続性疼痛治療薬
ノルディトロピン	ソマトロピン	ヒト成長ホルモン
ノルバスク	アムロジピンベシル酸塩	降圧薬（ジヒドロピリジン系 Ca 拮抗薬）220
パージェタ	ペルツズマブ	がん・HER2 陽性の乳がん（分子標的治療薬）
ハーセプチン	トラスツズマブ	抗悪性腫瘍薬（分子標的治療薬：抗 HER2 ヒト化モノクローナル抗体）　138
バイアスピリン	アスピリン	頭痛・抗血栓（抗血栓薬：非ステロイド性抗炎症薬）　124,179,194,196

商品名	一般名（または薬剤名）	備考（数字は本書の参照頁）
ハイペン	エトドラク	ピラノ酢酸系解熱消炎鎮痛薬　124
パキシル	パロキセチン塩酸塩水和物	抗うつ薬（選択的セロトニン再取込み阻害薬）　202
バクシダール	ノルフロキサシン	ニューキノロン系抗菌薬　108
パナルジン	チクロピジン塩酸塩	抗血栓薬（抗血小板薬）　214, 215
バナン	セフポドキシム プロキセチル	セフェム系抗菌薬
パタノール	オロパタジン塩酸塩	抗アレルギー性結膜炎薬（ヒスタミン H_1 受容体拮抗薬）
バップフォー	プロピベリン塩酸塩	尿失禁・頻尿治療薬　247
バファリン	アスピリン・ダイアルミネート配合	鎮痛解熱薬（抗血小板薬）
ハラヴェン	エリブリンメシル酸塩	抗悪性腫瘍薬（微小管阻害薬，ビンカアルカロイド）
パリエット	ラベプラゾールナトリウム	胃・十二指腸潰瘍，逆流性食道炎（プロトンポンプ阻害薬）　251
パルクス	アルプロスタジル	PGE_1 誘導体
ハルシオン	トリアゾラム	ベンゾジアゼピン系睡眠薬　57
バルトレックス	バラシクロビル塩酸塩	抗ヘルペス薬　110, 282
ハルナール	タムスロシン塩酸塩	過活動膀胱治療薬（α_1 受容体遮断薬）　248
パルミコート	ブデソニド	気管支喘息（吸入ステロイド薬）　264
パンスポリン	セフォチアム塩酸塩	セフェム系抗菌薬
パントシン	パンテチン	代謝異常改善薬
ヒアレイン	精製ヒアルロン酸ナトリウム	角膜治療薬
ピーエヌツイン	高カロリー輸液用アミノ酸・糖・電解質製剤	中心静脈栄養剤（高カロリー輸液用基本液）
ビーフリード	アミノ酸・糖・電解質・ビタミン B_1 製剤	輸液（アミノ酸輸液製剤）
ビオスリー	酪酸菌配合	整腸薬
ビオフェルミン	ビフィズス菌	整腸薬
ビカルタミド	ビカルタミド	前立腺がん治療薬（抗アンドロゲン薬）
ビソノテープ	ビソプロロールフマル酸塩	経皮吸収型 β_1 遮断薬
ビソルボン	ブロムヘキシン塩酸塩	気道分泌促進薬　262
ビダーザ	アザシチジン	骨髄異形成症候群治療薬
ヒュミラ	アダリムマブ	抗リウマチ薬（ヒト型抗ヒト $TNF\alpha$ モノクローナル抗体）　126
ビラノア	ビラスチン	アレルギー性鼻炎，皮膚掻痒（抗ヒスタミン薬）
ヒューマログ	インスリンリスプロ	糖尿病（超速効型インスリン）　148
ヒルドイド	ヘパリン類似物質	血行促進・皮膚保湿剤
ファスティック	ナテグリニド	糖尿病（速効型インスリン分泌促進薬）　149
ファムビル	ファムシクロビル	抗ヘルペス薬　283
ファモチジン	ファモチジン	ヒスタミン H_2 受容体拮抗薬　189, 251
ファロム	ファロペネムナトリウム水和物	ペネム系抗菌薬　107
ファンガード	ミカファンギンナトリウム	キャンディン系抗真菌薬（細胞壁のグルカン生合成を非競合的に阻害）
フィコンパ	ペランパネル水和物	抗てんかん薬（AMPA受容体拮抗薬）　174
フィニバックス	ドリペネム水和物	カルバペネム系抗菌薬
フィブラスト	トラフェルミン	褥瘡・皮膚潰瘍治療薬　283
フェノバール	フェノバルビタール	抗てんかん薬（バルビツール酸系）
フェブリク	フェブキソスタット	高尿酸血症（尿酸生成阻害薬）　160
フェントス	フェンタニルクエン酸塩	持続性がん疼痛治療薬（ピペリジン系鎮痛薬）

商品名	一般名（または薬剤名）	備考（数字は本書の参照頁）
フオイパン	カモスタットメシル酸塩	蛋白分解酵素阻害薬
フォサマック	アレンドロン酸ナトリウム水和物	骨粗鬆症治療薬（ビスホスホネート製剤）170
フォシーガ	ダパグリフロジンプロピレングリコール水和物	糖尿病（SGLT2 阻害薬）　　　　　150,246
フォルテオ	テリパラチド	骨粗鬆症治療薬（副甲状腺ホルモン）　171
フサン	ナファモスタットメシル酸塩	蛋白分解酵素阻害薬
フスコデ	鎮咳配合剤	鎮咳・去痰薬
ブスコパン	ブチルスコポラミン臭化物	鎮痙・胆道疾患治療薬（抗コリン薬）251,257
フスタゾール	クロペラスチン	鎮咳（非麻薬性，中枢性鎮咳薬）
ブドウ糖	ブドウ糖	栄養補給剤（糖質輸液製剤）　　　　　95
フラグミン	ダルテパリンナトリウム	抗凝固薬（低分子ヘパリン）
プラザキサ	ダビガトランエテキシラートメタンスルホン酸塩	抗凝固薬（直接トロンビン阻害薬）　217
ブラダロン	フラボキサート塩酸塩	フラボン系頻尿治療薬（カルシウムチャネル遮断薬）　　　　　　　　　　　　44
プラビックス	クロピドグレル硫酸塩	抗血栓薬（抗血小板薬）　　　　　　215
プラリア	デノスマブ	骨粗鬆症治療薬（ヒト型抗 RANKL モノクロ抗体）
フランドル	硝酸イソソルビド	抗狭心症薬（硝酸薬）　　　　　　　238
フリバス	ナフトピジル	排尿障害改善剤薬（α_1 受容体遮断薬）248
プリンペラン	メトクロプラミド	胃・十二指腸潰瘍（ドパミン D_2 受容体遮断薬）　　　　　　　　　　　　　　255
フルイトラン	トリクロルメチアジド	チアジド系利尿薬　　　　　　　　　243
プルセニド	センノシド	便秘症（腸刺激性下剤）
フルタイド	フルチカゾンプロピオン酸エステル	気管支喘息（吸入ステロイド薬）　　264
フルツロン	ドキシフルリジン	がん（ピリミジン代謝拮抗薬）　　　134
フルティフォーム	フルチカゾンプロピオン酸エステル・ホルモテロールフマル酸塩水和物配合	気管支喘息（吸入ステロイド薬・β_2 刺激薬）
フルニトラゼパム	フルニトラゼパム	熟眠薬（ベンゾジアゼピン系睡眠薬）57
フルマリン	フロモキセフナトリウム	オキサセフェム系抗菌薬
フルメトロン	フルオロメトロン	抗炎症薬（ステロイド）
プレタール	シロスタゾール	抗血栓薬（抗血小板薬）　　　　214,215
プレディニン	ミゾリビン	免疫抑制薬，抗リウマチ薬（イミダゾール系プリン代謝拮抗薬）　　　　　　　　125
プレミネント	ロサルタンカリウム・ヒドロクロロチアジド	降圧薬（ARB・利尿薬配合）
プログラフ	タクロリムス水和物	免疫抑制薬（カルシニューリン阻害薬）125
プロサイリン	ベラプロストナトリウム	抗血小板薬（PGI_2 誘導体）
プロスタール	クロルマジノン酢酸エステル	黄体ホルモン作用・抗アンドロゲン薬　　　　　　　　　　　　　　　140,249
プロスタンディン	アルプロスタジル アルファデクス	褥瘡・抗潰瘍外用薬（PGE_1 製剤）283
プロテカジン	ラフチジン	胃・十二指腸潰瘍（ヒスタミン H_2 受容体拮抗薬）　　　　　　　　　　　　　251
プロトピック	タクロリムス水和物	アトピー性皮膚炎治療薬　　　　　　280
ブロプレス	カンデサルタンシレキセチル	降圧薬（AⅡ受容体拮抗薬；ARB）　220
プロマック	ポラプレジンク	亜鉛含有胃潰瘍治療薬
フロモックス	セフカペン ピボキシル塩酸塩水和物	セフェム系抗菌薬
フロリード	ミコナゾール	イミダゾール系深在性・表在性抗真菌薬　　　　　　　　　　　　　109,279
ベイスン	ボグリボース	糖尿病（α-グルコシダーゼ阻害薬）150
ベオーバ	ビベグロン	過活動膀胱治療薬（β_3 受容体作動薬）248

商品名	一般名（または薬剤名）	備考（数字は本書の参照頁）	
ペオン	ザルトプロフェン	プロピオン酸系消炎鎮痛薬	
ベザトール SR	ベザフィブラート	脂質異常症（フィブラート系薬）	158
ベシケア	コハク酸ソリフェナシン	過活動膀胱治療薬	247
ベタニス	ミラベグロン	過活動膀胱治療薬	248
ベネシッド	プロベネシド	痛風・高尿酸血症（尿酸排泄促進薬）	161
ベネット	リセドロン酸ナトリウム水和物	骨粗鬆症治療薬（ビスホスホネート製剤）	170
ヘムライブラ	エミシズマブ	先天性血友病 A（ヒト化二重特異性モノクローナル抗体）	
ペリアクチン	シプロヘプタジン塩酸塩水和物	抗アレルギー薬（ヒスタミン H_1 受容体拮抗薬）	161
ベリチーム	膵臓性総合消化酵素配合剤	消化剤	
ベルケイド	ボルテゾミブ	抗癌薬（分子標的治療薬）	138
ペルジピン	ニカルジピン塩酸塩	降圧薬（ジヒドロピリジン系 Ca 拮抗薬）	220
ベルソムラ	スボレキサント	睡眠薬（オレキシン受容体拮抗薬）	58
ヘルベッサー	ジルチアゼム塩酸塩	降圧・抗不整脈薬（ベンゾチアゼピン系 Ca 拮抗薬）	220, 221, 236
ペレックス	非ピリン系感冒薬	総合感冒薬	
ベンザリン	ニトラゼパム	ベンゾジアゼピン系睡眠薬	57
ペンタサ	メサラジン	潰瘍性大腸炎・炎症性腸疾患治療薬	
ペントシリン	ピペラシリンナトリウム	広域ペニシリン系抗菌薬	104
ホクナリン	ツロブテロール	気管支拡張薬（β_2 受容体作動薬）	261
ボグリボース	ボグリボース	糖尿病（α-グルコシダーゼ阻害薬）	150
ホスミシン S	ホスホマイシン ナトリウム	抗菌薬	
ボナロン	アレンドロン酸ナトリウム水和物	骨粗鬆症治療薬（ビスホスホネート製剤）	170
ボノテオ	ミノドロン酸水和物	骨粗鬆症治療薬（ビスホスホネート製剤）	170
ポララミン	d-クロルフェニラミンマレイン酸塩	ヒスタミン H_1 受容体拮抗薬	
ポリフル	ポリカルボフィル カルシウム	過敏症腸症候群治療薬	
ボンビバ	イバンドロン酸ナトリウム水和物	骨粗鬆症治療薬（ビスホスホネート製剤）	170
マーズレン	マズレンスルホン酸ナトリウム水和物・L-グルタミン	胃炎・胃潰瘍治療薬	
マイスリー	ゾルピデム酒石酸塩	非ベンゾジアゼピン系睡眠薬	
マグミット	酸化マグネシウム	浸透圧性下剤	254
ミオナール	エペリゾン塩酸塩	中枢性筋弛緩薬	
ミカルディス	テルミサルタン	降圧薬（A II 受容体拮抗薬；ARB）	
ミコンビ	テルミサルタン・ヒドロクロロチアジド	降圧薬（ARB・利尿薬配合剤）	
ミヤ BM	酪酸菌製剤	整腸剤	
ミラクリッド	ウリナスタチン	蛋白分解酵素阻害薬	
ミルセラ	エポエチンベータペゴル	腎性貧血（赤血球造血刺激因子製剤）	
ムコサール	アンブロキソール塩酸塩	気道潤滑薬	262
ムコスタ	レバミピド	胃炎・胃潰瘍・十二指腸潰瘍治療，ドライアイ改善（防御因子増強薬）	128, 256
ムコソルバン	アンブロキソール塩酸塩	気道潤滑薬	262
ムコソルバン L	アンブロキソール塩酸塩徐放剤	徐放性気道潤滑薬	262
ムコダイン	L-カルボシステイン	気道粘膜修復薬	262
メイアクト MS	セフジトレン ピボキシル	セフェム系抗菌薬	107
メイロン	炭酸水素ナトリウム	中毒治療薬　補正用製剤（アルカリ化剤）	78
メインテート	ビソプロロールフマル酸塩	降圧薬（β 受容体遮断薬）	220
メジコン	デキストロメトルファン臭化水素酸塩水和物	鎮咳去痰薬（非麻薬性中枢性鎮咳薬）	

商品名	一般名（または薬剤名）	備考（数字は本書の参照頁）
メチコバール	メコバラミン	末梢性神経障害治療薬（ビタミン B_{12} 製剤）
メトグルコ	メトホルミン塩酸塩	糖尿病（ビグアナイド薬）　149
メトリジン	ミドドリン塩酸塩	昇圧薬（α_1 刺激薬）　190
メバロチン	プラバスタチンナトリウム	脂質異常症（スタチン：HMG-CoA 還元酵素阻害薬）　157
メプチン	プロカテロール塩酸塩水和物	気管支喘息（選択的 β_2 受容体作動薬）　261, 263
メマリー錠	メマンチン塩酸塩	アルツハイマー型認知症治療薬（NMDA 受容体拮抗薬）　185, 186
メリスロン	ベタヒスチンメシル酸塩	抗めまい薬　270
メロペン	メロペネム水和物	カルバペネム系抗菌薬
メンタックス	ブテナフィン塩酸塩	ベンジルアミン系表在性抗真菌薬　279
モーラス	ケトプロフェン	プロピオン酸系消炎鎮痛薬　124
ユーエフティ	テガフール・ウラシル	がん（ピリミジン代謝拮抗薬）　134
ユーゼル	ホリナートカルシウム	抗悪性腫瘍薬
ユーロジン	エスタゾラム	ベンゾジアゼピン系睡眠薬
ユニフィル LA	テオフィリン徐放薬	気管支拡張薬（キサンチン系薬）　261
ユベラ N	トコフェロール ニコチン酸エステル	脂質異常症（ニコチン酸系薬）
ユリーフ	シロドシン	α_1 受容体遮断薬（前立腺肥大による排尿障害）　248
ユリノーム	ベンズブロマロン	高尿酸血症（尿酸排泄促進薬）　161
ヨーデル S	センナ	腸刺激性下剤
ラキソベロン	ピコスルファートナトリウム水和物	腸刺激性下剤
ラクテック	乳酸リンゲル	電解質液（細胞外液補充液）　94
ラコール NF	経腸成分栄養剤	半消化態栄養剤
ラジカット	エダラボン	脳梗塞治療薬（脳保護薬）　193
ラシックス	フロセミド	ループ利尿薬　242
ラックビー微粒 N	ビフィズス菌製剤	整腸剤
ラニラピッド	メチルジゴキシン	ジギタリス強心配糖体製剤
ラマトロバン「KO」	ラマトロバン	抗アレルギー薬（トロンボキサン A_2 受容体拮抗薬）　265
ラミシール	テルビナフィン塩酸塩	アリルアミン系深在性・表在性抗真菌薬　279
ランタス	インスリングラルギン	糖尿病（持効型溶解インスリン）　148
ランデル	エホニジピン塩酸塩エタノール付加物	降圧薬（ジヒドロピリジン系 Ca 拮抗薬）
リウマトレックス	メトトレキサート	抗リウマチ薬（葉酸代謝拮抗薬；csDMARD）　125
リオベル	ピオグリタオン塩酸塩・アログリプチン安息香酸塩	糖尿病（DPP-4 阻害薬・SGLT2 阻害薬の配合剤）
リカルボン	ミノドロン酸水和物	骨粗鬆症治療薬（ビスホスホネート製剤）170
リクシアナ	エドキサバントシル酸塩水和物	抗凝固薬（直接 Xa 因子阻害薬）　216
リコモジュリン	トロンボモデュリン アルファ	血液凝固阻止薬（抗トロンビン）
リザベン	トラニラスト	気管支喘息・結膜炎（抗アレルギー薬：ケミカルメディエーター遊離抑制薬）　265
リスミー	リルマザホン塩酸塩水和物	ベンゾジアゼピン系睡眠薬
リスモダン P	ジソピラミド	抗不整脈薬（Na^+ チャネル遮断薬）　234
リズモン TG	チモロールマレイン酸塩	緑内障・高眼圧症治療薬（β 受容体遮断薬）　275
リツキサン	リツキシマブ	B 細胞性非ホジキンリンパ腫（分子標的治療薬）　138

商品名	一般名（または薬剤名）	備考（数字は本書の参照頁）
リバスタッチ	リバスチグミン	アルツハイマー型認知症治療薬　185
リバロ	ピタバスタチンカルシウム	脂質異常症（スタチン薬）
リピディル	フェノフィブラート	脂質異常症（フィブラート系薬）　158
リピトール	アトルバスタチンカルシウム水和物	脂質異常症（スタチン：HMG-CoA 還元酵素阻害薬）　157
リバゼブ	エゼチミブ・ピタバスタチンカルシウム水和物	脂質異常症（小腸コレステロールトランスポーター CoA 還元酵素阻害薬配合剤）
リプル	アルプロスタジル	PGE_1 製剤
リプレガル	アガルシダーゼ アルファ	ファブリー病治療薬
リボスチン	レボカバスチン塩酸塩	アレルギー性結膜炎・鼻炎治療薬（局所用選択 H_1 ブロッカー）
リポバス	シンバスタチン	脂質異常症（スタチン：HMG-CoA 還元酵素阻害薬）　157
リマチル	ブシラミン	抗リウマチ薬（csDMARD）　125
リュープリン	リュープロレリン酢酸塩	LH-RH 誘導体
リンゼス	リナクロチド	慢性便秘症，便秘型過敏性腸症候群
リンデロン	ベタメタゾンリン酸エステルナトリウム	副腎皮質ホルモン
ルナベル	エチニルエストラジオール・ノルエチステロン	子宮内膜症に伴う月経困難症（機能性月経困難症治療薬・混合ホルモン製剤）
ルネスタ	エスゾピクロン	不眠症（$GABA_A\alpha_{1/2/3}R$ に作用）
ルブラック	トラセミド	ループ利尿薬
レクサプロ	エスシタロプラムシュウ酸塩	抗うつ薬（選択的セロトニン再取込み阻害薬）　202
レグパラ	シナカルセト塩酸塩	二次性副甲状腺機能亢進症治療薬
レザルタス	オルメサルタンメドキソミル・アゼルニジピン	降圧薬（高親和性 ARB・持続性 Ca 拮抗薬）
レスキュラ	イソプロピルウノプロストン	緑内障・高眼圧症治療薬（代謝型プロスタグランジン系薬：イオンチャネル開口薬）　275
レニベース	エナラプリルマレイン酸塩	降圧薬（ACE 阻害薬）　196,220
レベトール	リバビリン	抗 C 型肝炎ウイルス薬　110
レミケード	インフリキシマブ	抗リウマチ薬（抗ヒト TNFα モノクロナール抗体製剤；bDMARD，TNF-α 作用阻害）　126
レミッチ	ナルフラフィン塩酸塩	経口掻痒症改善薬
レミニール	ガランタミン臭化水素酸塩	アルツハイマー型認知症治療薬　185
レンドルミン	ブロチゾラム	就眠薬（ベンゾジアゼピン系睡眠薬）　57
ローコール	フルバスタチンナトリウム	脂質異常症（スタチン：HMG-CoA 還元酵素阻害剤薬）　157
ロカルトロール	カルシトリオール	骨粗鬆症治療薬（活性型ビタミン D_3 製剤）　170
ロキソニン	ロキソプロフェンナトリウム水和物	頭痛（プロピオン酸系鎮痛薬）　179
ロコイド	ヒドロコルチゾン酪酸エステル	外用ステロイド剤（副腎皮質ホルモン）　281
ロコルナール	トラピジル	狭心症（冠血管拡張薬）
ロセフィン	セフトリアキソンナトリウム水和物	セフェム系抗菌薬　104
ロゼレム	ラメルテオン	入眠薬・睡眠薬（メラトニン受容体作動薬）　14,58
ロトリガ	オメガ-3 脂肪酸エチル	脂質異常症
ロナセン	ブロナンセリン	抗精神病薬（非定型抗精神病薬；DSA）
ロペミン	ロペラミド塩酸塩	止瀉薬（運動抑制作用）
ロルカム	ロルノキシカム	オキシカム系消炎鎮痛薬　124
ワーファリン	ワルファリンカリウム	抗凝固薬　抗血栓薬　216

商品名	一般名（または薬剤名）	備考（数字は本書の参照頁）	
ワンアルファ	アルファカルシドール	活性型ビタミン D_3 製剤	
バンコマイシン	バンコマイシン塩酸塩	グリコペプチド系抗菌薬	106
酸化マグネシウム	酸化マグネシウム	胃・十二指腸潰瘍，便秘症（制酸薬）	252
新レシカルボン	炭酸水素ナトリウム・無水リン酸二水素ナトリウム	便秘治療薬	

和 文 索 引

欧 文 索 引

【編著者略歴】

中嶋 敏勝

1966年　奈良県立医科大学医学部卒業
1982年　奈良県立医科大学薬理学講座助教授
1983年〜1985年　ニューヨーク州立薬物乱用研究所，
　　　　ニュージャージー州立医科歯科大学医学部薬理学　留学
1991年　奈良県立医科大学薬理学講座教授
2004年　畿央大学健康科学部教授
　　　　奈良県立医科大学名誉教授
2007年　葛城メディカルセンター所長
2011年　医療法人恵生会理事
2013年　中谷医院

疾病の成り立ちと回復の促進
薬理学　第4版　　　　　　　　　　　ISBN978-4-263-23776-2

2005年 1 月10日　第1版第1刷発行
2009年 3 月10日　第2版第1刷発行
2014年 3 月10日　第3版第1刷発行
2023年10月10日　第4版第1刷発行

編著者　中　嶋　敏　勝
発行者　白　石　泰　夫

発行所　医歯薬出版株式会社

〒113-8612　東京都文京区本駒込1-7-10
TEL.（03）5395—7618（編集）・7616（販売）
FAX.（03）5395—7609（編集）・8563（販売）
https://www.ishiyaku.co.jp/
郵便振替番号 00190-5-13816

乱丁，落丁の際はお取り替えいたします　　　印刷・あづま堂印刷／製本・愛千製本所
© Ishiyaku Publishers, Inc., 2005, 2023. Printed in Japan